うつ病の再発・再燃を防ぐためのステップガイド

著

Peter J. Bieling, Ph.D.
Martin M. Antony, Ph.D.

監訳

野村総一郎

訳

林　建郎

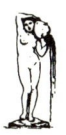

星 和 書 店

Seiwa Shoten Publishers

2-5 Kamitakaido 1-Chome
Suginamiku Tokyo 168-0074, Japan

ENDING THE DEPRESSION CYCLE
A STEP-BY-STEP GUIDE FOR PREVENTION RELAPSE

by

Peter J. Bieling, Ph.D.

and

Martin M. Antony, Ph.D.

Foreword by Aaron T. Beck, M.D.

Translated from English

by

Souichiro Nomura, M.D.

and

Takeo Hayashi

English Edition Copyright © 2003 by Peter J. Bieling and Martin M.Antony
and New Harbinger Publications, 5674 Shattuck Ave., Oakland, CA 94609
Japanese Edition Copyright © 2009 by Seiwa Shoten Publishers, Tokyo

監訳者序文

　本書は米国マックマスター大学の心理学者 Bieling, Antony 両博士による「*Ending the Depression Cycle*」の全訳です。認知療法の創始者アーロン・ベック先生の緒言がついているように，本書の基本原理としては認知療法に軸足が置かれています。単なる理論書ではなく，いかにも認知療法らしい実践的なワークブックとなっており，副題にも「段階的ガイド（step by step guide）」とつけられているように，抑うつに悩む一般の人が本書に従って読み進み，若干の練習をするうちに，日常の中で悩みを克服できるようなスタイルで全体が構成されています。

　うつ病の治療法としての認知療法はわが国でもかなり広く知られるようになってきましたが，実際にどこでどのようにこの治療法を受ければよいのかが分からない，という声も高まっているように思えます。認知療法の専門家は日本にはまだまだ少ないということでしょう。日本認知療法学会も活動しており，多くのインターネット・ホームページなどでも，認知療法が受けられる機関を知ることが可能になっていますが，大都市圏ならいざしらず，地方となると現実的に専門家に出会うことがいささか困難な現状は認めざるをえません。もちろん，認知療法は構造化された精神療法でもあり，それはやはりきちんと正式の訓練を受けた専門家により行われるべきものであることは当然のことなのですが，認知療法自体の特性として，どこかに自己学習，自己実践の色彩があります。その意味で，専門家に出会うことが困難な場合や，心の障害の重さ，悩みの深さの程度によっては，必ずしも治療者との本格的な治療構造が必要なく，自己学習が可能な場合もあるのではないかと思います。実際のところ，アメリカでも認知療法についての自己学習本がいくつか出版されています（たとえば，「いやな気分よ，さようなら」などは，米国では 200 万部を超えるベストセラーになっています）。そして，このような啓発本を読んだだけで，長年の宿痾であったうつ病が解消した，などという話もしばしば耳にします。これらの事実

も，抑うつの水準によっては，自己学習の意味が非常に大きいことを物語っています。

　それでは，本書の意義は何でしょうか？　すでに優れた自己学習本があるのに，屋上屋を架すだけのことではないのか？　これに対する答えは，「非常にコンパクトで明快に，うつ病の概念と薬物療法の部分がまとまっていること」「練習部分が非常に簡潔，明快で，知識や経験の全くない場合にも取り組みやすいこと」「マインドフルネス（気づき）・依存・対人関係療法などの最近の新しい技法や概念を取り入れていること」そして，訳者が感じるのは最終章で語られている「人生への積極的な関与」の部分です。ともすれば，これまでの臨床心理学は「異常な心理をどう正すか」「弱い心理をどう強めるか」「歪んだ心をどう扱うか」といういささかネガティブな視点から展開されてきた面がありますが，最近起こってきた「ポジティブな精神を心理学的に観る」という新たな観点について述べている点は本書の大きな意義の1つではないかと思われます。そして，これはユウウツに悩む当事者だけではなく，臨床心理の専門家や精神科医などに，この領域への関心を高める効果を生む可能性があります。

　最後に，翻訳の面でいささか苦労した点を述べておこうと思います。それは本書のタイトルを含め，頻回に登場する depression という言葉の訳です。これには病気を表す「うつ病」という意味と，気分状態を表す「抑うつ」という意味の両方があるのですが，本書の原著でも，そして多くの英語で書かれた一般向けの書物でも，かなりあいまいに使われ，時には意識して2つを区別せず使われている場合も少なくないからです。本書では前後の文脈を読み，どちらの意味かを判断して区別して訳しました。もっとも，大部分は「うつ病」という意味で使われていることが多く，そのように訳する結果となっています。ただし，その場合にも少し注釈が要ります。「うつ病」と言っても，いろいろなタイプがあり，どのタイプのことを意味しているのか，という点です。本書（原著）では，一般向け書物ということを意識して，これを精密に区別せずに使われている面もありますが，第1章の説明によれば，いろいろなサブタイプを全て包括した呼称として「うつ病」が使われていることが頻度としては最も多いよう

です（各サブタイプを意味する時は，正確に「大うつ病性障害」「双極性障害」「気分変調性障害」などと使われています）。学問的に言えば，全てを包括した呼称は「気分障害」とすべきかと思いますが，ここでは一般に通用しているという点で「うつ病」としているわけです。この呼び名問題はいささかややこしいとも言えますが，これは翻訳上の問題だけではなく，うつ病の概念全体に関わる混乱とも言えるのかもしれません。

　いずれにしろ，本書がうつ病の再発予防のため，抑うつ傾向の克服のため，専門家が知識を得るため，そして面白い読み物としても，活かされることになれば訳者一同としても望外の幸せです。

　　　　　　　　　　　　　　　　　　　　　　　　　　　野村総一郎

目次

監訳者序文　iii
序　文　xix
はじめに　xxi

第1章　うつ病の正体とその克服方法 ——————— 1

うつ病とは？　2
　　大うつ病性障害　2
　　気分変調性障害　4
　　季節性感情障害　5
　　双極性障害　5
　　適応障害　6
どんな人がうつ病になるのか？　6
うつ病の原因　7
　　否定的ライフイベントの影響　8
　　否定的思考とうつ病　9
　　　〈否定的トライアド〉　10
　　生物学的作用　10
　　　〈家族および遺伝学的研究〉　11
　　　〈脳内化学作用とホルモン〉　11
　　　〈睡眠とうつ病〉　12
うつ病の効果的治療法　12
　　認知行動療法　13
　　対人関係療法　14

　　　　薬物療法　15
　　　　電気けいれん療法　15
　　うつ病から自由になる　16
　　　　うつ病はなぜ戻ってくるのか？　17
　　　　うつ病の再発予防　17
　　まとめ　19

第2章　うつ病の再燃とは？ ──────────── 21

　　「エピソード性」疾患としてのうつ病　22
　　再燃と関連用語の定義　27
　　　　寛解の定義　30
　　　　回復の定義　30
　　　　再燃の定義　30
　　　　再発の定義　31
　　再燃について従来からある考え　31
　　　　うつ病と再燃に関する誤った考え　32
　　まとめ　36

第3章　過去に学び，未来の選択肢を考える ──────── 39

　　〈自己評価表〉　40
　　　　評価点の意味　42
　　　　　　〈21点から40点－完全症候性〉　42
　　　　　　〈6点から20点－部分症候性〉　43
　　　　　　〈0点から5点－無症候性〉　44
　　　　現在のあなたの状況とその対処　44
　　　　　　〈あなたが症候性の場合〉　45

〈あなたが部分症候性の場合〉　47
　　　〈あなたが無症候性の場合〉　47
　悲しい気分と再燃を区別する　49
　包括的ウェルネス・プランの作成　51
　　〈ウェルネス・プラン・ワークシート〉　52
　本書とともにウェルネス・プランを作成する　55
　まとめ　56

第4章　健康でいられるための治療薬 ─── 57

　薬物療法の長所と短所　57
　薬物療法の段階　58
　　評価　58
　　投薬開始　58
　　用量漸増　59
　　維持投薬　59
　　投薬中止　59
　うつ病に有効な治療薬のあらまし　60
　　治療薬に関する迷信と誤解　61
　　抗うつ薬はどのように作用するか　62
　　すべての抗うつ薬に共通した特徴　63
　　選択的セロトニン再取り込み阻害薬（SSRI）　65
　　ノルアドレナリン・ドーパミン再取り込み阻害薬（NDRI）　65
　　選択的セロトニン・ノルアドレナリン再取り込み阻害薬（SNRI）　66
　　セロトニン-2アンタゴニスト／再取り込み阻害薬（SARI）　66
　　ノルアドレナリン作動性／特異的セロトニン作動性抗うつ薬（NaSSA）　67
　　三環系およびその他非選択的複素環系抗うつ薬　67
　　モノアミン酸化酵素阻害薬（MAOI）　67

可逆的MAO-A阻害薬（RIMA）　68
　特定の治療薬が効かない場合　68
　自然産物および薬用植物によるうつ病治療　70
　　　オトギリソウ　70
　　　その他の自然産物　71
　抗うつ薬の選択　72
　薬物療法と他療法の組み合わせ　74
　　　複数の治療薬の併用療法：増強そして組み合わせ治療法　74
　　　薬物療法と精神療法の組み合わせ　75
　　　薬物療法と電気けいれん療法（ECT）の組み合わせ　75
　　　経頭蓋磁気刺激（TMS）　76
　健康でいられるための治療薬　76
　あなたの薬物療法歴　77
　まとめ　77
　〈練習〉　79
　　　ワークシート4-1：私の薬物療法歴　80

第5章　気分よく過ごすための精神療法 ―― 85

　維持精神療法は再燃の予防に有効か？　85
　　　自分には維持精神療法が必要か？　87
　　　過去のうつ病経験から判断する危険性のレベル　87
　　　過去に効果があった精神療法　88
　　　精神療法との相性　88
　　　うつ病の引き金　89
　セラピストを探す　90
　　　CBTそしてIPTの経験と資格　90
　　　ウェルネスと積極的に取り組むセラピスト　92

セラピストを見つけ良い治療関係を確立すること　93
　維持精神療法の組み立て方　94
　　　セッションの頻度はどのくらいが適当？　94
　　　何を話すのか？　95
　　　治療はどれくらい続けるべきか？　96
　維持の動機づけ　97
　　　感情的回避　98
　　　進歩がないことによる回避　99
　まとめ　100
　〈練習〉　101

第6章　毎日の現実的思考 ─── 103

　うつ病を思考から研究する　104
　　　認知療法と再燃予防　107
　　　どのように思考と取り組むか　108
　思考ワークシート　110
　　　ワークシート6-1：思考ワークシート（サンプル）　112
　　　ワークシート6-2：思考ワークシート　113
　　　思考ワークシートでムード・シフトを監視する　114
　　　否定的思考を変えるための拡張版思考ワークシート　115
　　　　　〈真実を発見するために証拠を使う〉　116
　　　　　〈思考の歪みをチェックする〉　119
　　　　　〈代替思考の特定〉　121
　　　　　〈気分をリラックスさせる〉　123
　　　ワークシート6-3：思考ワークシートの完成（サンプル）　125
　　　ワークシート6-4：思考ワークシート　127
　　　よく考え抜かれたいくつかの結論　129

思考を超えて-信念を理解する　130
　　ワークシート6-5：信念ワークシート（サンプル）　136
　　ワークシート6-6：信念ワークシート　138
まとめ　140
〈練習〉　141

第7章　楽しく健康的に暮らす ―――――― 143

行動の活性化と再燃予防　146
満足の定義　147
　　あなたの達成感と快楽のレベルを評価しましょう　150
　　ワークシート7-1：週間活動表　152
　　達成感と快楽につながる活動を増やす　154
　　　　〈新たな活動をブレーンストーミングで探し出す〉　154
　　　　〈新たな活動を試してみる〉　156
　　　　〈新たな活動の影響評価〉　157
　　長期的な報酬と満足感　158
基本的な日常活動-睡眠と運動　160
　　ぐっすり眠る　161
　　　　〈睡眠衛生-よく眠るための決まりごと〉　162
　　運動の喜びと効果　166
　　　　〈どの程度の運動をいつ行うのか？〉　166
　　　　〈運動を始める前に〉　167
まとめ　168
〈練習〉　169

第8章　再燃を防ぐためのマインドフルネス瞑想法 ────── 171

マインドフルネスについて学ぶ　173
　マインドフルネスとはなにか？　174
　マインドフルネスの態度　176
　　〈判断しない〉　176
　　〈忍耐強くそして無理をしない〉　177
　　〈受け容れる〉　178
　　〈あるがままにする〉　179
　レーズン・エクササイズ　180
　呼吸のゆとり　183
　ボディ・スキャン・エクササイズ　186
　手軽なマインドフルネスの練習：3分間呼吸法　189
まとめ　192
〈練習〉　194

第9章　ストレスへの効果的な対処法 ────── 195

ストレスとうつ病の関連性　196
　ストレスはなぜうつ病につながるのか？　197
　ストレスとうつ病：それは単なる偶然？　198
　ストレス形成：コーピング戦略と問題解決　201
コーピングと問題解決　203
　コーピング戦略とその時期　203
　　〈注意をそらす回避のコーピング〉　204
　　〈行動主体のコーピング〉　205
　　〈感情主体のコーピング〉　205
　ワークシート9-1：コーピング・ワークシート（サンプル）　209

ワークシート9-2：コーピング　212
　　　問題解決　215
　　　問題解決のステップ　215
　　　　　〈ステップ1：問題の定義〉　216
　　　ワークシート9-3：問題の定義　218
　　　　　〈ステップ2：解決策のブレーンストーミングと選択肢の評価〉　220
　　　　　〈ブレーンストーミングのためのワークシート〉　220
　　　ワークシート9-4：ブレーンストーミング　221
　　　　　〈選択肢の検討〉　222
　　　ワークシート9-5：選択肢の評価　223
　　　　　〈ステップ3：決意と遂行〉　224
　　　ワークシート9-6：問題解決の遂行　225
　　　　　〈ステップ4：結果の評価〉　226
　　　ワークシート9-7：結果の評価　228
　まとめ　229
　〈練習〉　230

第10章　うつ病と関連する健康問題：不安障害，アルコール乱用，慢性疼痛，その他の内科的疾患 ─── 231

　不安とうつ病　231
　　　広場恐怖を伴う，または伴わないパニック障害　232
　　　社会不安障害　232
　　　外傷後ストレス障害　233
　　　強迫性障害　233
　　　全般性不安障害　233
　　　不安障害とうつ病の治療　234
　アルコール乱用とうつ病　234
　　　過剰なアルコール摂取の定義　235

アルコール関連障害とうつ病の治療　236
　　　アルコールについてひと言　237
　慢性疼痛とうつ病：循環を断つ　238
　　　疼痛とうつ病のサイクル　239
　　　疼痛の治療：その人を治療する　240
　その他の内科的疾患とうつ病：すべての点で健康を保つために　242
　　　〈内科的疾患と抗うつ薬〉　243
　　　〈うつ病を引き起こす内科的疾患〉　243
　　　〈抑うつの脆弱性を増す内科的疾患〉　244
　　　最適な治療を受けること　244
　まとめ　246
　〈練習〉　247

第11章　完璧である必要はありません：完全主義と自己批判を変えましょう ── 249

　完全主義とは？　249
　　　完全主義と自己批判　251
　完全主義と自己批判の代償と便益　251
　完全主義と思考　252
　完全主義と行動　253
　完全主義を自己査定する　254
　完全主義と自己批判を克服する　255
　　　変化の代償と便益の分析　255
　　　完全主義者のように考えないこと　256
　　　　〈視点を変える〉　256
　　　　〈自分そして他人と妥協する〉　257
　　　　〈自分の基準を変えてみる〉　257
　　　　〈全体を見るようにする〉　258

　　　　〈不確実性を容認する〉　258

　　　　〈完全主義的思考のみなもと〉　259

　　完全主義者として振る舞うのはやめる　260

　　　　〈ミスを容認する〉　260

　　　　〈不安を生じさせる状況に直面する〉　261

　　優先順位をつける　263

　　先延ばしを克服する　263

長期的変化のための戦略　264

　　具体的目標をおく　264

　　1に練習，2に練習　265

　　障害を予期し克服する　265

まとめ　266

〈練習〉　267

第12章　依存に対処する ──── 269

依存の定義　269

依存とうつ病　273

　　うつ病再燃への影響　274

　　依存レベルの評価　275

　　　　〈自分の依存レベルを計算する〉　278

　　　　〈依存を減らす〉　279

なぜ自分はこうなってしまったのか？　279

新たな理解を用いて代替中核動機づけに取り組む　284

　　ワークシート12-1：依存の中核動機づけワークシート（サンプル）　289

　　ワークシート12-2：依存の中核動機づけワークシート　291

　　依存行動の代替案　293

　　ワークシート12-3：依存行動の代替案（サンプル）　298

　　ワークシート12-4：依存行動の代替案　299

健全なフィードバック・ループ　300
　　まとめ　300
　　〈練習〉　301

第13章　健全で親密な対人関係を育てる ———— 303

　　うつ病が対人関係へ及ぼす影響　304
　　健全な対人関係を育てるために　308
　　　　自分の対人関係の焦点を探る　308
　　　　いろいろな対人関係領域の対処技法　311
　　　　　　〈悲哀〉　312
　　　　　　〈対人関係上の役割をめぐる不和〉　313
　　　　　　〈役割の変化〉　316
　　まとめ　319
　　〈練習〉　320

第14章　人生への積極的な関与 ———— 321

　　自己実現 – 理想的な生活状態　322
　　フロー（流れ）　324
　　ハーディネス（たくましさ）　327
　　バリュー（価値）　330
　　　　あなたの価値を定義する　331
　　　　ワークシート14-1：あなたの価値を定義する　333
　　ミーニング（意味）　335
　　まとめ　340
　　〈練習〉　341

《付録》 参考資料
　　■一般読者のための推奨図書　343
　　■専門家のための推奨図書　345
　　■医療機関を探す場合　346

参考文献　350

索　　引　362

〈本書に出てくる薬剤の表記について〉
●一般名の表記
　すべて小文字の英文で表記しています。
●商品名の表記
　日本で発売されているものは，カタカナで表記しています。
　日本未発売のものは，頭文字が大文字の欧文で表記しています。

序　文

　うつ病の理解と治療法の研究は，過去40年間に大きく進展しました。考え方，行動の仕方，感じ方の面から，私たちの生活を障害するこの疾患の計り知れない影響が，入念な研究により解明され，文献に残されてきました。良い知らせは，うつ病が治療可能であるということです。例えば認知行動療法の発展をとおして，比較的短期の集中治療による否定的思考への対処が，症状抑制に強い効果を及ぼし，人々の社会復帰を促すことが証明されました。しかし，気分の良くなったあとも，うつ病は非常に多くの人に反復する疾患です。本書はこの問題に取り組み，有用で根拠の示された技法を数多く紹介しています。

　本書は，うつ病から回復した読者に，健康を維持し再燃の予防に有用な考えと戦略を示した，おそらく最初のものでしょう。それぞれの章では，ある特定領域の主題について，再燃との関連性や，どのような対処が可能かを実践的に説明してあります。楽しく活動し調和のとれた思考に関する章は，ウェルネスの維持における有用な再燃予防法として知られる，認知行動療法の研究に触発されて書かれています。著者は認知行動療法の戦略を，気分が良いときに実践できるように適応させ，うつ病の再燃予防に役立てています。しかし，著者のBielingとAntonyが本書に紹介するのは，情報にとどまりません。読者の日常生活にこうした情報が有意義な方法で取り込めるよう，さまざまな練習課題やワークシートが提供されています。

　結局，本書の真の強みは，著者が，再燃予防に関する既存の研究と理論を注意深く調査した上で，使い易い戦略に噛み砕き，各章を構成したことにあります。うつ病に苦しんだ経験のある読者は，人生に変化をもたらす有益な何かを，本書の各章に見出すことでしょう。

Aaron T. Beck, M.D.
University of Pennsylvania

はじめに

　一般にまえがきの目的は，その本が書かれた理由を説明するためのものとされています。そして，その説明には，本の内容を事前に示し，完成までのいきさつなどが含まれるでしょう。なかでも欠かせないのが，著者が本を書くにいたった動機です。そのテーマがなぜ1冊の本にするほど圧倒的なのか，ということです。この疑問は，とくにうつ病を主題とする自助本を書く場合にはとても重要です。自助本の中では，うつ病はもっとも多くとりあげられている主題です。数多くの良書が，うつ病の対処とその破壊的な症状の抑制を促すために出版されてきました。中でも最良とみなされる本は，科学的根拠にもとづいて手引き書の形式に知見を翻訳しています。もちろん私たち著者の意図は，もっとも優れて確実な研究結果をとりあげ，読者へ情報提供するとともに，実践的に活用できるようにすることにあります。

　しかし，それが本書の目新しい特徴ではありません。私たち著者の希望は，読者が本書を読み，抑うつの科学の進歩に追いついてほしいのです。うつ病の科学は，過去10年間で劇的な変化を遂げました。うつ病研究は，うつ病の認識，原因の理解，治療法の開発と研究が従来の主な領域でした。それぞれの領域の研究は，長足の進歩を遂げ，得られた成果は文献に記されて，研究者や一般消費者に向けて広く発表されてきました。同時に，臨床の場も大きな変化を経験しました。その変化は，良い知らせと悪い知らせをともなって生じました。良い知らせとは，うつ病が正確に特定され，系統的に診断することが可能になったことです。これは，うつ病がいかに複雑な疾患かを考えるとき，小さな功績ではありません。さらに，治療を要する大多数の人に，迅速にそして優れた効果をもたらす治療法が得られました。幸運なことに，治療をうける人の必要や希望にしたがって，治療法の反応レベルに応じた多様な治療法があります。ある治療戦略で効果が得られない場合は，他の戦略を使うことができるのですから，これは本当に良い知らせです。

薬物療法と精神療法の組み合わせ，あるいはそのいずれかによる数週間から数カ月の治療が，劇的で肯定的な治療効果を示す一方で，研究者たちは治療対象が，その後どのような経過をたどるか，追跡調査を行いました。研究者たちは，成功した治療が長期に維持されるものと強く期待しました。しかし，結果は期待を裏切ったのです。治療効果は短期的で，数カ月後にさえ予後良好であった人々に症状が再現しました。多分野の研究者たちが，一度回復したうつ病エピソードが再発するというこの予期せぬ事実に注意を向けて研究を始めました。その結果，エピソードの経験回数が多い人ほど予後は悪く，その後より頻繁にエピソードを経験することがわかったのです。実際，エピソードを2回経験することは，1回のエピソード経験の2倍以上重症と考えられます。うつ病では，1プラス1が，2ではなく3になるようなものです。

この小さな等式が，筆者がこの本を書いた理由です。再燃は，真剣に取り組まなければならない重大事です。うつ病の再燃について，一般読者を対象に書かれた本は過去に多くありません。これはある程度理解できることです。なぜなら，この専門分野は，いまだに日々新たな知識を学ぶ過程にあり，おそらく現在は問題の輪郭を把握しつつある段階にあるからです。消費者へ向けた書籍が少ないもう1つの理由は，筆者自身が発見しました。それは，多くの疑問の解明が非常に複雑で，いまだに答えが見つからないことです。しかし，うつ病の再燃予測に関する研究が進んで，過去に実証された予測因子の多くが，幸運にも修正可能な，変えることができる因子であることがわかりました。しかし，再燃リスクをもたらす因子の特定よりもさらに良いことは，気づきによる認知療法などの，実際に再燃リスクの低減を示唆する治療法が研究の結果生まれつつあることです。以上のような事情から，こうした情報を共有し，再燃のリスクにもっとも曝されている人々に現在の知識を伝えなければならない時期にきたと筆者は判断しました。以上が本書を世に出す理由です。

本書は，できるだけ再燃に関する科学を中心にすえ，神秘的要素を排除し，再燃に脆弱な読者へ実践的な情報を提供することに重点をおいて書かれています。各章は，いくつかの物語，事実，提案などから構成されています。読者に

はできるだけ多くを学んでほしいと思いますが，目的のある読書のみならず，楽しい読書であることを望んでいます。とはいえ，一読して終わりでは，本書はほとんど役に立ちません。各章には，読者にどのような対応がとれるかに関する情報が記載されています。私たちはまだ再燃に関するすべてを解き明かしてはいませんが，少なくとも前に向かって進んでいます。本書が読者の役に立つことを切に願っています。

Peter J. Bieling, Ph.D.
Martin M. Antony, Ph.D.

第1章

うつ病の正体とその克服方法

　誰でもがときには悲しいという感情を経験します。悲しさの経験は，恐怖，怒り，幸せなどの感情経験と同様に普通なことです。そして悲しさの効用について語ることを読者は少し奇妙に感じるかもしれませんが，感情的苦痛が自らの行動を熟考するきっかけとなり，将来にわたり損失をこうむらないよう，人生に必要な変化をうながすこともあります。例えば，不安定な結婚に終止符をうち離婚したあとは，経験した悲しさが本人を再びそうした不安定な関係に入らないよう抑制するでしょう。困難な状況への反応から生じる抑うつ気分は，後々後悔するかもしれない衝動的決断を防ぐ役目も果たすのです。悲しさに特徴的に伴う，意思決定のむずかしさと動機づけのなさは，早すぎる決断の回避に役立つかもしれません。

　しかしすべての悲しさが，何かの役に立ち適応性のあるものでないことは明らかです。本書を手にする読者であれば，自分あるいは近親者がいわゆるうつ病と呼ばれる極度の悲しさに苦しんでいるかもしれません。この章で後述するように，重症のうつ病は人生に壊滅的な影響を及ぼすことがあります。うつ病が極度に激しく，長引いたり頻発するようになると，仕事，学業，対人関係，家事，社交，趣味などほとんどすべての領域で機能が障害され，大きな問題を生じます。本書の目的は，重症のうつ病の再発防止方法を読者に紹介することにあります。悲しさの経験を防ぐためではありません。なぜならそれは普通で健康的なことであり，人生の一部だからです。

本書の主題がうつ病の再燃と再発の予防にあるといっても，うつ病の再発を防ぐ方法を検討する上で，うつ病の性質とはどのようなものであり，治療法にはどのようなものがあるかの議論抜きにそれを語ることはできません。本章では，うつ病の性質に関する概要，その原因についての学説，うつ病の症状低減に有効性が証明された治療法の説明などを紹介します。

うつ病とは？

　米国精神医学会（American Psychiaric Association: APA）では，うつ病の主な特徴としていくつかの障害を定義しています。うつ病に伴う具体的な症状は，「精神疾患の分類と診断の手引き第4版　DSM-IV-TR[3]」に記載されています。うつ病に伴う障害は数多くありますが，最も多く診断されているのは，大うつ病性障害と気分変調性障害の2つです。本書で主にとりあげるのはこの2つの障害ですが，他の種類のうつ病に悩む読者にとっても，本書が紹介する治療戦略は役に立つと思います。この項では，大うつ病性障害と気分変調性障害ならびに抑うつ気分に伴うその他の障害（季節性感情障害，双極性障害，適応障害など）を解説します。

大うつ病性障害

　大うつ病性障害（major depressive disorder: MDD）は臨床的にもっとも多いうつ病で，罹患すると重症の抑うつが，ほとんど1日中ほとんど毎日少なくとも2週間持続します。治療を受けないとうつ病エピソードは4カ月以上持続し，ほとんどの場合症状はその後完全に寛解します。しかしMDD患者の約1/4には，何らかの症状がそれ以上の期間引き続いて現れ，患者の5～10％には少なくとも2年間，重症の慢性的抑うつがほとんど途切れず現れます。

　MDDの診断には，9つの症状のうち最低5つの症状が該当すること，そしてその症状のうち最低1つが，(1) 抑うつ気分または (2) 通常行う活動のほとんどすべてにおける興味または喜びの喪失であることが基準となります。この2

つの中核的特徴のいずれか1つに加えて，以下に述べる特徴のうち最低4つが該当する必要があります。それは（3）食欲の増進または減退あるいは体重の増加または減少，（4）睡眠の変化（不眠または睡眠過多），（5）身体活動量の変化（動きが緩慢になる，または身体的に興奮したり落ち着きがなくなる），（6）疲労感，（7）無価値感，または過度の罪責感，（8）集中力の減退，または決断困難，（9）死または自殺についての反復思考，などです。

以上はMDDの公式な症状ですが，このほかにも数多くの特徴がMDDあるいは他の種類のうつ病に罹患した人に見られます。その主なものは，

- 小さなことに悩む
- 無力感と将来への絶望感
- 性への興味減退
- いらいらして怒り易くなる
- 泣く
- 社会的ひきこもり
- 感覚の麻痺，またはこころの空白感
- 容易に敗北感を感じてしまう
- 意識が自己へ集中しやすい
- 関連するその他の障害の経験（例えば不安，アルコールや薬物の乱用）

などです。

　MDDの診断には，症状の代替原因を除外しなければなりません。例えば最愛の人を亡くした場合，通常数カ月間は抑うつ症状を経験することが予想されます。それが予想範囲内の重症度であれば，その反応をMDDとは呼びません。これと同じように，特定の甲状腺異常，またはすい臓がんなどの身体疾患，および抑うつ症状を直接的にひき起こす可能性のある薬（処方された薬あるいは気晴らし用の薬など）の使用なども除外する必要があります。

気分変調性障害

　気分変調性障害は中等症のうつ病で，診断に必要とされる症状の数と重症度はMDDのそれに比べより少なくなります。しかし定義の上でMDDと異なるところは，気分変調性障害が慢性であり長期間持続するという点です。そして，気分変調性障害の抑うつ気分は，MDDによる抑うつ気分の経験よりもしばしば重症度が低いとはいえ，この2つの障害による抑うつのレベルは同程度であることが多いのです。この障害の診断には，抑うつ気分の症状が，ほとんど1日中あり，それがない日よりもある日のほうが多く，少なくとも2年間は続いていることが基準になります。治療を行わない場合，気分変調性障害の症状寛解率は，1年間でわずかに10％であるのに対し，MDDの症状は，治療を行わなくても自然に消退する傾向にあります[3]。人によっては，抑うつがより激しく，あるいは短期間であったり，または持続する慢性的抑うつに大うつ病性エピソードが重なる重複うつ病と呼ばれるコースをたどる場合もあります。

　気分変調性障害の診断には，抑うつ気分が下記の6症状のうち少なくとも2つ以上を伴い，かつ2年以上持続することが基準になります。

1. 食欲減退，または過食
2. 不眠，または過眠
3. 気力の低下，または疲労
4. 自尊心の低下
5. 集中力の低下，または決断困難
6. 絶望感

　MDDの場合と同じように，気分変調性障害の診断に際しても内科的原因や薬物関連の原因を除外することが必要です。

季節性感情障害

季節性感情障害（seasonal affective disorder: SAD）は，1年の特定の時期（通常は冬季）に関連するうつ病です。多くの場合，SAD は MDD の 1 種類と考えられています。しかし，より定型的なうつ病と SAD とのあいだには，数多くの違いがあります[78]。第 1 に，SAD が食欲と睡眠の増進に関係しがちであるのに対して，定型的うつ病では食欲と睡眠が減退する傾向にあることが挙げられます。さらに，SAD に罹患した人は，甘いものやデンプン質などの炭水化物への強い欲求を訴えることがしばしばあります。

SAD は冬季の日照時間減少に関連するものと考えられており，そのためこの障害の有病率は高緯度地方に高い傾向があります。興味深いのは，光療法と呼ばれる高照度の光への曝露が，SAD に罹患した人の症状を和らげるのに有効とされている点です[101]。SAD にはメラトニンと呼ばれるホルモンの一種が関与すると以前には考えられていましたが（メラトニンは暗くなると松果体から分泌されます），現在までのところメラトニンとこの障害との因果関係について科学的根拠は発見されていません。その代わりに，セロトニンと呼ばれる脳内の化学物質が体内のさまざまなホルモンと共同してこの障害に関与すると考えられています[78]。

双極性障害

双極性障害（躁うつ病としても知られる）は MDD と同じ種類の症状を特徴とする重症の抑うつを伴いますが，MDD と異なるのは，双極性障害には躁病または軽躁病エピソード（躁病エピソードのほうが軽躁病エピソードに比べより重症で，より長期間持続し，より多くの機能障害を伴う）と呼ばれる非常に高揚した怒りっぽい気分を伴う点です。躁病または軽躁病エピソード中に経験する症状には，自尊心の肥大，自分が特別な能力をもつという確信，睡眠欲求の減退，しゃべり続けることへの普段よりもずっと強い心迫，いくつもの考えが競い合う感覚，注意の散漫，活動量の激増，派手な買い物や衝動的行為など

の，快楽を伴いかつ不幸な結果に終わる危険性の高い活動への過度の関与などがあります。

躁病または軽躁病エピソードは一般に数日から数週間持続しますが，通常は抑うつエピソードの発症がそれに先行します。双極性障害では，罹病中に，抑うつ気分の期間，躁病そして軽躁病の期間のみならず正常な気分の期間も経験することがあります。双極性障害にはMDDと同じ特徴が見られますが，この2つの疾患には大きな相違がいくつかあります。その中で最も重要なものは，MDDに比べ双極性障害では生物学的要因の果たす役割が大きいことが実証されている点です。そして双極性障害の効果的治療には，必ずといってよいほど薬物療法が治療戦略の一環として組み込まれます。双極性障害の有病率はMDDよりも低く，本書ではその治療に関する詳細な議論は割愛します。

適応障害

適応障害とは，人生においてなんらかのストレスの多いできごと（例えば仕事上の問題，別居や離婚，失業など）への否定的感情反応を経験する状態をいいます。症状はストレスの多いできごとを経験してから3カ月以内に現れ，通常は比較的短期間（6カ月以内）で改善します。この診断には，上記に加えてストレスの多いできごとへの反応が，通常の予想を超えたものでなくてはなりません。適応障害はときに（常にではなく）抑うつ気分を伴います。しかし，その抑うつはMDDまたは他の気分障害の診断基準に達するほどの重症なものではありません。適応障害は，一般人口における有病率がかなり高い疾患と考えられています。

どんな人がうつ病になるのか？

うつ病は比較的よく見られる障害です。ある大規模な研究によれば，全米人口の30％が生涯のうちで2週間以上続く極端な悲しみを体験しています[160]。ただし，診断基準にある症状を備えた特定の抑うつ疾患の発生率は，多少低くな

ります。例えば，生涯で MDD の発症経験があると報告した人は 5 〜 15 ％で，気分変調性障害の診断基準に合致する抑うつ気分を経験した人は 3 〜 6 ％とされています[94, 161]。また，一般人口における双極性障害の有病率は 2 ％と考えられています[93]。

うつ病は人を選ばずに発症します。そのため，世界各国でうつ病の有病率が増加しつつあり，それを示す科学的根拠もあります。しかし，うつ病の発症が幅広い範囲に及ぶとはいえ，ある集団における発症リスクが，他の集団よりも潜在的に高くなる要因はあると考えられています[88]。例えば，女性は男性に比べうつ病を 2 〜 3 倍発症しやすいとされています。また，人生におけるストレスの多いできごと，例えば離婚，失業，病気，低収入などを経験した集団は，こうしたことの未経験な集団に比べると，うつ病を発症しやすくなります。そして，うつ病発症歴のある人は再発リスクが高くなる可能性があります。発症リスクの増加は，物質関連障害やその他感情障害の既往歴のある人の場合も同様です。

年齢や人種的背景が病うつの発症リスクに影響することの科学的根拠は，ほとんどありません。しかしうつ病の家族歴がある場合，それは大きなリスク要因となります。次項で詳述するように，おそらくうつ病の世代間伝達は，遺伝因子（親から子供への遺伝子伝達）と環境因子（例えばストレス対処方法の非効率的学習）の両方によるものと思われます。

うつ病の原因

読者は，うつ病が脳内の化学的不均衡によって発症するとの説をどこかで聞いた覚えがあると思います。あるいは，否定的思考がうつ病の原因を作るという記述を何かの本で読んだことがあるかもしれません。または，食事や遺伝子構造に原因があるとする仮説も聞いたことがあるでしょう。実は，うつ病の発症原因には数十の仮説があるのです。

雑誌やテレビでの解説はともかく，私たちはまだうつ病の本当の原因を解明

してはいません．実は，うつ病の原因は単一なものではないと考えられています．そして，すべてのうつ病症例を説明できる理論は現在確立されていません．例えば，遺伝子構造あるいは家族歴における特定のパターンがうつ病発症のリスクを増加させることはわかっていますが，明らかに家族歴の濃厚な人がうつ病を発症せずにいて，まったくうつ病の家族歴のない人が抑うつ状態になることがあります．実は，遺伝的にまったく同一の2人（一卵性双生児の場合）でも，うつ病経験は異なる場合があるのです．

　私たちがうつ病を，原因ではなくその症状（悲しい気分，興味の喪失，睡眠不足，食欲減退など）によって定義する以上，うつ病症例すべてが常に同じ原因で発症すると考える理由はどこにもありません．むしろ同じ症状が数多くの異なる要因によってひき起こされる可能性のほうが大きいのです．それはちょうど腹痛が，胃けいれん，ガス，胃酸過多，不安，運動のしすぎ，便秘，胃潰瘍，食あたり，胃がん，など数多くの疾患からひき起こされるように，うつ病にもこれと同じことがいえます．現在では，生物学的要素，人生に起こる主要なできごと（ライフイベント），否定的思考パターン，生活習慣などの変動要因を含む，数多くの異なる原因の相互作用により，うつ病がひき起こされることの科学的根拠が得られています．誰にとっても，前述した要因の組み合わせが原因となります．それではここで，うつ病の発症とその持続に関わると考えられている変動要因を検討しましょう．

否定的ライフイベントの影響

　1970年代，心理学者のMartin Seligmanは，逃避することが不可能な状況で電気ショックにさらされた経験をもつ犬は，別の状況での逃避可能な電気ショックを受動的に受けいれる傾向があることを実証しました．同時に，そうした逃避不可能な電気ショックへの曝露経験をもたない犬では，逃避可能な電気ショックを受けた場合，その回避方法をすぐに学習することも証明しました[144]．さらに，逃避不可能な電気ショックを与えられた犬は，体重の減少，ストレスに対する受動的行動，対処行動をとろうとしない傾向など，うつ病に

伴って数多く見られる徴候を示しました。Seligman は，この逃避不可能なショックへの反応を学習性無力感と呼びました。そしてこうした実験が，彼のうつ病発症仮説の基礎を形作りました。

いまや古典となったこの研究に基づいて，Seligman はこの学習性無力感がヒトのうつ病発症の原因でもあるとしました。彼はとくに，予測も制御も不可能な反復性の否定的経験が抑うつをひき起こすと主張しました。Seligman の研究結果が最初に公表されて以来，否定的ライフイベントが，抑うつ，不安，その他の否定的感情をひき起こす原因となり，とくに予測不能で制御不能な否定的ライフイベントが問題を孕んでいるとする数多くの研究発表が続きました。さらに Seligman らは，こうしたライフイベントが人生における否定的経験を解釈する方法に影響を与え，ひいてはうつ病につながると提唱したのです[1]。思考が抑うつ気分に及ぼす影響については次項で詳述します。

うつ病にもっとも関連すると考えられている否定的ライフイベントは，人生における何らかの喪失です。しかし，その他のさまざまな生活上のストレスもうつ病発症を促すと考えられています。否定的ライフイベントとストレスの多い環境がうつ病発症のリスクを増加させるとはいえ，そのこと自体がうつ病の原因となるわけではありません。それらがうつ病の唯一の原因となるのであれば，否定的ライフイベントにさらされた人はすべてうつ病を発症するはずです。むしろ最近では，否定的ライフイベントが他の変動要因と相互作用して，脆弱な人にうつ病をひき起こすと考えられています。個人を潜在的に脆弱にする要因としては，否定的イベントを解釈する姿勢，遺伝的特徴などの生物学的脆弱性が挙げられます。

否定的思考とうつ病

うつ病が否定的思考パターンに関連することの科学的根拠は，現在数多くあります。1967 年，ペンシルバニア大学の精神医学者 Dr. Aaron T. Beck は，状況を否定的に解釈する傾向に抑うつの原因があるとする，認知理論（「認知」とは考えることを意味する）を初めて提唱しました。Dr. Beck によれば，うつ病

の原因を作る否定的思考の相互作用には3つの異なるレベルがあるとされます。それは，否定的トライアド，否定的な深層の仮定，認知の偏見です。

〈否定的トライアド〉

　Dr. Beck が否定的トライアドと呼ぶのは，人生の3つの異なる領域—自己，社会，そして将来—における悲観的見方をとりやすい傾向を指します。以下にそれぞれの例を挙げましょう。

- 自己に対する悲観的見方—例えば，「自分は能力のない人間だ」
- 社会に対する悲観的見方—例えば，「他人は信用できない」
- 将来に対する悲観的見方—例えば，「仕事は見つからないだろう」

　Dr. Beck の抑うつ理論は，否定的思考がうつ病につながると主張する唯一の仮説ではありません。しかしそれは，最も影響力のある仮説の1つです。Dr. Beck のモデルには，将来の研究による検証にまたなければならない，いくつかの点がありますが，思考パターンがうつ病経験やその他の否定的気分に影響を及ぼすという考えは，現在ほぼ確立されています。さらに重要なのは，思考パターンを変える方法を学ぶことで，うつ病が改善され得ることを数多くの研究が実証していることです。本書では（とくに第6章で），この学習方法を紹介します。

生物学的作用

　ライフイベントや否定的思考などの心理学的および環境的要因がうつ病に影響を及ぼすのと同様に，生物学的要因もまた重要な役割を果たすことが，かなり確実な科学的根拠によって裏づけられています[77, 154]。こうした科学的根拠は，うつ病の世代間伝達，脳内の化学作用とホルモンがうつ病発症に及ぼす影響，うつ病と睡眠パターンの関連性，その他さまざまな生物学的変化の研究による成果です。うつ病発症における生物学的役割を裏づける科学的根拠の包括的説

明は，本書の目的とする範囲から外れますが，主な知見を以下に要約します。

〈家族および遺伝学的研究〉

家族にうつ病の病歴がある人のうつ病発症率は，一般人口の発症率よりも高く，他の要因とともに遺伝的要因が関わっていることが考えられます[135,138]。遺伝的要因の関与する度合いは，双極性障害（あるいは躁うつ病）においてより強く，躁病や軽躁病の発現を伴わないうつ病では中等度の関与となっています。

〈脳内化学作用とホルモン〉

うつ病には，脳内の化学作用が関与していると考えられています。特定の神経伝達物質（ある神経細胞から他の神経細胞へと情報を伝達する化学物質）が，うつ病状態では変容することが実証されているからです。とくに，抑うつ状態の人ではセロトニンと呼ばれる神経伝達物質濃度が，そうでない人に比べ概して低い傾向があります。双極性障害では，神経伝達物質のノルエピネフリンが関与すると考えられています。興味深いのは，これらの脳内化学物質の濃度を上げる薬剤の投与がほとんどのうつ病症例を改善する結果につながる点です（第4章参照）。

しかしこれらの発見をもって，うつ病の原因が脳内の化学的不均衡にあると断定することはできません。また，セロトニンやノルエピネフリン濃度が低すぎるか否かを測る試験方法もありません。うつ病集団と非うつ病集団における脳内の化学物質に差があることを科学者が示すことはできても，それぞれの集団には数多くの例外が存在します。セロトニン濃度の低い人が，高い人に比べて統計的にうつ病になりやすいとしても，すべてがそうなるとは限りません。うつ病とセロトニン濃度の関係は，身長と体重の関係ほどの関連性しかないのです。つまり，体重が非常に多い人は，体重が非常に少ない人に比べ身長の高い確率はより大きい。しかし，身長がとりたてて高くなくても，体重の多い人はたくさんいます。また，とくに体重が多くなくても背が高い人はたくさんいます。

体内のホルモンも，うつ病の発症に関わる可能性があります。とくにコルチゾール（ストレスを受けると分泌されるホルモンの1つ）の濃度は，抑うつ状態の人のほうが，そうでない人に比べ高い傾向にあります。特定の甲状腺ホルモンの変化が関係する可能性もあります。つまり，ストレスがうつ病を発症させる仕組みの1つに，ホルモンの作用が考えられ，それが最終的に脳の機能に変化をもたらすといえます。

〈睡眠とうつ病〉

不眠と過眠はうつ病の人に多く見られる症状です。さらに，うつ病の人はそうでない人よりも急速眼球運動（rapid eye movement: REM）睡眠に早く入る傾向があることがわかっています（REM睡眠は人が夢を見る睡眠段階）。うつ病はまた，睡眠の最も深い段階を短縮させる傾向にも関連すると考えられています。そして，睡眠がとくに夜間の後半部分に奪われると，抑うつ気分の一時的改善が見られることがあります。

うつ病の効果的治療法

幸いなことに，一般にうつ病は生涯にわたり続くものではありません。通常の大うつ病性エピソードは，治療を行わなくても数カ月以上持続することは稀です。しかし，障害が改善された後でも，抑うつ症状がいくつか残る可能性はあります。では，うつ病が治療せずに改善するのであれば，なぜ治療が必要なのでしょうか？　それは以下のような理由によるものです。

- 他の方法では得ることができないうつ病の改善が治療により可能なこと（すべてのうつ病が治療せずに改善するものではない）。
- 治療によって，より迅速な回復が期待できる。
- 治療によって，残遺症状の少ないより完全な回復が期待できる。
- 治療によって，うつ病の再燃予防が促進される。

うつ病に関しては数多くの治療法が有効とされていますが，十分に統制された試験研究により検証され，裏づけられた治療法は，比較的わずかです。有効性が実証されている治療法は，認知行動療法，対人関係療法，抗うつ薬による薬物療法，電気けいれん療法などです。さらに，ハーブ製品(薬草剤)などを用いた代替治療法，定期的な運動を行うことなどで生活習慣を改善する方法などの，うつ病への治療効果も裏づけられています。そして最近の例では，マインドフルネス（気づき）による瞑想が，大うつ病を克服して間もない人々のうつ病再燃予防に有用との科学的根拠が主張されています。

認知行動療法

認知行動療法（cognitive behavioral therapy: CBT）は，認知および行動の2つの治療戦略からなるうつ病の簡単な治療法です。認知療法は，1) 抑うつ的な思考パターンを特定し，2) 否定的思考をより現実的な解釈，予測，仮定と置き換えることを目的にしています。自分の信念が真実であると自動的に決めつけないこと，それよりもむしろ相反する根拠と支持する根拠の両面から否定的信念を検証し，それに挑戦することなどを，認知療法をとおして学びます。視野を広げ思考に変化を与えるこの認知療法は，うつ病治療の効果的な道具の1つです。

CBTを構成するもう1つの治療戦略は，より行動に基づくものです。それは，行動を変えることによって，うつ病も変えてしまうという考えに立っています。行動療法の技法の1つに，行動活性化があります。これは，興味や活力，動機づけなどを一切もたない行動に，強制的に自分を従事させることをいいます。例えば疲れていて楽しめないとわかっていながらパーティへ行く，あるいは就職は無理と考えつつ履歴書を書いて郵送するなどの行動です。ある状況を避けるよりも，それと直面したほうが，多くの場合予期せぬ楽しみや利益につながることがあります。

CBTは，10回から20回のセッションで終了する比較的簡単な形式の治療法です。CBT技法は，セラピストから学ぶこともできますが，CBTに重点を置い

た良質な自助本が市場で入手できます。例えば，「*Mind over Mood: Change How You Feel by Changing the Way You Think*[70]」—邦題：うつと不安の認知療法練習帳」，「*The Feeling Good Handbook*[31]」—邦題：フィーリング Good ハンドブック」の 2 冊は，否定的思考とたたかうための認知戦略について書かれた，人気の高い良書です。さらに「*Messages: The Communications Skills Book*[117]」も，意思疎通の能力を向上するための優れた指導書です。

対人関係療法

対人関係療法（interpersonal psychotherapy: IPT）は，Dr. Myrna Weissman と Dr. Gerald Klerman らによって開発された比較的新しいうつ病治療法です[162]。対人関係で生じた問題は，ときに抑うつ気分をひき起こすことがあります。IPT の基本的考えは，現在の対人関係を改善し，新たな関係を発展させることによって気分の改善を図るというものです。IPT の研究は非常に有望で，CBT や薬物療法と同等，またはそれ以上のうつ病治療効果を示しています。

CBT と同様 IPT も 15 から 20 回のセッションで終了する比較的簡潔な精神療法の 1 つです。IPT 治療を受ける場合は，以下の対人関係領域 4 つのうちいずれか 1 つまたはそれ以上の領域での取り組みを行うことになります。

1. 対人関係上の役割をめぐる不和（夫婦間の問題，仕事あるいは職場での問題など）と取り組む。
2. 対人関係喪失（家族を失った場合，離婚など）の調整。
3. 新たな対人関係（新たな友人，結婚など）の獲得。
4. 社会生活技能（主張訓練など）の改善。

CBT の場合とは異なり，個人を対象に IPT 技法を紹介して自助努力を促す本はほとんどありません。唯一の例外は，Myrna Weissman が著した患者マニュアル[159]です。このマニュアルはうつ病患者のために書かれたものですが，専門のセラピストによる IPT のセッションと併せて使うことを前提に書かれていま

す。IPT の最大の治療効果を得る方法は，セラピストによる診察です。セラピスト選定に関する情報は本書の「参考資料」の項を参照してください。

薬物療法

最初の抗うつ薬は，1950年代後半に発見されました。imipramine（トフラニール）などの初期に導入された抗うつ薬は，いまだに治療に用いられていますが，現在は従来の薬剤に比べて副作用が比較的少なく，うつ病症状の低減に有効な新しい治療薬が数多く処方されています。実際に，異なる作用機序をもつ数十の薬剤がうつ病症状の抑制に有用性を発揮します。薬物療法は，うつ病の治療と再燃の予防に，それ自体でもまた精神療法との組み合わせでも有効です。従来からの治療薬に加えて，オトギリソウなど特定の天然産物もうつ病に有効とのエビデンスがあります。第4章で治療薬ならびにハーブ製品について詳述します。

電気けいれん療法

電気けいれん療法（electroconvulsive therapy: ECT）は，おそらく最も意見の分かれるうつ病治療法でしょう。1900年代の初め，てんかんを研究していた科学者たちがけいれんを誘発する目的で使い始めたのが導入の始まりでした。ECT では，患者の脳の片側あるいは両側に電流を流すことにより，けいれんと短時間の無意識状態を誘発します。以前 ECT は統合失調症の治療に用いられていましたが，現在は主に重症のうつ病治療に用いられています。治療中，患者の意識はなく，筋弛緩薬が用いられるためにけいれんはほとんど感じません。

ECT が論議を呼ぶのは，この治療法をマスコミが非常に否定的に扱ったためです。この原因はおそらく，頭に電極を設置してショックを与えることが，とても侵襲的，懲罰的に見え，人々が恐怖を感じたからでしょう。しかし，診断テストや外科手術などは，とても一般的かつ効果的な医療処置でありながら，これらもまた人に恐怖感を与えます。ECT の有効性を支えるデータはかなり十分なものがあります。とくに他の療法や治療薬がいずれも奏効しない例に有

効とされています。ECT が感情面や身体面における数多くの問題を生じると主張する人々もいますが、そうした意見は科学的研究に裏づけられたものではありません。つまり電気けいれん療法を受けても、ほとんどの人に健康上問題となる否定的影響が及ぶことはありません。ただし一時的な記憶喪失は多く見られます。すべての医療処置には合併症や副作用が伴います。例えば、ごく一般的なワクチンの投与で病気になってしまう人もいます。重度のうつ病患者にECT が有効に作用する確率は非常に高く、患者の選定を注意深く行い、専門家によって治療が行われる限り、ECT が重篤な合併症をひき起こす確率は非常に低いのです。

効果が現れるまで数週間かかることもある薬物療法や精神療法に比べ、ECT の有効性はそれよりもずっと早く体験することができます。そして、薬物療法や精神療法に反応を示さない多くの人が、ECT にはポジティブに反応する可能性があります。しかし、ECT 治療を中止した後の再燃率は非常に高く、とくに薬物療法を続けない人ではその傾向が顕著です。ECT のもっとも一般的な副作用は、一時的な健忘です。ECT がうつ病の効果的な治療法であることは明らかですが、どのようにそれが作用するのかについては、まだわかっていません。

うつ病から自由になる

うつ病エピソードは、治療を行わなくても改善する傾向があります。しかしうつ病の初回エピソードから回復した人のおよそ半数が、その後少なくとも一度はうつ病エピソードを再度経験することになります。そしてその確率は、初回エピソード回復後に症状が残っている場合には、さらに高くなります[129]。その上、うつ病エピソードを繰り返すごとに、再燃の危険性はさらに増加してゆきます。例えば過去にうつ病エピソードを2〜3回経験している人の場合は、その後の生涯でエピソードを再燃する確率が70〜80%となります[85]。うつ病の再燃を予防することが本書の目的です。次章では、この再燃が生じる問題について、より詳細に検討します。皆さんが本書の紹介する方法に沿って練習す

ることによって，再燃から身を守る戦略を習得できれば幸いです。

うつ病はなぜ戻ってくるのか？

　先にも述べたように，人はうつ病状態になると否定的，悲観的考えをもつようになります。そしてうつ病が改善するにつれ，その考えは否定的ではなくなります。しかしうつ病の発症歴のある人は，ある特定の状況に反応する否定的思考パターンをもちやすいと考えられています。例えば，否定的考えをひき起こすきっかけの1つは，悲しい気分です。誰もがときに悲しさを経験しますが，うつ病歴のある人は，そうでない人に比べ，悲しい気分の経験に強く反応する傾向があります。そのような場合は否定的考えのスパイラルに陥りがちで，さらに深い抑うつ気分へときりもみ状態で落ちて行くのではないかといった不安を抱きます。

　あるエピソードから回復したのにうつ病が再び戻ってくるかどうかの予測因子として，いくつかの要因が特定されています[36,43,66,76,106,163]。これらの要因については他の章で詳述しますが，その一部を以下に挙げます。

- うつ病の既往歴（とくに若年期）
- 特定の種類の性格
- 他の心理的問題の存在
- 人生における度重なるストレス，
- 社会的支援がないこと（家族や友人などからの）
- 中等度の抑うつ症状が持続していること

うつ病の再発予防

　うつ病がなぜ再発するのか，その理由を理解することが再発を防ぐ重要な鍵となります。近年，研究者の多くはうつ病再発の予防に努力を傾注しています。
　うつ病の再発を防ぐ方法の1つは，うつ病治療に当初用いた治療戦略を継続することです。治療薬の維持投与（第4章参照）を継続すること，維持精神療

法の補強セッション（第5章参照）を継続すること，否定的思考パターンに挑戦し続けること（第6章参照）そしてポジティブな対人関係を維持すること（第13章参照）などです。しかし他にもうつ病の再発を防ぐ方法はあります。

その一例が，Jon Kabat-Zinn らの研究[86]に基づき Zindel Segal, Mark Williams, John Teasdale らの心理学者が開発した，うつ病の再発を防ぐためのマインドフルネス（気づき）による瞑想を用いた新たな治療法です[142]。この治療法の眼目は，否定的気分が圧倒的になる前に，その存在を早期に本人に気づかせ，うつ病に特徴的な悲観主義のスパイラルに陥ることなく，否定的考えを頭の中から追い出すことにあります。この治療法を用いて3回以上のうつ病エピソード経験者を対象に行った試験では，気づき訓練によって最近のエピソード回復後1年間の再燃率が半減したとの結果が示されています[153]。マインドフルネス訓練については第8章で詳述します。

生活習慣に注意を向けることも，うつ病の予防には効果的と考えられています。例えば，規則的な運動が気分を改善することによりうつ病の予防に有効との科学的根拠が得られています[99]。最近では，運動，光の暴露，そして毎日のビタミン摂取を組み合わせた治療が，女性における軽度から中等度のうつ病に効果的と考えられ，研究が続けられてきました[26]。この組み合わせ治療を受けた患者群は，プラセボ（有効成分や栄養分を含まない偽薬）だけを投与された患者群に比較して気分の大幅な向上を示しました。しかしこの研究では，3つの組み合わせ要素（運動，光，ビタミン）のいずれが改善に寄与したのかはわかっていません。

すでに述べたように，ストレスもうつ病の再発原因となることがあります。ストレスが原因となる可能性については過去数十年研究が続けられ，現在もその因果関係に関する新たな知見が得られつつあります。第9章では自分のストレス・レベルを検査する方法とストレスを抑える方法について述べます。ある特定の性格がうつ病の発症に関わるリスクを高くするという要因もあります。うつ病になるリスクの高い性格のタイプとしては，依存と完全主義が挙げられています[8,20]。依存がうつ病へのリスクを高める理由は，他人に頼りすぎるこ

とにより，自分で自分の面倒を見る能力が十分育たないからと考えられています。また，完全主義により，人は厳しい条件を課したり高い願望をもつため，失望する確率が高まります。第11章および第12章でこうした性格タイプについて詳述し，対応策を紹介します。最終章では，人生の意味について考えます。というのも自分が存在する意味を発見することが，肉体的にも精神的にも健康維持につながることが実証されているからです。

まとめ

うつ病は，生活の幅広い局面で機能を大きく障害する可能性のある，重大な疾患です。そして，うつ病気分は，多くの場合，不安，疲労，興味の喪失，悲観的思考，自殺企図，食欲減退，睡眠障害，注意散漫などの障害や症状を伴います。幸いなことにうつ病には，認知行動療法，対人関係療法，抗うつ薬による薬物療法，電気けいれん療法などの有効な治療法があります。しかし，うつ病を克服した人の多くが，その後の人生で症状の再発を経験します。本書に紹介する治療戦略が，うつ病の再発防止と抑うつサイクルからの解放に役立つことを願っています。

第 2 章

うつ病の再燃とは？

　第 1 章では，うつ病の特徴と定義を述べました。過去にうつ病経験のある人，または現在抑うつ状態にある人には，筆者が指摘した点で意外に思う箇所はなかったでしょう。むしろ，未経験の症状，活動能力，自己意識などの説明の中に，自らの経験の反映を感じたかもしれません。そして，紹介した治療法による効果を，すでに享受している読者もいるかもしれません。いずれにしても，要点は，抑うつ状態にある人々が直面する困難，どのような治療法が選択肢としてあるかなどの，背景を整理したことにあります。自助本からウェブサイト，そして抗うつ薬の宣伝広告にいたるまで，うつ病を説明する数多くの媒体があります。しかし，うつ病から回復途上にある人々や現在うつ病に悩む人々にとって，再燃に関する情報を容易に入手することはできません。本書の目的は，再燃がどのようなものか，どのような問題を引き起こす可能性があり，予防にはどのような対策が考えられるかなどについて，読者の理解を深めることにあります。

　この章では，再燃の定義とその理解および予防がなぜ重要かなどについて説明します。ある意味では，この情報は筆者のうつ病に対する科学的理解の 1 つの物語—慎重に行った長年の研究から筆者が学び取ったもの—を反映した内容となるでしょう。そして，うつ病から回復しつつある人々の多くがすでにもつ一般的通念とこうした新しい情報が，ときには矛盾することについてもこの章で説明します。

「エピソード性」疾患としてのうつ病

　約25年くらい前まで，精神医学研究者や学者を含む多くの人が，うつ病をあまり真剣には受け止めていなかった，という事実は驚きに値するかもしれません。1900年代初頭，精神医学の先駆的研究者たちは，統合失調症のような疾患の解明と治療の研究を重視していました。統合失調症などの精神疾患に罹患した人々は，非常に顕著で奇妙な考えや感情をもち，行動することがあります。また，独立した生活を送ることも困難です。統合失調症に罹患すると，自然に治癒することはないようです。そして，長い期間を入院して過ごすこともあります。20世紀の前半の精神医学史を顧みると，ほとんどの精神科医は，大規模な州立または大学付属の精神科病院に勤務していました。数十年の間，統合失調症や関連する疾患が多くの注目を集めていたのも無理からぬことです。当時の精神科医は，抑うつ状態を，不安障害を含む幅広い概念である「神経症」という分類でひと括りにしていました。「神経症」という概念は，苦痛を感じていても，現実を離れることなく，日常生活において十分活動しうることを意味します。現代精神医学の先達は，精神疾患の無意識的原因を探るためにSigmund Freudが考案した精神分析療法と呼ばれる精神療法の一種による治療を受ければ，抑うつ状態にある人のほとんどがやがて回復すると考えました。

　しかし，この考えはまったくの誤りであることがわかりました。本人がとてもつらい思いをし，かつ機能が障害されるという意味で，うつ病はとても重い疾患です。このことは，他の内科疾患を考慮しても，うつ病が世界中で最も生活に支障を及ぼす原因の1つであるとする世界保健機関（WHO）による報告[127]を読めば確認できます。さらに，「談話療法」とも呼ばれる精神分析療法は，うつ病にあまり効果を発揮しません。1950年代に入ると，精神分析分野の基礎を成す概念の多くは，厳しい批判にさらされました。理由は，それが理論的にとても複雑で，検証することも反証することも容易ではなく，治療自体もFreudらが主張するほど有用ではなかったからです[11,56]。過去30年間で，私たちは，

うつ病の重篤さ，可能な限り積極的にうつ病を治療することの重要さを理解するに至りました。加えて，たんに「専門家」の理論や意見だけに基づく仮定をしないこと，そして障害とその治療法の綿密な研究の重要性を認識するようになったのです。

　最近までうつ病が十分に理解されなかった理由は，このほかにもありました。そもそも，抑うつ状態にある人は，自分の体調がすぐれない徴候を外にむかって示しません。そのため簡単な観察だけでは，抑うつ状態の有無がわからない場合が多いのです。2番目の理由は，第1章でも述べたように，多くの人々がときに「憂うつ」な気分になることです。精神医学の専門家たちは，私たちだれもが経験する悲しさと，臨床的うつ病との間にある大変重要な違いを，何十年ものあいだ見過ごしてきたのです。3番目の理由は，抑うつ状態にある人々の多くが，疾病期間のすべてとはいわないまでも，一定期間を働くことができ，入院を必要とはしないからです。その結果，精神科医は，抑うつ状態は時間とともに快方にむかい，気分が良くなる確率が非常に高いと考えました。私たちはいまだにこのなごりを，うつ病にまつわる不名誉，例えばうつ病はちょっと気分が憂うつなだけで，辛抱強く時間をかけさえすれば，やがて「のり越える」ことができるただの感情にすぎない，といった信念にみることができます。もしこの考えに一片の真実があるとすれば，それはうつ病がエピソード性の疾患であるという点です[33]。「エピソード性」という用語は，疾患が発症したり，消え去ったりすることを意味します。症状はしばらく続き，そして軽快することがあります。それはしばしば本人も気づかないことがあるほどです[37]。実のところ，かつて十分なうつ病研究が行われなかった時代には，抑うつ状態にある人もほんの数ヵ月後には自然に回復し，その後も気分の回復を維持できると思われていたのです。

　しかし，より入念な研究が行われるにつれて，うつ病に対する理解は劇的に変化しました。うつ病の多くがエピソード性であることはわかっていたものの，うつ病エピソードがいったん治まっても，患者の50％にエピソードが再燃し，患者の1／4はエピソードを6回以上経験する可能性があることなどが新たに

わかったのです[4]。そして，うつ病エピソードの経験回数が増えるたびに，再燃リスクは高くなります[10]。最近発表された5年間の長期研究では，その間うつ病患者が寛解状態にあったのは平均20カ月足らずで，5年のすべてを寛解状態で過ごす患者は，全体のわずか1／5でした[90]。うつ病の治療を受けた人の約66％が，重症エピソードの合間にも，一過性のうつ病症状の経験を報告しています[91]。そして，うつ病症例の10％は慢性化します。慢性化とはうつ病が数年間持続することで，そうなるともはや普段の自分を感じることはできなくなります。

大規模な患者集団を何年にもわたり入念に追跡調査することで，うつ病の経過に関する私たちの知識はより正確なものになりました。研究によって精神疾患のまったく新たな理解がもたらされるとともに，それまでに存在が知られていなかった問題へも注目が集まるようになりました。知識が不十分だった過去の精神医学者や心理学者と違って，いまや精神保健医学界は，うつ病の再発リスクに無関心ではいられなくなったのです。再燃という問題の理解と予防に，積極的な努力を傾ける必要性が明らかになってきました。

ここまで読み進んできておそらく読者はいくつかの疑問をもたれたことでしょう。そのうちの1つは，うつ病エピソードが平均してどれくらいの期間持続するものなのか，そして治療を行えばこの疾患にどのような変化が起こるのか，というものではないでしょうか。第1章で述べたように，うつ病エピソードは無治療の場合，平均して数週間から数カ月持続します[37]。これはうつ病患者の自然主義的な追跡調査からわかったことです。自然主義的な追跡調査とは，被験者に治療や介入を行わず，時間をかけて非常に注意深く観察する研究をいいます。この研究によって，一部のうつ病は自然に治るらしいことがわかりました。しかし，同時にこの研究では，うつ病がわずか数週間から数カ月を経て再発した例も多くありました。ある意味では，これは典型的な「良いニュースと悪いニュース」のシナリオといえます。良いニュースは，現在抑うつ状態にあったとしても，理由はどうあれ一切の治療を受けずに将来また気分が良くなる見込みが高いということです。その一方で，少なくとも50％の確率（あるい

は既往歴によってもっと高い確率）で，エピソードからの回復後に再びうつ病が戻ってくることもあり得ます。うつ病の再発を予防するためには，何らかの積極的対策が明らかに必要です。このことは，当然治療の問題を考えることにつながります。

　介入がなくとも最終的にうつ病エピソードが改善するとはいっても，治療は決定的に重要です。第1章でも述べたように，治療を受ければ，ほとんどの例がもとの状態を回復する治療法は，数多くあります。すでに回復を経験した人が知っているとおり，こうした治療により得られる利益はかなり大きなものです。そして，治療の開始が早ければ早いほど，苦しむ時間は少なくて済みます。長年にわたるうつ病の治療研究による一般に肯定的な結果は，この分野の関係者にとって満足すべきものでした。なにしろ研究者は，さまざまな抗うつ薬治療，精神療法（対人関係療法，認知行動療法など）またはこれらの組み合わせによって，症状が大きく低減した臨床試験報告を数十編も挙げることができるのです。優れた治療法だけでなく，各個人に合ったさまざまな選択肢が私たちにはあることを，これは意味しています。こうした治療が短期の試験で有効と認められれば，その後被験者がどのような変化を示すか，研究者は数カ月から数年継続して追跡観察します。研究者がとくに興味をもつのは，そうした治療の結果回復した人々が，どのような変化を示すかという点です。彼らは長期間にわたって回復を維持できるでしょうか？

　残念なことに治療終了後のうつ病の再発に関するデータは，この分野の専門家にすら衝撃を与えるものでした。うつ病の治療に関するもっとも完全な研究の1つは，米国立精神衛生研究所（National Institute of Mental Health: NIMH）の支援のもとに，1980年代に行われたものです。研究の対象は全米のさまざまな条件のもとで選ばれた数百名の患者集団でした。この臨床試験では，薬物療法（imipramine〈トフラニール〉），認知行動療法，対人関係療法の3つの治療法が比較対照されました。これらの治療法はそろって同等の効果を発揮し，患者はすべて回復しました。そして，試験が終了した後も患者の観察は注意深く続けられました。その結果，治療終了から18カ月経過した時点で，回復を維持

していたのは，わずか30％にすぎなかったのです[146]。残りの70％は，この追跡調査期間中かなりの困難を経験しました。つまり，その時代の最も新しい治療を受け，当初よい結果を示しながらも，治療後1年半経過してみれば，臨床試験参加者の2／3がすでに再燃していたのです。現在では，これと同じ傾向を示す試験結果が数多く存在します。進行中のうつ病エピソードに有効な治療といえども，治療後の症状再燃予防には，あまり効果がないと考えられています。このようなことを述べる意図は，読者を不安にさせるためではありません。むしろ，私たちが理解している真実を，できるだけ正確に知らせたく思うからです。うつ病を経験した人はこの数字をみて心配するかもしれません。しかし，それは同時に，本書に述べた研究や概念を生み出した原動力でもあるのです。

　こうした不安をかきたてる数字を読んで，「自分の再燃リスクはどれくらいだろう？」という疑問が当然生じることと思います。残念なことに，特定の個人がどの程度の確率でうつ病エピソードを再燃するか，その予測方法はまだありません。1回以上のうつ病を経験した人が，将来さらにうつ病を再燃させるリスクを知るための診断テストや指標はないのです。しかし研究者は，どのような人が再燃しやすいかを重点的に研究しているため，この疑問もいずれ解明される日がくるでしょう。現時点では，一度うつ病エピソードを経験した人に，筆者は再びうつ病が再燃しないよう，予防策をとることを推奨しています。本書のほとんどの部分は，再燃予防のもっとも有力な学説と研究に基づき，症状の再発に関連する要因などが記述されています。もしあなたが自分のためになにができるのかを考えているのであれば，本書が推奨する戦略を実践することは，第一歩として最適でしょう。

　うつ病の再燃に関連して，エピソードの経験回数が増えるたびに，うつ病が及ぼす生活へのインパクトは増していく事実を銘記しておくことも重要です。これは，あまり驚くにはあたらないことです。抑うつ状態に長くあるほど，生産的な生活を送る能力は低下し，対人関係も損なわれ，抑うつ状態ではないときでも気分が落ち込んだままになってしまうからです[68]。慢性のうつ病は，特定の疼痛症状を含む身体的障害，病弱，その他の精神障害や内科障害の発現を

伴います[33]。繰り返しますが，これは読者に不安を与えることが目的ではなく，むしろ，反復性または慢性のうつ病から身を守るための準備を促すことが目的です。

　うつ病からの回復に伴う困難な問題の1つに，うつ病が快方に向かうにつれて感じる無気力感があります。これについては，おそらく説明が必要でしょう。なぜならそれは，やや直感に反する内容だからです。いままでの研究から，筆者はうつ病エピソードから回復途上にある人の，自助の動機づけがしばしば低下することを知りました。ある意味では，これは理解しやすいことです。うつ病エピソードを経験した人は，何週間あるいは何カ月ものあいだ不機嫌で考えがまとまらず，落胆と無感覚を伴う希望のない状態にあったのです。エネルギー，喜び，集中力，希望などが回復すれば，できるだけ早くうつ病の経験を忘れ去りたいことでしょう。うつ病の経験を思い出すことは，そこから回復した人にとって，もっとも望まないことだと思います。この段階で普通考えることは，「一度の経験すら大変なのに，どうしてその記憶をまた反芻する必要があるのか？」ということかもしれません。この考えは理解できます。しかし，同時にそれは，問題を含んでもいます。ひとたび回復が始まったら，取り戻したエネルギー，希望，そして集中力の一部を，再燃予防にあてなければなりません。その理由は，先ほどあげた，冷酷な再燃確率を示す統計にあります。このメッセージは本書を通して何度も繰り返されます。その理由は，筆者が薦める提案には，注意深い考察，計画，時間，努力が必要だからです。筆者の提案はいつも楽しいものとは限りません。うつ病のない未来を手に入れるためには，ときには困難な作業が必要です。しかし，この作業にかけた僅かな投資は，あなたの人生で大きな配当をもたらしてくれることでしょう。

再燃と関連用語の定義

　再燃という考えの重要性について，大まかな説明は終わりました。ここで話しを少しもとに戻し，用語の正確な定義を考えましょう。一般に再燃とは，あ

る疾患の症状が改善のあと再び現れることをいいます。これは，簡単に聞こえるかも知れませんが，うつ病などの精神疾患における再燃の定義は，実はとても大きな困難を伴う場合があるのです。事実，うつ病における再燃の一貫した定義を研究者が確立したのは，僅かにこの十数年の間のことなのです[61]。それ以前の研究者たちによる再燃の定義は，いまと異なるものでした。臨床の現場では，うつ病症状の再燃・再発を問題視していましたが，研究対象としての正確な定義に一貫性はありませんでした。例えばある研究では，再燃を抑うつ気分の重症度の増加として定義し，他の研究では症状（興味の喪失や睡眠障害など）の数を定義として使っていたのです。この一貫性のなさは，再燃に関する研究結果を議論する際の障害となっていました。ときには，リンゴとオレンジを比較するようなものだったからです[133]。

「再燃」という用語を，有意義かつ有用に使うには，3つの問題を考慮しなければなりません。第1に，改善のあとに再燃するのであれば，症状が再び現われて再燃するまでに，どれほどの改善期間が必要かという問題です。もし気分が完全に良い状態が1〜2日続いたとしたらどうなのか。これは臨床的抑うつ状態ではしばしば起こることです。もし気分良く過ごした2日あとに，症状がまったく元どおりに現れた場合，それを再燃と呼ぶのでしょうか。例えば，仮にある人の症状が長い時間をかけてほどほどに改善したとします。数週間かけてうつ病が50％改善したとすれば，その人は回復したといえるのでしょうか。数週間かけてうつ病が50％改善したあとに，症状が元のように戻ってきたとしたら，それは再燃でしょうか。

こうしたことを含む技術的な問題（症状をどのように定義し容態をどのように評価するかなど）の多くは，臨床現場を長い間悩まし続けてきました。そして，研究者と臨床医との間では，こうした問題についての議論が行われてきました。しかし最近では，再燃の定義に関するガイドラインが広く受け入れられ，文献の中ではより一貫性をもって使われ始めています。実際に専門家の間では，再燃，再発，回復，そして寛解などの用語の定義についてかなり明快なコンセンサスが得られています[61]。問題は，再燃と再発という用語が，回復と寛解同

様，まぎらわしいことです。しかしうつ病を研究する場合には，これらの用語はそれぞれ厳密で技術的な意味をもちます。

　現在これらの用語は，患者が経験する症状に基づき定義されています。うつ病の究極的な原因は，風邪とウィルスとの因果関係のようにはまだ解明されていません。そのため症状を注意深く観察し，その有無や変化によって疾患の状況を定義することが最善と筆者は考えています。もちろん症状はうつ病の原因ではなく，うつ病は症状だけがすべてではありません。事実，症状が完全に消退しても，うつ病はその人の生活機能，対人関係，生活の質などに影響を与えます。しかし，症状は，観察可能で信頼性のもっとも高いうつ病の徴候なのです。ですから病状を観察するためには，抑うつ気分，集中力低下，無価値感などに今のところ頼らざるを得ません。

　再燃，再発，回復，寛解の4つの用語を定義する前に，症状の段階について説明する必要があるでしょう。これは「非常に重篤」から「なし」までの範囲があります。しかし便宜上，ここでは3つの範囲を採用します。完全症候性という用語は，DSM-IV[3]によるうつ病の診断基準に合致するすべての症状を呈している場合を指します。無症候性という用語は，うつ病の症状をなんら呈さず，基本的に健常な場合を指します。そして部分症候性とは，完全症候性ほどに症状を呈していないものの，問題となる症状がいくらかはある，中間の例を指します。本書では，これら3つの用語を，症状の重症度の範囲を表す定義に使います。

　また，3つの範囲のいずれかにとどまる期間を示す変数（例えば無症候性のまま1週間，あるいは完全症候性の1カ月など）があります。残念ながら前述の用語は，現時点で期間との明確な関連性が得られていません。うつ病の経過予測において，2週間の無症候性が，3週間または4週間の無症候性と大きく異なるのかどうか，まだわかっていないのです。DSM-IVでは，2カ月（8週間）をうつ病が克服されたか否かの決定基準としていますが，この期間を2週間と主張する研究者もあります[61]。

寛解の定義

　寛解には，完全寛解と部分寛解の2種類があります。完全寛解はうつ病と診断された例が改善し，無症候性のまま一定の期間を経過した場合を指します。完全寛解では，連続した2週間または14日を筆者は推奨しています。完全症候性から部分症候性へと変化する部分寛解も，2週間を必要な期間として推奨します。つまり，うつ病が部分寛解にある人とは，かなり良くなったとは感じるものの，完全にもとの元気な状態に戻っていないと感じている人を指します。

回復の定義

　回復とは，寛解の期間が長く持続する状態をいいます。筆者は，6カ月の経過を回復の定義に用いることを推奨しています。抑うつ状態にあった人が完全に改善し，もとの元気な自分にもどったと感じる場合は，これを完全寛解とみなします。そして，寛解が最低6カ月継続する場合，この人はうつ病から回復したものとみなされます。ですから，筆者が用いる意味での回復と寛解の違いは，気分のよい状態が継続する期間によって区別されます。この回復と寛解を区別する根本的理由は，ある人が6カ月無症候性にとどまっていれば，うつ病エピソードが終わった可能性は非常に高いからです（ほとんどのうつ病エピソードの持続期間は2,3週間から2,3カ月ということを思い出してください）。一方，寛解が3週間続いたあとに症状が突然戻ってきたとしたら，もとのうつ病エピソードが再び現われたと解釈します。

再燃の定義

　再燃とは，うつ病から寛解した人に，すべての抑うつ症状が戻ってきた場合をいいます。つまり，うつ病の診断に必要な症状をすべて呈していた人が，少なくとも2週間大きく改善した後，またもとの抑うつ症状のすべてを発症するような例を指します。再燃とは，基本的にもとのうつ病エピソードが再び現れるものと考えられています。

再発の定義

うつ病の再発とは，前回のうつ病エピソードから回復して久しい人に，新たなうつ病エピソードが現れることをいいます。つまり，うつ病が再び現れる前には，その人は寛解状態に達していたのみならず，以前のうつ病からも回復していたのです。例えば症状が完全に消退して5〜6年たった人が，再び抑うつ気分を感じるような例を，うつ病が再発したといいます。主な違いが，新たなうつ病エピソードとそれ以前のエピソードとの間隔という点で，再発の概念は再燃と関連しています。

注意深い読者でさえ，この時点で混乱を感じるかもしれません。でもそれで良いのです。筆者の経験に照らしても，精神医学の専門家ですら，これら専門用語を混同しがちで，常に定義を確認する必要があるほどなのです。その上，ある専門家は再発や再燃までの時間をDSM-IVの定義に従い，別の専門家はDr. Frankらが1991年に提唱した基準に従うなどの違いもあります（本書ではDr. Frankの基準を用いています）。こうした定義の多様さに，自分の症状はどの程度なのか，自分のうつ病は完全寛解なのか，または部分寛解なのかと迷う人が多いと思います。次章は，あなたのうつ病が現在どの状態にあるのか，その説明と理解を主な目的としています。

こうした定義をここで説明する理由は，うつ病の専門家らが用いる専門用語の理解を深めることにあります。多くの場合，症状の再来が再燃であれ再発であれ，その差が実際に問題となることはないでしょう。読者の状態が寛解であっても回復であっても，本書に記述する対処法の意図するところは，うつ病の再燃・再発予防にあります。

再燃について従来からある考え

前項の内容を十分に理解した読者にとっては，新たな用語と多くの情報が，味方につきました。すでに述べたように，これらの用語や考え方は，従来から

の一般通念とは異なる場合があるため，うつ病の世界を航海する読者はとまどい感じることがあるかもしれません。筆者の経験では，再燃が高率で起こることのデータは，まだ広く知られてはいませんし，予防に関する情報も十分ではありません。そのため，正確な情報の欠如と誤った情報の氾濫が，最善を考えた助言を受けいれ難くすることがしばしばあります。次項では，筆者が得ている正確な情報と，いまだに世間に流布する情報との間の矛盾点について説明します。

うつ病と再燃に関する誤った考え

誤った考え：部分的回復でも十分だ

私たちがしばしば耳にする通念で問題となるのは，うつ病の治療，とくに治療の最終目標についての考えです。これは，治療を受ける上でもっとも重要なことは十分な改善を感じとることであり，改善が十分なものである限り治療はうまくいっている，という考えです。睡眠や食欲が改善されれば，他の問題となる症状がまだ残っていても満足すべきだといわれた患者を，筆者は実際に知っています。このような例では，患者自身がまだどの程度の改善を感じているかに迷い，確証がない場合も，医師やカウンセラーなどの専門家は，治療が成功したもの考えがちです。なかには，患者からの感謝や評価が不十分と考えて，治療の進展を実際以上に大きく見せようとする治療者もいるかもしれません。こうなると，改善が十分であっても，問題となる症状が残ったまま放置される可能性があります。現在では，うつ病症状がたとえわずかでも残っていると，数多くの障害をひき起こすことがわかっています。まして部分症候性の人は，うつ病の完全再発に対するリスクがはるかに高くなることはいうまでもありません[33]。さらに，わずかな症状であっても，それは対人的機能や職業的機能，そして全般的な健康にかなりの障害をもたらします[33,156]。治療は完全な回復を目指して行われるべきであり，残遺症状はまったくないか，最低限にとどめなければなりません。そのためには，より長い期間の精神療法や，より積極的な薬物療法による管理を必要とします。いずれにせよ，十分な治療を確実に

施すこと，そして症状のほとんどすべてが消退するまで辛抱強く治療を継続することが大切です。

とはいえ，日常生活には多少の陰性感情が伴うものであって，治療によって誰もが完全無欠な生活を手に入れることなどできないことも事実です。これは例えば，対人関係での対立あるいは職場でのプレッシャーなどのストレスがかかった場合，とくに顕著となります。ある程度の動揺は普通なことであり，おそらくまったく健常なのです。悲しんだり動揺したりすることは，取り組む必要のある人生の問題を特定する助けとなります。誰もがときには苦悩します。次に続く各章では，普通の陰性感情と再燃のシグナルとなる抑うつ気分との違いについて説明します。

誤った考え：気分がよくなったらすぐに治療は中止すべき

これも治療の終了時期に関して，従来からある知識の1つです。気分がよくなればすぐに服薬を止めてしまったり，気分が平常に戻れば精神療法を受けなくなったりするのは，よくあることです。筆者は精神療法を終生続けたほうが良いとか，一度抑うつ状態になったら一生薬をのみ続けなければならないといっているのではありません。しかし治療が成功した後の再燃に関するデータが物語るように，現在のうつ病エピソードから回復したといって，その後に現れるエピソードから逃れられるものではありません。事実，抑うつ症状の改善を超えて治療を続けることが，うつ病の再燃・再発を予防すると考えられています。治療や服薬の中止にどのような決定を下そうとも，それは患者と治療者との合議で決めるべき，というのが筆者の提案です。そしてまた，再燃の予防対策を立てること，あるいは治療者と間で再燃の予防を視野に入れた治療計画を相談することなどに，時期が早すぎることは決してありません。再燃予防計画を固めておくことは，健康維持の重要性を強調し，通常の気分が戻ってきたときに，新たな治療目標としてそれを受けいれやすくする利点があります。予防計画があれば，治療終了後の病状の悪化に対しても対応が容易となります。例えば，病状の悪化に際して精神療法における「補強セッション」などが実施

可能となるでしょう。ここでも，動機づけが決定的に重要となります。すべてがうまくいっているときには，再燃予防計画を守ることが面倒に思われるかもしれません。しかし再燃予防計画の実行は，明らかにその努力に見合った成果をもたらしてくれます。

　誤った考え：うつ病の再燃・再発を防ぐ方法は1つしかない
　この本の目的の一部は，健康を維持するための，たった1つの「魔法の方法」を探すという一般的通念とも関連します。例えば，健康を維持する秘訣は，以下のいずれかにあります，などという言説をよく耳にします。運動する，食事制限を守る，抗うつ薬を少量服む，改宗する，そして場合によっては恋人をみつける，などです。しかし当然筆者は，予防というものを多角的な視点からとらえ，健康を維持するためにはたった1つの方法にこだわらず，可能と思われるあらゆる方法を試すことを薦めます。実際に，ほとんどの人にとって健康を維持するために必要なのは，以前には思いもつかなかったかもしれない複数の要素の組み合わせにあると筆者は考えています。ですから再燃予防計画を立てるにあたっては広い視野に立ち，柔軟な思考をもって臨んでください。同時に，もっとも優先するのは，再燃リスクの低減と症状再発の研究から実証された方法です。多くの健康関連分野でみられるように，営利目的で治療法や予防法を売り込む不届き者は，どこにでもいます。そうした人々に対しては，資格や証明の提示を求め十分にそれを確かめてください。彼らの考え方が，どのような情報に基づくのかを知ることです。その考えを裏づける研究結果はあるのか，そしておそらくもっとも重要なことは，「治療効果」があまりにも素晴らしすぎないか，という点の確認です。それがあまりに素晴らしいものであれば，おそらく本物ではないでしょう。他の商品やサービスと同様に，納得ゆくまで質問し，最大限の用心と注意を払うことが大切です。

　誤った考え：うつ病などは治療する必要のない小さな問題だ
　これも社会に広く流布し，頻繁にメディアや大衆文化，その他の情報源を通

して耳にする誤った一般通念の1つです。この考えは今までに説明した他の一般通念よりも複雑で，おそらくより危険なものでしょう。その理由は，これが精神疾患につきまとうスティグマの原因となって人々を治療から遠ざけてしまうからです。筆者はこの誤った考えを「プロザック文化」の神話と呼びます。この考えの根拠となっているのは，西欧社会が幸福の追求にとりつかれていて，精神保健医療は，誰もがもつ悲しさを取り除きたい渇望に対する反応にすぎないという思考です。筆者は，時間をもてあます人々が幸せを求めて治療を受けにくるという趣旨の記事を執筆中のジャーナリストらから，今までに少なくとも6回の取材申し入れを受けています。彼らが書く記事の根底にあるのは，人生は素敵な友人たちと理想的恋愛，素晴らしい仕事とひっこんだお腹があたりまえの完璧なものであるべきとする宣伝広告，テレビ，映画などに，人々が過度の影響を受けているという仮定です。人生が完全ではない（これは避けがたい事実です）と考える人々が，期待を現実に合わせるかわりに，逃避して「薬漬け」になったり，精神療法の愛好者になると彼らは主張するのです。この考えを正しいとする人々は，かつて（例えば「古き良き時代」）は生活がずっと簡素で，人々は多くを望まず手に入るもので満足していたとも主張します。

　この考えは，うつ病に苦しむ人を一度でも治療した医師にとっては馬鹿げた考えと映ります。その理由は，そもそも本当にうつ病で悩む人たちは，単に人生に満足していないとか，それが完璧ではないと感じているのではありません。彼らは自分を惨めに思い，うまく活動することができず，人生を終わりにしたいと望んでいるかもしれない人々です。そして，「古き良き時代」には人生が今よりも単純であったかもしれませんが，その時代には，精神疾患は軽視されるか，弱さのあらわれ，罪，性格の欠陥などとみなされていたのです。最後に，これがおそらくもっとも重要かもしれませんが，臨床的抑うつ状態にある人々の多くが，診断されず治療も受けていないことを筆者は知っているからです。

　筆者は，プロザック文化の神話が人々を治療から遠ざける原因を作っていると考えています。実際に，抑うつ状態にある人々は頻繁に自分を疑うため，自分のかかえる問題が取るに足らないものだとの意見に左右されやすい人々です。

その上に，この神話が，自分自身の治療努力や専門治療を継続することで得られる健康から，彼らを妨げている可能性すらあるのです。健康を保つことは，取るに足らない小さな仕事ではありません。とても大切なことなのです。

こうした誤った一般通念をここに述べた目的は，うつ病がいかに危険性の大きいものであるか，その再燃予防がいかに大切かを強調するためです。再燃予防の知識が十分でない精神保健の専門家もいるため，うつ病に悩む人にとって自分が望む情報を入手するには，積極的に主張しなければならない場合もあるでしょう。以上に述べた一般通念に負けないでください。そして，総合的な健康計画を確実に立案し，実行してください。

まとめ

この章では，うつ病，とくに再燃の問題の理解について，歴史的な背景も含め説明してきました。そしてうつ病の概念が時代とともにいかに変化してきたか，さらに精神医学界全体が，反復性でありエピソード性の疾患であるうつ病の問題といかに取り組んできたかを説明しました。寛解，回復，再燃そして再発など，関連用語の詳細な定義についても述べました。うつ病に悩む人の多くは，数週間から数カ月持続するエピソードを経験するものの，最終的には正しい診断と治療によってそれを終わらせることが可能なことも，読者には理解できたと思います。しかしうつ病から完全に回復できたとしても，うつ病が再び戻ってくる可能性は残ります。そしてうつ病エピソードを経験する回数が多いほど，より治療が難しくなることも学びました。それゆえに治療の目標は，うつ病の再燃・再発予防を可能とすることにあります。次章以降は，まさにこの問題を集中的に扱います。

そしてこの章ではまた，うつ病患者，精神保健専門家，そして社会全般がもつうつ病と再燃予防についての誤った一般通念や考え方を述べました。こうした誤った考えの存在は，ある意味では驚くことではありません。ある疾患とそ

の治療に関する研究における新たな発見が，学術文献の発表から臨床現場まで広まるには，長い年月がかかります。毎日医療に従事する治療関係者にとって，その分野の最新情報をすべて熟知しておくことはできません。そのためには臨床医療をやめ，その時間を毎日読書に充当しなければならないからです。筆者が読者に望むのは，再燃についてできるだけ多くの情報を得て，自分自身の治療について先を見越した早めのスタートを切ってもらうことです。それが確実になれば，読者はここで学んだ知識を治療者と分かち合うことができるでしょう。本書を読み進むにつれ，うつ病の再燃・再発から自分自身を防ぐ計画を，読者が立案できるよう筆者は望んでいます。

第3章

過去に学び，未来の選択肢を考える

　ここまでに，うつ病の再燃やその性質について多くのことを学びました。本章では疾患そのものの理解に注意を向けてみましょう。すでに述べたように，本書はうつ病から回復しつつあり，再燃や再発の予防に興味ある読者を対象に書かれています。そのため，読者のうつ病が，今どのような状態にあるのかを知ることが大切です。もちろん読者に自己診断を薦めているのではありません。診察は，医師あるいは心理士（どちらも公式に精神疾患の診断を行うことができる）に求めるのが最善です。筆者がこの章で意図するのは，読者のおかれている現状をよりよく理解してもらうこと，そして最善の選択が行えるよう，充分な情報を提供することにあります。

　まずここで，臨床的うつ病の診断基準をおさらいしておきます。DSM-IV によるとそれは以下のとおりです。

- 2週間以上持続する悲しみあるいは抑うつ気分，

または

- 2週間以上持続するほとんどすべての活動における興味と喜びの喪失

以上に加えて同じ2週のあいだに以下のいずれか4項目以上が該当する。

- 食欲あるいは体重の変化（増加あるいは減少）
- 睡眠の変化（不眠または過眠）
- 焦燥（例えばそわそわする）を感じたり，あるいはいつもより動きが緩

慢となる
- 疲労
- 無価値感または過剰な罪責感
- 集中力や決断力が減退する
- 死そして自殺を考える

以上は精神保健の専門家が，診断する際に用いる基準です。これに加えて第2章でも述べたように，現在あなたが経験している症状の実際のレベル，つまり強度または重症度を知ることが大切です。これは，公式のうつ病診断基準に症状が合致するか否かと同程度に重要なことです。

以下に掲げた自己評価表は，現在あなたがどのように感じているかを把握するためのものです。ここには，うつ病のさまざまな症状が項目別に記載され，その下に症状の度合いを評価する尺度があります。評価を行うに当たって，自分が過去1週間でどのように感じたか，もっとも当てはまると思う番号に丸をつけてください。10項目すべての評価が終わったら評価点数を合計します。この非公式な調査の評価得点には，0〜40点の幅があります。

〈自己評価表〉

過去1週間のすべての日を対象に，以下の各項でもっとも当てはまる番号に○をつけてください。

1. 悲しいと思う

0	1	2	3	4
全然ない	少し／まれにある	適度に／ちょくちょくある	とても／ひんぱんにある	ひどく／いつもある

2. いつもなら興味をもつ対象への興味が感じられない

0	1	2	3	4
全然ない	少し／まれにある	適度に／ちょくちょくある	とても／ひんぱんにある	ひどく／いつもある

3. 食欲に変化があり，いつもより食べたいと思う／思わない。または体重が変わった

0	1	2	3	4
全然ない	少し／まれにある	適度に／ちょくちょくある	とても／ひんぱんにある	ひどく／いつもある

4. 睡眠に変化があり，いつもより睡眠時間が長くなった／短くなった

0	1	2	3	4
全然ない	少し／まれにある	適度に／ちょくちょくある	とても／ひんぱんにある	ひどく／いつもある

5. いつもより焦燥感がある，またはいつもより動き方や話し方がずっと遅くなった

0	1	2	3	4
全然ない	少し／まれにある	適度に／ちょくちょくある	とても／ひんぱんにある	ひどく／いつもある

6. いつもより倦怠，または，疲労を感じる

0	1	2	3	4
全然ない	少し／まれにある	適度に／ちょくちょくある	とても／ひんぱんにある	ひどく／いつもある

7. 自分は価値のない人間だと思う。または過去にしたことあるいはしなかったことにいつもより罪の意識を感じる

0	1	2	3	4
全然ない	少し／まれにある	適度に／ちょくちょくある	とても／ひんぱんにある	ひどく／いつもある

8. いつもよりものごとに集中するのが難しいと感じる。または，小さな判断も迷ってしまって決められない

0	1	2	3	4
全然ない	少し／まれにある	適度に／ちょくちょくある	とても／ひんぱんにある	ひどく／いつもある

9. 死そのもの，または，死ぬことをよく考える

0	1	2	3	4
全然ない	少し／まれにある	適度に／ちょくちょくある	とても／ひんぱんにある	ひどく／いつもある

10. いつもより性に興味がなくなった

0	1	2	3	4
全然ない	少し／まれにある	適度に／ちょくちょくある	とても／ひんぱんにある	ひどく／いつもある

評価点の意味

　この評価尺度は臨床的うつ病の診断に用いるものではありません。そして，何点以上が確実にうつ病，といった閾値もありません。むしろこの尺度は，ある任意の1週間における抑うつの重症度の幅を，可能性として示すものです。この尺度を用いて任意の期間（例えば1カ月）の抑うつ重症度を評価することもできます。覚えておいてほしいのは，「臨床的」抑うつとは，症状が少なくとも2週間持続するということです。この自己評価尺度を用いて，一定期間の症状の傾向を観察することにより，自分自身のおかれている状況に対する理解が深まるはずです。得点が意味する範囲の1例は以下のとおりです。

〈21点から40点—**完全症候性**〉

　得点が20点を超える場合（過去1週間における症状の評価が平均して中等度以上の重症度）は，おそらくかなりの抑うつ症状を経験していて，現在うつ病

エピソードのさなかにあると考えられます。第2章で定義した専門用語を用いれば，20点以上の得点は完全症候性に当たります。もしあなたの得点がこの範囲内にあれば，現在悲しみあるいは無関心またはその両方を感じていて，うつ病のさまざまな身体的そして感情的徴候を呈していることが考えられます。気分障害によって，日常的活動の多くは干渉されがちとなります。結果として，自分がおかれた立場（例えば親，友人，配偶者）での，通常の仕事や機能が果たせなくなる可能性があります。この状態にあると，ほとんどの場合医師の診療が必要となります。すでに治療中でこの得点範囲内にある場合は，治療の積極的な継続が必要でしょう。評価得点が時間とともに減少しない場合，治療薬の種類または用量を変えるか，精神療法のレベルを上げる必要があるかもしれません。

〈6点から20点―部分症候性〉

得点が6点から20点以内の場合，抑うつ症状のいくつかを発症している可能性があります。最悪の状態ではないにせよ症状は存在するため，わずらわしさを感じることでしょう。この範囲に得点がある場合，つまり部分症候性の人は，よりひどい状態を以前に経験したかもしれません。しかし，今もふだんの自分とは違うと感じているはずです。そして，有効な治療を受けて症状が改善し，職場復帰あるいは家族，友人，趣味など，自分が大切にしている人々との関係や活動の場を取り戻した経験が，過去にあるかもしれません。部分症候性の人にとっては，毎日が順調とは限りません。この状態では，症状が日常のさまざまな活動機能を妨げる可能性があります。例えば，朝の起床がとてもつらくなって遅刻することが時どきあったり，からだがだるく，定期的に行う運動を休んでしまったりします。あるいは，悲しい気分の日やすべてに興味がもてない日などは，食べすぎたり，いつもより仕事が難しく生産性が落ちているのをはっきりと自覚したりします。部分症候性の人にとっては，こうした困難を減らし，症状を最小に抑える努力を継続することが重要です。

〈0点から5点―無症候性〉

　得点が5点以下の場合は，症状が軽度または症状が発現しない無症候性かもしれません。この範囲の人は必ずしもいつも幸福とは限りません。むしろ抑うつ症状が現われていないだけです。一定の期間―長いときには数日―悲しさを感じたり，他の抑うつ症状を呈することがあることを憶えておいてください。その他にも，うつ病に似た症状を短期的にひき起こす日常的なできごとがあります。例えば前の週に風邪をひいていたとすれば，寝つけない日もあったでしょうし，疲れや集中力のなさを感じたことでしょう。そうなると自己評価の項目によっては「2」を選んだかもしれません。しかしこうした経験は，全般において通常の範囲内に収まるものであって，重篤な疾患の徴候ではありません。自分がもとに戻ったと感じ，医師にそう報告することで治療が成功したとみなされて終了する例のほとんどは，この無症候性の範囲にある人たちです。この範囲にあれば生産的に仕事と向き合い，家族や友人との強い絆を「再発見」することもあります。ひどい抑うつ状態を経験した人は，わずか数週間前のことであっても，それが遠くかすんだ過去の記憶と考える場合があります。そして抑うつ状態にあった自分を，まったく意気消沈しきって希望のない，機能しない人間だったと表現することがあります。

現在のあなたの状況とその対処

　現在の得点を計算し，上記3つの重症度範囲（完全症候性，部分症候性，無症候性）の説明を読むことで，現在の症状があてはまる範囲についてかなり理解が進んだと思います。自己評価表を長い期間（例えば1カ月）にわたり定期的に行なうことにより，自分の抑うつ症状の変化について，かなりの知識が得られると思います。例えば最初の2週間は部分症候性，その次の週には評価得点が減り無症候性範囲に改善したとします。このことは，あなたの抑うつ期間が終わりつつあり，寛解に向かう可能性を意味するかもしれません。その反対に最初の1週間が部分症候性で，次の2週間が完全症候性という結果がでるかもしれません。その場合は最初の週に若干の改善が示されたとしても，全体か

らみるとあなたは依然としてうつ病の完全エピソード期にある可能性があります。自分の症状がどの範囲にあるかはっきりしない場合には，自己評価を継続し，説明を繰り返し読むことを薦めます。現在おかれている状況を少しでも理解することは，非常に重要なことなのです。なぜなら，本書を読むことを含め，あなたが取る行動は，完全症候性，部分症候性，無症候性のいずれにあるかによって影響されるからです。次項ではうつ病のさまざまな段階と，それにいかに対処するかを説明します。

〈あなたが症候性の場合〉

　上記の自己評価表で得点が20点を超え，該当する症候性の説明とあなたの症状とが一致するのであれば，まずとるべき行動は診療を受けることです。もしすでに適切な治療を受けているのであれば，現時点での最善策は，治療の継続です。もし治療を受けていないのであれば，あなたにとって最適な相談相手は一般医です。一般医が，心理士または精神科医などの，うつ病の専門医を紹介してくれます。望ましいのは，この専門医があなたの信頼できる相談相手として，有効な治療や助言を提供してくれることです。しかし同時に，消費者として十分な知識をもつことに損はありません。第1章を読み返し，慎重な研究によって有効性が示された治療法に再び注目してください。専門医には，あなたの治療法や治療薬が，うつ病研究において有効性が実証されたものかどうか，ためらわずに質問することが大切です。すでにほとんどの臨床医は，「科学的根拠（エビデンス）に基づく医療」と一般に呼ばれている手法を取り入れています。そして，もっとも有効かつ副作用や合併症をともなわないことが実証されたエビデンスを最大限に活かし，治療上の意志決定を行っています。あなたの専門医が，自らの治療方針が基づくエビデンスに関する質問に答えられないときは，その専門医による診察を続けるべきか，再考する良い機会かもしれません。エビデンスに基いた治療を行っているか否かは，精神科医療のみならず医療全般においてもとても重要なことです。医療の専門家が，治療における意思決定の指針となる適切な統制試験に信頼をおかず，あるいは積極的でないの

であれば，それは実証されていない手法を用いて，結果的にあなたを実験台にしていることに他なりません。こういう治療関係を誰も望まないでしょうし，あってはならないことです。

あなたが現在治療中であっても，第1章に挙げたうつ病にもっとも効果的な治療法を再吟味することを薦めます。その中にあなたが役立つと考えるものがあり，それが現在の治療に欠けているのであれば，治療に加えてもらうよう遠慮なく希望しましょう。例えばあなたが対人関係療法を受けていて，抗うつ薬治療との組み合わせも有効かもしれないと考えるのであれば，セラピストにその旨を伝えてください。ほとんどの開業医は併用療法にとても開放的な考えをもち，むしろ即座に併用療法を進めるかもしれません。あなたは自分自身の弁護士であることを忘れないでください。そのためには，十分な情報や知識をもとに，希望する治療を求めることが大切なのです。

急性期の抑うつ状態にあっては，他の情報が役立つことがあるかもしれません。巻末に参考資料として，有用と考えられる情報の一覧表を記載しました。記載した図書の多くは，現在うつ病に悩み，そこから脱出しようと試みている人々向けに書かれたものです。そして手引書の多くが，有用な戦略をワークシート付きで解説しています。これらのワークシートは，感情，思考，行動面などの変化を容易にさせる方法で読者を問題解決に導くことを目的に作成されています。図書によっては，問題解決の戦略に的を絞って書かれ，対処法を提案しているものもあります。

本書に関する限り，現在あなたが重症の抑うつ状態にあるのなら，気分がよくなるまで，ここから先へ読み進むのは中止することを薦めます。これにはいくつか理由があります。第1に，本書の目的は身体と精神の健全性（ウェルネス）を維持する計画を作ることにあります。この計画つまりウェルネス・プランは，急性期うつ病の症状を減少し，抑制することには役立ちません。第2に，急性期うつ病にあっては，症状の改善がまず重要です。ウェルネスを保つことは，改善が得られた後に検討する，次の段階となります。第3に，本書に書かれたウェルネスを保つための記述を読むことが，現在抑うつ状態にある読者に

とって大きな精神的影響を及ぼす可能性があるからです。例えば，気分が落ち込んでいるときに，ライフスタイルの一部を変える方法について考えることは容易ではないでしょう。あなたにエネルギーが戻ってきて将来に希望がもてるようになったときに，こうした変化の実現性は増すものと考えられます。

〈あなたが部分症候性の場合〉

　自己評価の得点が6から20点の間にあり，部分症候性の記述があなたの抑うつレベルに当てはまる場合は，いろいろな選択肢があります。まず良い知らせとしては，あなたが今までに比較してより良い状態にあることです。前に述べたように，部分症候性に該当することは，かなりの改善がすでに達成されたことを意味します。同時にそれは，まだ元の状態には戻っていない可能性も意味します。症状がしばしば抑制困難な状態にあるため，重症度が進行しないよう抑うつ症状の抑制が必要となる場合もあります。あるいは抑うつエピソードが終わりに近づいていて，症状が変化しつつあるかもしれません。また，現在自分に合った治療法を受けているかもしれません。いずれにしても，後述する治療戦略を検討し，過去どのような治療が奏効したか，将来どのような治療が有効と考えられるかを把握してください。症状を最小限度にまで抑制するために，治療のステップアップ（例えば治療薬の増量または精神療法の段階を上げたり頻度を増やす）を考慮する必要もあるかもしれません。しかしウェルネスを保ち，再燃予防を計画するのに早すぎることはありません。本書を読むことで，重要かつ実行可能な考えを発見し，それによって脆弱さを感じることが減り，健康を取り戻したと感じるまでになるかもしれません。また本書に記載された戦略は，ウェルネスの維持にも役立つことでしょう。

〈あなたが無症候性の場合〉

　自己評価の得点が0から5点の間であれば，あなたはおそらく本書がもっとも役立つ状況にあります。抑うつ状態を脱したあなたは，再びうつ病に悩まされることを避けたいと考えているでしょう。後述の各章には，ウェルネスを保

ち，再燃や再発を予防するための提案が数多く記載されています。その中には，ライフスタイルを変える方法など自分でできるものと，再燃予防の治療薬投与など専門医の補助が必要なものとがあります。本書の提案すべてが，あなたにとって必要なもの，あるいは実行してみようと思わせるものではないでしょう。むしろ，あなたと関係のあるなしは，各章ごとに異なると思います。しかし，それはきわめて当然なことなのです。再燃は多角的な問題であり，抑うつに脆弱な人すべてが同じではないからです。本書を読み進むにあたっては視野を広くもち，自分自身の計画を作成する上で，筆者が提案する戦略を積極的に試すことを薦めます。

　あなたが無症候性の場合，本書を活用するときの大きな障害は，動機づけの欠如かもしれません。この問題は第2章で取り上げましたが，自己評価を終了した今もう一度喚起しておきます。うつ病はあなたにとって悲惨な経験だったかもしれませんが，今はぼんやりとした記憶の中にあって，やがて忘れ去られることでしょう。日夜「疾患」や「抑うつ」について考えることなく，前向きに生活する必要性と将来への希望を筆者は理解できます。それは良いことです。そして，あなたが過去の経験に思いを巡らすことなく生活に再び没頭できるよう筆者は心から希望します。しかし同時に，ウェルネスを保つための積極的対策を講じることは，重要であり理にかなったことでもあります。そしてそれは，自分のうつ病について考え，それを理解することにつながります。うつ病は，十分な理解をもとにステップ・バイ・ステップに細分化した対策を立てる必要のある問題，と考えることは有益です。理性的かつ科学的態度で問題に取り組むほど，解決は容易になるでしょう。問題について学ぶことは大切ですが，問題を人生の一部とすることは薦められません。

　もう1つ重要なことがあります。過去のうつ病経験について考えることは，恐ろしいことかもしれません。そして恐怖は回避へとつながります。回避には，短期的に恐怖を低減する効果はありますが，長期的な効果は望めません。実際には，長期的にみると，回避は恐怖を悪化させる可能性があるのです。では，恐怖に有効な治療はあるのでしょうか。恐怖と回避を低減させるもっとも強力

な方法は，恐怖の対象となる事柄や状況への段階的な直面化です[5]。幸いなことにあなたが本書を読んでいるという事実は，動機づけの優れた証拠です。本書に記された考えや提案を実行に移すことは，うつ病の再燃や再発を予防する，長期的に有効な対策となるでしょう。

悲しい気分と再燃を区別する

　再燃を予防する戦略を検討する前に，もう1つ考えなければならない重要な問題があります。通常予期される気分の変化です。誰もが人生において，感情面で悲しい時期を経験します。この悲しい時期は，ストレス，風邪や流感など身体的疾患の罹患，疲労，特定の栄養素不足，葛藤，失望，あるいは悲しい映画や読書などによって誘発されます。うつ病の経験者そして現在抑うつ状態にある人は，人生に決して失望したくない，悲しみから隔絶されていたいという願望傾向があります。また人によっては，悲しい気分を抑うつ経験の再来ととらえがちで，悲しみに恐怖を感じる人もいます。抑うつ状態にあると，他の人々は悲しいと感じることなど絶対にないと確信したり，前向きな態度を常に維持することこそ理想的な状態と考えたりする人すらいます。しかし，このような状態は，誰にとっても現実的ではありません。陰性感情は人生の一部なのです。より重要な疑問は，さまざまな感情が私たちにどのような作用を及ぼすのか，そしてなぜ私たちは感情というものを持つのか，にあります。

　この疑問に対するもっとも一般的な解答は，動機づけです。感情とは，第1章で述べたように，私たちがより効率的に機能するための強力な動機づけ要因と考えられるのです。実際に，すべての感情は，ある機能をもつと定義されます。例えば恐怖の感情は，脅威や危険から私たちを保護するために生じると考えられています。恐怖は警告システムとして機能し，危険な状況から逃避する準備を促したり，あるいは脅威への対抗準備を促します。動物や自然環境の脅威と日常的に直面していたと思われる，先史時代における人間の祖先は，この種の警告システムから大きな恩恵を受け，恐怖を感じる能力なしには生存が不

可能であったと考えられています。同じように，前向きな陽性感情は人間の生存や生殖に役立つ増強効果として生じたと思われます。例えば，食事やセックスという生存に不可欠な機能に対して，一般に私たちは肯定的な感情をもっています。

　陽性感情が生存に果たしてきた機能を理解すること，そして恐怖などの特定の陰性感情が生存にいかに有用であったかを理解することは，困難ではないでしょう。しかし，恐怖以外の陰性感情と生存との関係は，それほど明瞭ではありません。1つの仮説は，陰性感情状態が解決を必要とする問題への注意を喚起するというものです。例えば，親密な関係に発生する嫉妬は，相手への投資を保護する目的で存在すると考えられます。同様に，悲しみには，最適な状態に身を置くために，解決しなければならない問題を抽出する役割があるとされます。もう1つの陰性感情である孤独感あるいは孤立感は，1人でいることが危険で問題が多いことを示唆し，他者との親交を求める動機をもたらすと考えられます。先史時代には仲間や集団に属することが生存に不可欠であったため，今も孤独感は私たちにとってある種の警告の意味があると人類学者や進化心理学者は考えています。

　手短にいえば，陰性感情は問題解決の動機づけに役立ち，問題含みの領域を指摘するために存在すると考えられます。これによって陰性感情が今より楽しくなるものではありませんが，それが無益ではないこと，悲しいことや不愉快な気分を避けるべきではないことが示唆されています。通常の悲しみと，うつ病再来の最初の徴候とを区別するには，多くの重要な要素を自分に問いかける必要があります。まず，「どのできごとやどのような要素がこの気分の原因となっているのか，私は理解できているだろうか？」と質問してください。もし何が原因で不愉快な気分が引き起こされたかが特定できない場合は，それができごとに由来しているのではなく，うつ病の徴候かもしれません。同じように，陰性感情の原因が特定できた場合，「他の人ならば同じ状況でどのように反応するだろうか？」と自分に質問してください。ほとんどの人が，今のあなたと同じように感じるでしょうか。同じように感じるのであれば，あなたの気分は

―良い表現が見つからないのですが―普通に不愉快な気分といえます。次に，これはさらに重要な点ですが，悲しい気分がどれくらい長く続くかを把握してください。例えばあなたが求職活動をしていて，それがうまくいかない状況を想像してみます。自分には十分な資格や力量があり，仕事に就く意欲は高いにもかかわらずうまくいかない。誰もがこんな状況には悲しくなり，泣きたくなるでしょう。どれほど自分が不愉快か，誰かに聞いてもらいたい気持ちになるかもしれません。重要なことは，数日経てば悲しい気分が低減するか，という点です。例えば原因となるできごとから4日経っても，4日前と同じようにあなたは頭の中でそのできごとを考えていますか？　もし数日経ってもその感情が当日と同じに生々しく，常にそのできごとについて考え，失敗した求職活動とは無関係な生活の領域まで不愉快に感じるようであれば，それは再燃の徴候かもしれません。

　もし悲しい気分が普通ではないと判断したら，下記のウェルネス・プランを作成し実行してください。自己評価を完全に行い，他に症状がみられないかをチェックすることも大切です。ウェルネス・プランを慎重に検討し，今のあなたに役立つと考えられる戦略を組み入れた計画を立案して実行に移します。

包括的ウェルネス・プランの作成

　以下に続く章ではうつ病の再来防止を目的とする具体的戦略について学びます。これらの戦略は，この章で立案するウェルネス・プランの重要な構成要素です。本書を最後まで読了して，初めて包括的ウェルネス・プランを作成することができますが，この章は，プラン作成過程の第一歩を踏み出す良い機会なのです。この段階における基本的考えは，前の2章での発見を再検討し，これらの発見を念頭において読み進んで行くことにあります。さしあたって，以下の予備的ウェルネス・プラン・ワークシートのA，B，C，D各項を完成させます。あなたの自己評価結果にもとづき，A項を完成することで，次の過程が見えてくることでしょう。B項では，あなたが最初にうつ病エピソードを経験し

た年齢，そして過去にエピソードを何回経験したかを記入します。数年あるいは数十年記憶を遡らなければならない場合は，容易ではないかもしれません。しかし，エピソードの回数，期間，そして原因は，すべてウェルネス・プランを作成する上で欠かせない情報なのです。C項では，過去に有効であった治療戦略を記入します。これは将来抑うつ気分を感じたときにも有用となります。D項では，過去に有効であったあらゆる手段を，将来必要となったときに再び使用可能にするための方法を考えます。そして最後のE項では，必要な助力の阻害要因をすべて挙げます（例えば以前のセラピストが引っ越してしまった等）。

〈ウェルネス・プラン・ワークシート〉

A．この章で実施した自己評価を考えると，現在のあなたは次のいずれに該当しますか？（1つだけ選択して○で囲む）

1. 完全症候性（得点 21 〜 40）
2. 部分症候性（得点 6 〜 21）
3. 無症候性（得点 0 〜 5）

あなたの選択が，

1であれば，まず診察を受け，包括的な治療を受けてください。それが済まない限り本書を読むのは一旦中断します。

2であれば，さらに治療を受けたり，治療を変更したりしてください，そして本書全体に記載されている戦略に基づく包括的ウェルネス・プランの作成開始を考えてください。

3であれば，本書全体に記載されている戦略に基づく包括的ウェルネス・プランの作成開始を考えてください。

B．エピソードの再考

最初のうつ病エピソード（症状が2週間以上継続）は，あなたが（　　　）歳

のときに経験しました。
　現在までにあなたは（　　）回のうつ病エピソードを経験しました。下記にそれぞれのエピソードの詳細─開始時期，持続期間，どのように終了したか等─を記入します。

_____

_____

_____

C．過去に有効であった治療の再考
　過去に試した治療を考慮すると，あなたのうつ病の改善に役立ったのは以下のいずれでしょうか？
　薬物療法あるいは生物学的治療法（例えば抗うつ薬，ハーブ・サプリメント，電気けいれん療法）：

_____

_____

　その治療提供者は？

_____

　治療法またはカウンセリング（認知行動療法，対人関係療法など）

_____

_____

_____

その治療提供者は？
_____

過去に有効だったライフスタイルの変更（運動，食事など）
_____

_____

その治療提供者は？
_____

D．上記C項に記入した有効な治療介入の提供者は，将来も変わらずに治療を提供してくれますか？（はい，またはいいえを○で囲む）
　　はい　　　　　いいえ

　いいえを選択した場合，新たな提供者との連絡方法または以前の提供者との連絡を回復する方法を記入してください。
_____

_____

E．過去に有効であった治療やセラピストとの連絡手段を阻害する可能性のある要因がその他にありますか？（はいまたはいいえを○で囲む）
　　はい　　　　　いいえ

　はいを選択した場合，これら阻害要因を克服する可能性のある方法を記入し

てください。

_____

_____

_____

本書とともにウェルネス・プランを作成する

　プランを立案するために，ここまでうつ病の病歴や過去の治療を再検討してきました。これらの情報は，プラン作成上不可欠な情報の一部です。ここからは，本書からあなたが読み取る知識を基に，独自のプラン作成を進めていきます。以下に続く各章では，ウェルネス維持に関するさまざまな話題をとりあげます。本書が提供するウェルネス・プランを完成させるには，各章の「ポイント」と呼ばれる要約をまとめ，ポイントが自分にとってどのような意味があるのかを理解する必要があります。本書ではこれを〈練習〉と呼び，ウェルネス・プランの中でも非常に重要な部分と位置づけています。各章を読んだ後に〈練習〉を行う目的は，あなた自身が各章の要旨を数行のポイントにまとめることにあります。ある章が他の章よりも自分に当てはまると考えた場合は，そのことをポイントとして書き出します。特定の章ではほとんど書くことがなかったり，自分には関係ないと要約する章があるかもしれません。すべての章がこうなってしまわない限り，それはそれで良いのです。ポイントを書く理由は，そのことが大切な学習過程のきっかけとなるからです。自分の考えを系統立てて記述するために，その章の特定部分を再読する必要があることに気づくはずです。そして何よりもあなた自身の言葉は，著者の言葉よりも後々意義の深さを増すからです。

　各章の〈練習〉における2番目のセクションでは，どのような実例，練習，訓練，ワークシートが役に立ったか，そしてそれを生活の中に取り入れる必要

があるかについて質問します。ここでも，各章によってはあなたに当てはまらない記述が多いかもしれません。しかし以下の各章には，対策としての行動が必要な，多くの事柄が記載されているはずです。再燃の予防は多面的プロセスです。単一で素晴らしい解決法はありません。それは，むしろウェルネス維持戦略を組み合わせた解決法です。本書を読了した時点で，各章のポイントと行動を読み返してください。これらの情報は，将来本書を再読する際にも役立ちます。本書を用いて，あなたの手であなたのためのウェルネス・プランが完成するのです。

まとめ

この章では，読者のうつ病が現在どの状態と段階にあるかを再検討し，それが本書を利用することとどのように関わるかを検討しました。この章を読んで，抑うつ症状を低減するための急性期治療に集中すべきと，あなたは考え始めたかもしれません。あるいはウェルネス・プランの作成準備ができ，再燃予防と健康維持に精力的に取り組もうとしているかもしれません。または，ウェルネス・プランを完成させようとすでにアクションを起こしたかもしれません。次章では，うつ病の再燃と再発を予防する，第2番目の戦略について検討します。

第4章

健康でいられるための治療薬

　薬物療法は，うつ病に悩む多くの人にとって有効性が示された治療法の1つです。薬物療法は，うつ病の再発予防にも役立ちますが，その便益にもかかわらず，抗うつ薬は数多くの理由から服用が敬遠されがちです。しかし，その理由の多くに根拠はありません。薬物療法を始める前に，治療薬の長所と短所を検討してみましょう。

薬物療法の長所と短所

　薬物療法は，精神療法などの他療法に比べ，いくつかの長所があります。まず，手に入りやすく（医師ならば誰でも抗うつ薬を処方できる），処方薬補償の保険適用が受けられます。そして，錠剤やカプセルの服用さえ覚えておけばよいので，簡単に利用できます。他の療法よりも効果が早く現れることが多く，少なくとも短期の比較でいえば安価です。しかし薬物療法には，他の療法と比較して短所も数多くあります。薬物療法は，長期的にみれば他療法よりも高価で，副作用やアルコールを含む他の薬剤との相互作用が現れる場合があります。そして，抗うつ薬によっては，特定の内科疾患をもつ人や妊婦などに，危険な作用を及ぼすことがあります。

　薬物療法と精神療法（認知行動療法や対人関係療法など）は，とくに軽度から中等度の抑うつにほぼ同等の有効性をもっています。しかし人によって，い

ずれかの療法のほうが，より有効な場合があります。抗うつ薬，精神療法またはそれらを組み合わせた併用療法のいずれが効果的か，事前に予測することは簡単ではありません。それを知る唯一の方法は，ある程度までは，いずれかの療法を実際に試した上で結果をみる以外にないのです。この療法は効きそうだという自分自身の期待感が，予後を左右する一因とも考えられるので，治療法の選択には医師の推奨とあなた自身の好みの両方を勘案して決定すべきでしょう。抑うつの重症度が大きいほど，薬物療法または精神療法と薬物療法の併用が必要とされています。

薬物療法の段階

うつ病の薬物療法には，評価，投薬開始，用量漸増，維持投薬，投薬中止の5つの段階があります。

評　　価

新たな治療薬を使うにあたり，事前に医師の十分な評価を受けることが大切です。評価の目的は，あなたが抗うつ薬治療を行うのに適切か否か，そしてあなたに最適な抗うつ薬はどれかを判定することにあります。抗うつ薬治療の対象として適切かどうかの判断には，まず実際にうつ病に障害されていることを，医師が確認する必要があります。そのためには現在の状況，病歴，現在使用している薬剤（薬草やダイエット・サプリメントを含む）などの情報が必要です。その上で医師は数多くの質問を行い，あなた固有の疾患に最適な治療薬を選択します。治療薬選択に際して考慮すべき問題については，本章に後述します。

投薬開始

抗うつ薬の服用を開始するには，低用量からゆっくりと始めることが大切です。抗うつ薬のほとんどで，投薬開始直後の数日から数週間にかけてもっとも多く副作用が現れます。副作用が現れた場合には，まず用量を最低量まで下げ，

そこから徐々に上げて行きます。この段階では，医師との緊密な連係が不可欠で，副作用が現れる場合には，特にこの点が重要です。まだこの段階では，あなたは抑うつ症状の改善に気づかないでしょう。

用量漸増

新しい抗うつ薬の多くは，導入初期の用量で有効性を発揮します。しかし3週から4週経過後も改善がみられないときには，医師は治療薬の用量を，気分が良くなるまで少しずつ段階的に増やすことを指示するでしょう。このような調節は，数週間続くことがあります。用量が増えるにつれ，副作用の再来や増加に気づくことがあるかもしれません。しかしほとんどの場合，新たな用量に身体が慣れるにつれて，副作用も消えてゆきます。時間が経っても改善しない副作用については，医師は用量を減らすよう指示するか，あるいは副作用を抑制するための他の方法を提案するでしょう。この段階の目的は，最小の副作用で最大の抗うつ薬効果が得られる最適な用量の発見にあります。最初に選択した抗うつ薬が有効でない場合，他の治療薬あるいはいくつかの治療薬を組み合わせて最大の効果を求めます。

維持投薬

効果的な投薬計画が確立された後の治療段階は，維持投薬です。この段階では，投薬は続けますが受診の頻度は，予後が順調な場合は特に少なくなります。一般には，抗うつ薬の投薬期間は1年からそれ以上と推奨されています。早すぎる投薬中止は，うつ病再発の危険性を増加します。投与量は，症状が改善された用量を維持します。この段階での投与量の減量は，うつ病再発の危険性を増します。この段階では，徐々に気分の改善に気づくようになります。

投薬中止

薬物療法の最終段階は，投薬の中止です。抗うつ薬を一定期間投与すると，問題となる症状再発を経験することなく，多くの人が投薬を中止できるように

なります。しかし抗うつ薬の中止は，医師の厳重な管理のもとに行います。抗うつ薬によっては，投薬中止に数週間をかけて，段階的に用量を少しずつ減じて行く必要があります。急激な投薬中止は，特に高用量では不快で危険な離脱症状につながることがあります。

人によっては，抗うつ薬治療は長期間継続することが最も効果的な場合があります。そして，うつ病の再発を経験することなく投薬を中止することは，不可能な例もあります。専門家[69]は，以下のような例では治療薬の継続使用がとくに重要としています。

- うつ病エピソードを3回以上経験している
- 重度のエピソード（自殺行動，幻覚または妄想，貧弱な治療反応などを伴うエピソード）を少なくとも1～2回経験している
- 慢性的なうつ病
- 薬物療法の中止によってうつ病が再燃した経験がある
- 遅発性うつ病（最初のエピソード発症が50歳過ぎ）
- 仕事あるいは生活条件からうつ病再燃が容認できない場合

人によっては問題なく薬物療法を中止することができる一方で，長期間薬物療法を継続したほうが予後良好な人もいるのです。投薬の中止は，かかりつけの医師と相談のうえ行わなければなりません。

うつ病に有効な治療薬のあらまし

抗うつ薬に関する現在の知見を語る前に，薬剤について世間一般に広く信じられている迷信や誤解，そしてそれらを正す見解について検討してみましょう。そしてその次に，抗うつ薬がどのようにして作用するかの議論を展開します。さらに，現在入手可能な抗うつ薬とそれらの特性の概要をみてゆきます。本項で述べられている事柄は，新たな知見によって常に変更される可能性がありま

す．提示した情報（例えば入手可能な薬剤の商品名，錠剤含量など）は国によって異なり，読者の地域には該当しない場合もあります．

治療薬に関する迷信と誤解

以下の5項目は，抗うつ薬に関する誤解とそれに対する正解です．

誤解：体重増加や性機能障害など，治療薬の副作用は耐え難い．
正解：もちろん治療薬が副作用を生じるのは誤解ではありません．しかしだからといって，それが自動的に抗うつ薬を敬遠する一番の理由にはなりません．人によっては，副作用は不愉快なものですが，問題となる副作用を経験することなく抗うつ薬を服用している人は数多くいます．副作用が問題となる場合には，投薬開始から用量を非常にゆっくり増やす，投与量を減らす，他の抗うつ薬に切り替える，副作用を抑制する他の薬剤を併用する，投薬を中止するなどの方法をとることができます．要するに，副作用が生じたからといってそれにとらわれることはありません．

誤解：薬物療法というのは弱さのしるし．自分は治療薬なしにこの状態を乗り越えなければならない．
正解：うつ病の薬物療法は，他の疾患で治療薬を服用することと何の変わりもありません．うつ病には，認知行動療法などの，薬物療法に代わり得る治療法がありますが，人によっては薬物療法以外は無効という場合もあります．

誤解：薬物療法は汚点だ．抗うつ薬を服用していることが知れると，周囲の人に批判的な目で見られるし，受けいれてもらえなくなる．
正解：これが該当する場合もありますが，同時にそれはうつ病に特徴的な誇張された否定的思考の一例でもあります（第6章に詳述）．抗うつ薬は，最も一般的に処方されている治療薬の1つです．誰もが，家族，友人，同

僚などに抗うつ薬服用者がいるはずです（その事実を知らない場合も含む）。あなたには効果的なうつ病治療を受ける権利があります。汚名や不名誉を恐れて治療や改善を遠ざけてはいけません。治療の便益は，通常それらの損失をしのぐものです。

誤解：薬物療法では，気分は良くならない。
正解：うつ病の薬物療法を受けているほとんどの人が，気分の改善を感じます。そして治療を続ける限り，うつ病の再発リスクを低くすることができます。ある特定の治療薬が効かない場合でも，他の薬剤を試したり，もう1剤を加えたり，薬物療法以外の治療法を試すなど，多くの選択肢があります。

誤解：うつ病の薬物療法には長期的なリスクが伴う。
正解：筆者が知る限り，抗うつ薬は数年間服用し続けても安全です。fluoxetine（Prozac）は1980年代初期から，imipramine（トフラニール）は1950年代から販売されています。処方されたとおり服用する限り，これらの薬剤はきわめて安全と考えられています。

抗うつ薬はどのように作用するか

抗うつ薬がどのように作用するか，その正確なメカニズムはまだ解明されていません。しかし研究者の継続的努力により，治療薬が気分にどのような影響を与えるかの理解は着々と進んでいます。すべての抗うつ薬は，神経細胞（ニューロン）から神経細胞へ，細胞と細胞の間隙（シナプス）を通して情報を伝達する，神経伝達物質と呼ばれる化学的メッセンジャーの濃度を変化させることで作用すると考えられています。うつ病にもっとも関与すると思われる神経伝達物質は，セロトニンとノルアドレナリンです。その他に，ドーパミンなども関与すると考えられています。神経伝達物質が神経細胞から放出されると，他の神経細胞の受容体により取り込まれます。こうして情報が細胞から細胞へ

と伝達されてゆくのです。

　受け手側の細胞に結合しない神経伝達物質は，放出した神経細胞によって再び取り込まれ再利用されます。この過程を再取り込みといいます。再取り込みされた神経伝達物質は，モノアミン酸化酵素（MAO）によって分解され，新たな神経伝達物質となります。MAO阻害薬など特定の抗うつ薬は，MAOによる神経伝達物質の分解を妨げることで神経伝達物質が増加するため，作用すると考えられています。結果的に，使用可能な神経伝達物質が，より多くシナプスに長期間存在することになります。神経伝達物質のこうした濃度変化は，脳内の神経伝達物質受容体の感受性と数量変化をもたらします。そしてそれが，抗うつ薬を服用数週間後に感じ始める気分の変化に関与すると考えられています。

すべての抗うつ薬に共通した特徴

　すべての抗うつ薬には，共通したいくつかの特徴があります。薬剤の各クラスの特徴を説明する際の重複を避けるために，この項でそれらを記述しておきます。

- すべての抗うつ薬は，服用してから効果が現れるまでに時間がかかる。通常抗うつ薬を服用後，最初の3週間でなんらかの改善を感じるものの，実質的な改善は6週から8週にかけて現れる。この時期以降の改善は，よりゆるやかなものとなる。
- すべての抗うつ薬は潜在的に副作用を生じる。本書ではそれぞれの薬剤におけるもっとも一般的で，通常は危険ではない副作用について述べる。しかし，まれに抗うつ薬は重篤な副作用を伴うことがある。
- 抗うつ薬の治療を開始した場合，とくに治療初期は，医師による入念な観察を受ける必要がある。
- すべての抗うつ薬は潜在的に内科疾患と相互に作用する可能性がある。そのため，医師は患者の内科疾患歴を把握しておく必要がある。例えば，てんかんに罹病している人は，薬剤によって発作を起こしやすくなった

り，肝臓に障害がある人は肝不全を起こしやすくなる。
- 抗うつ薬はさまざまな物質，例えば一般用医薬品，他の処方薬，栄養補助食品，アルコール，カフェイン，違法または気晴らしのための薬物，あるいは特定の食品などと相互作用を起こすことがある。使用予定の抗うつ薬とこれら物質との潜在的相互作用について，医師と相談することが大切である。
- 抗うつ薬の安全性と有効性には個人差がある。例えば，ある抗うつ薬は，すべての年齢層（児童，若年成人，高齢成人）における安全性と有効性が実証されていても，他の抗うつ薬は，児童から高齢者まで幅広く試験されていないこともある。本章に記す投与量は，基本的に18歳から65歳までの成人を対象としている。児童や高齢者では，比較的少ない体重（児童の場合）または体内における薬剤の処理率や代謝率の差（高齢者の場合）によって投与量は異なる。同じ成人でも体格の違いによって大柄な人は投与量が多く，小柄な人では少ない。また，妊婦あるいは母乳養育中の女性には，安全性の観点から治療薬の選択を行う。そして，双極性障害（躁うつ病）の患者では，抗うつ薬が躁病エピソードを引き起こす場合がある。こうした問題が1つでも自分に関連する場合は，医師と相談する。

表4-1に，各抗うつ薬の一般名と商品名ならびに錠剤含量と標準1日投与量などの情報を記載しました。商品名で市販されている薬剤の多くは，ジェネリック医薬品として安価に販売されています。

うつ病や不安に関連する障害の治療薬についての総合ガイドブックに興味がある人には，現在入手できるもっとも優れた参考図書の1つとして，「*Clinical Handbook of Psychotropic Drugs*[12]」を薦めます。専門家向けに書かれているため若干技術的に過ぎるかもしれませんが，市販されている図書としては，もっとも網羅的に書かれています。David Burnsは，彼の著作「*The Feeling Good Handbook*[31]（邦題：フィーリングGoodハンドブック，星和書店刊）」で，

包括的ながら読みやすい治療薬の概略を発表しています。また，インターネットにも治療薬の包括的情報を提供してくれる優れたウェブサイトが多数あります（巻末の参考資料参照）。

選択的セロトニン再取り込み阻害薬（SSRI）

SSRIは，抗うつ薬の中でもっとも広く使われている治療薬です。うつ病治療に有効であるばかりでなく，うつ病の再発防止への適応承認もSSRIは米国食品医薬品局（Food and Drug Administration: FDA）から受けています。また，不安障害，強迫性障害，過食症やその他さまざまな障害にも有効です。

SSRIの一般的な副作用には，悪心などの腹部症状，性機能不全，めまい，振戦，発疹，不眠症，神経過敏症，疲労，口渇，発汗，動悸などがあります。非常に稀に，重篤な副作用が起こる場合もあります。もっとも一般的な症状の多くは，治療開始から最初の数週間で改善します。ただし，性的副作用は，しばしば長期に持続することがあります。最近の研究報告では，sildenifil citrate（バイアグラ）によるSSRI服用男性における性機能不全の低減が示唆されています[126]。

多くのSSRIは容易に服薬中止が可能です。とくにfluoxetine（Prozac）は，体内における分解がゆっくりと進むため，服薬中止による緩徐な薬物レベルの低下に身体がなじむ時間があるため，中止は簡単に行えます。対照的にparoxetine（パキシル）は体内で非常に急速に処理されるため，とくに突然な服薬の中止は数多くの離脱症状を伴います。Paroxetine（パキシル）やその他SSRIの服薬中止は，不眠症，焦燥性興奮，振戦，不安，悪心，下痢，口渇，脱力感，発汗，射精異常などの症状を伴う可能性があります。こうした症状が現れた場合，通常は，薬剤の服用が症状を数時間のうちに消退させます。

ノルアドレナリン・ドーパミン再取り込み阻害薬（NDRI）

本書執筆時点では，bupropion（Welbutrin）が唯一のNDRIとして市販されています。この薬剤は，うつ病治療薬としての適応承認のほか，うつ病の再燃

と再発予防にも適応承認されています。また，bupropion は Zyban という商品名で禁煙補助薬としても市販されています。Bupropion の副作用には，振戦，めまい，協調運動不全，リビドーの増加などがあります。SSRI や他の抗うつ薬に比べると，通常は bupropion の服用によって性機能不全や体重増加を伴いません。しかし，とくに治療初期において摂食障害や発作性疾患の既往歴のある場合，高用量の投与は発作を誘発するリスクが高くなります。SSRI やその他の抗うつ薬とは違い，bupropion は不安障害に特別な効果はないようです。その投薬中止に伴う離脱症状の問題は一般にありません。

選択的セロトニン・ノルアドレナリン再取り込み阻害薬（SNRI）

本書執筆時点では，venlafaxine（Effexor）が唯一の SNRI として市販されています。Effexor XR と呼ばれる徐放製剤は，頻繁に分服する必要がなく，1 日 1 度の服用で効果が持続します。うつ病の治療以外にも，venlafaxine は全般性不安障害やその他の不安障害にも有用とされています。副作用は一般に高用量で重くなります。一般的な副作用は，悪心，性機能不全，不眠症，めまい，振戦，脱力感，口渇などが挙げられます。突然の服薬中止は，不眠症，めまい，神経過敏症，口渇，頭痛，脱力感，発汗，性機能不全などの一過性離脱症状を潜在的にひき起こします。これら症状は服薬中止後通常 8 から 16 時間後に現れ，1 週間からそれ以上持続することがあります。

セロトニン-2 アンタゴニスト／再取り込み阻害薬（SARI）

SARI には nefazodone（Serzone）と trazodone（デジレル／レスリン）があります。これらの薬剤は，うつ病の治療薬およびうつ病エピソードの発症予防薬として承認され販売されています。FDA による公式な適応承認は得られていませんが，特定の不安障害やその他の精神障害の治療に nefazodone が有用との予備的エビデンスがあります。

一般的な副作用には，頭痛，眠気，めまい，脱力感，視覚異常などが挙げられます。これらの薬剤を肝臓障害や最近心臓発作を経験した人が服用する場合

は，問題を生じる可能性があります。

ノルアドレナリン作動性／特異的セロトニン作動性抗うつ薬（NaSSA）

NaSSA は北米市場に導入されたもっとも新しいクラスの抗うつ薬です。現在入手できる NaSSA は，mirtazapine（Remeron）のみです。他の抗うつ薬とは異なり，mirtazapine の不安などへの有効性については十分な研究が行われていません。一般的な副作用には，眠気，口渇，食欲増進，体重増加，めまいなどがあります。Mirtazapine の性的副作用は一般に問題とはなりません。服薬中止による離脱症状は通常軽度なもので，眠気，悪心，めまい，不安そして不眠症などが挙げられます。

三環系およびその他非選択的複素環系抗うつ薬

三環系抗うつ薬はうつ病に特異的な治療薬として最初に導入された薬剤です。これらの薬剤は 1950 年代半ばから市販され，長い間うつ病の薬物療法における数少ない選択肢の 1 つでした。現在は，最近市販されている新規抗うつ薬ほど数多く処方されていませんが，依然としてうつ病の治療および再発予防における有効な選択肢となっています。また，これらの抗うつ薬はパニック障害などの不安障害（imipramine〈トフラニール〉や clomipramine〈アナフラニール〉），強迫性障害（clomipramine），その他多くの精神障害の治療に有用です。これらの治療薬は市販が開始されてから長い時間を経過し，すべてがジェネリック医薬品として入手できるため，新規抗うつ薬に比べ総じて費用は安価ですみます。

副作用は多様ですが，頻繁にみられるのは口渇，便秘，かすみ目，鎮静，性機能不全，発汗，めまいなどです。個別の非選択的複素環系抗うつ薬が生じる副作用についての具体的情報は，「*Clinical Handbook of Psychotropic Drugs*[12]」に詳述されています。

モノアミン酸化酵素阻害薬（MAOI）

MAOI は，三環系抗うつ薬と同じくらい古くからある治療薬です。MAOI は

うつ病だけでなく社会不安障害などの効果的な治療薬であるにもかかわらず，あまり頻繁に処方されていません。他の治療選択肢が無効な場合に考慮する薬剤となっています。MAOI 処方数減少の理由は，SSRI など他の処方薬との併用による潜在的危険性，風邪薬などの一般用医薬品との相互作用の危険性，チラミンと呼ばれる物質を含む食品と共に摂取された場合の重篤な血圧上昇誘発の危険性などによるものです。チラミンとの潜在的相互作用のため，MAOI の処方には食事制限を伴います。禁止食物には，チェダーチーズ，ブルーチーズなどの熟成チーズ，そらまめなど特定の豆類，ソーセージ，ペパロニ，サラミなど特定の熟成した肉類，豆腐や醤油など特定の豆製品，生ビールなどがあります。それに加えて，MAOI の服薬中止に際しては，中止後最低 10 日間これらの食事制限や併用薬制限を守らなければなりません。服薬中止には離脱症状が伴うことがあります。

可逆的 MAO-A 阻害薬（RIMA）

カナダでは，moclobemide（Manerix）のみが RIMA として現在市販されています。しかし米国では RIMA は市販されていません。Moclobemide は従来の MAOI とほぼ同様な作用を有しますが，多くの患者にとって MAOI よりも優れた選択肢としての重要な違いがあります。RIMA の副作用は，MAOI よりもはるかに少なく，食事や他の治療薬との相互作用もほとんど心配はいりません。Moclobemide の中止にあたっては，離脱症状は稀にしか問題になりません。

特定の治療薬が効かない場合

通常の場合，抗うつ薬はうつ病治療やうつ病の再燃予防に有効ですが，人によっては特定の治療薬が有効に作用しない場合があります。その理由としては以下のような例が考えられます。

- 耐え難い副作用

- 作用が現れるには不十分な時間（治療投薬量で4週以下の投与）
- 低すぎる投与量
- 一貫性のない服薬（服薬を忘れてしまう）
- 他の服用薬との相互作用
- 他の精神障害
- 生活上のストレスなど特定の環境要因

　あなたと医師が，治療薬の反応に干渉する要因を特定できれば，それを補正するのは難しいことではありません。しかし，薬物療法がなぜ十分に効果を発揮しない例があるのか，その理由を知ることは不可能です。

　特定の薬剤による治療が奏効しない場合，または部分的な効果しか得られない場合は，以下のような選択肢があります。

- 他の治療薬への切り替え（ある特定の抗うつ薬に反応しない例の2／3は他の抗うつ薬に反応する）
- 効果が不十分な抗うつ薬とその効果を増強させる他の薬剤（リチウムなど）との組み合わせ
- 抗うつ薬と他の抗うつ薬との組み合わせ
- 抗うつ薬と効果的な精神療法（認知行動療法や対人関係療法）との組み合わせ
- 電気けいれん療法との組み合わせ

　抗うつ薬を切り替えるにあたっては，医師の厳重な管理の下にそれを行います。現在使用中の薬剤とこれから切り替える薬剤の種類によっては，新治療薬の投与開始前に前治療薬を体内から完全に排泄するため，いずれの治療薬も投与しない期間を数日から数週間設ける場合があります。しかし一般に，前治療薬の中止と同時に新治療薬の投与開始，または両方を同時に投与しつつ切り替えることが可能です。

自然産物および薬用植物によるうつ病治療

多くの国では，自然産物や薬用植物がさまざまな内科疾患や精神疾患の治療に用いられています。しかし，これら産物が厳格で科学的な研究の対象となったことはほとんどありません。一般に，その効果は不明です。さらに，安全性，副作用，離脱症状，薬剤との相互作用などについてはほとんど知られていません。しかし最近徐々にこうした情報が得られるようになりました[44, 98, 120, 140, 164]。これら産物は，北米では治療薬でなく栄養補助食品として扱われるため，規制が緩やかで，ラベルに表示された製品濃度と容器内の製品濃度と一致しない場合も実際にあります。

こうした点に注意を払わなければならないものの，うつ病の治療に関する予備的評価により有効とされた薬用植物製品が数多くあります。中でももっとも広く知られているのが St. John's wort/hypericum perforatum（オトギリソウ）です。以下にオトギリソウおよびその他うつ病治療の予備的評価により有効とされる自然産物を概説します。これらの製品はうつ病の治療に有用な可能性はあるものの，その長期的効果についてはほとんど情報がないことに留意してください。いい換えれば，薬用植物製品がうつ病の再燃と再発の予防に有用か否かは，今後の研究にかかっているのです。

オトギリソウ

オトギリソウは，うつ病との関連性の研究がもっとも進んでいる薬用植物で，その作用を裏づけると思われる化学成分を多く含んでいます。これらの化学成分のいくつかは，MAOI 同様，脳内のモノアミン酸化酵素の活性を阻害すると考えられています。しかし，経口服用されるオトギリソウの，この作用は相対的にわずかで，その抗うつ作用はむしろ，選択的にセロトニン再取り込みを阻害する SSRI などと同様，薬草成分がセロトニン，ノルアドレナリン，ドーパミンなどの再取り込みを阻害することによるものと思われます。

オトギリソウは比較的安全で副作用はわずかです。しかし，その有効性を評価した研究の結果は，さまざまです。数多くの試験報告[89, 100, 107, 131]が，うつ病治療における有効性を示唆するものの，最近の大規模な対照試験のいくつか[79, 147]では，その有効性はプラセボと同等と報告されています。この内でもっとも大規模な試験[79]は，全米12の施設において実施され，オトギリソウによる治療がsertraline（ジェイゾロフト）およびプラセボによる治療と比較評価されました。この試験の主な評価項目では，sertraline群とオトギリソウ群は，プラセボ群との間に有効性における差を示しませんでした。それ以前に行われた多くの試験では，sertralineやオトギリソウがうつ病治療に有用とされた結果があるだけに，これは意外な試験結果といえます。うつ病の治療におけるオトギリソウの役割解明には，さらに研究が必要と思われます。

その他の自然産物

オトギリソウ以外にも，気分を改善すると考えられている自然産物がいくつかあります。S-アデノシルメチオニン（SAM-e）は，脳内に自然に産生する物質で，セロトニン，ノルアドレナリン，ドーパミンの処理に関与します。SAM-eは数多くの試験[24, 57]で抑うつの抑制に有用であり，副作用も軽度なことが示唆されています。この産物が広く一般に推奨されるには，将来の研究によって安全性の裏づけが必要です。そして，この化合物の値段は一部の人々にとっては割高と思われます。

もう1つはイノシトール（体内で自然に産生されるブドウ糖の変異体）で，うつ病の治療において，プラセボより優れた有効性を示した試験が1つ[103]があります。もう1つ別の試験[104]では，イノシトールとSSRIを併用した患者群は，プラセボとSSRIを併用した患者群との間で予後に差がみられず，SSRIとイノシトールの併用は，SSRI単剤治療以上の有用性はないことが示唆されています。当初の試験で示されたイノシトールの肯定的作用にもかかわらず，それが安全で有効なうつ病の治療薬となるためには，さらに対照試験が必要と思われます。

最後に，オメガ-3脂肪酸（魚油などの自然源に含まれる）と標準的抗うつ

薬治療との併用が，反復性うつ病患者に有効とのエビデンスが示された[124]試験報告もあります。

抗うつ薬の選択

ほとんどの種類のうつ病に抗うつ薬は等しく有効との結果が，抗うつ薬同士の比較試験から明らかにされています。従って抗うつ薬の選択は，実証された有効性以外の要素に基づくことになります。医師が薬剤処方の際に考慮すると思われる要素を下記に挙げます。

うつ病の種類：特定の種類のうつ病は，特定の治療薬に比較的良好な反応を示します。例えば，非定型うつ病（周囲の状況への気分反応性があり，食欲の増進，仮眠，極度の疲労，他者からの拒絶への過敏性がある）は，SSRI，venlafaxine，MAOIに比較的良好な反応を示し，三環系抗うつ薬には反応不良との試験結果が報告されています[69]。

他の精神障害の併存：うつ病と他の精神障害が併存している場合，その両方を治療する抗うつ薬の選択が望まれます。例えば，強迫性障害が併存している場合は，fluoxetineなどのSSRIの使用で，うつ病と強迫性障害の両方の改善が見込まれるのに対して，imipramine（トフラニール）など三環系抗うつ薬の使用では，うつ病のみの改善しか期待できません。

副作用の特性：ある特定の治療薬が，他の薬剤に比べより多くの副作用をひき起こす可能性は，人によって異なります。治療開始前に，その薬剤が問題を生じるか否かを知ることは，多くの場合困難ですので，基本的には手探りで投与を開始します。しかし場合によっては，よく知られた特定の薬剤のもつ副作用特性が，特定の患者への選択の決定要因となることがあります。例えば，体重増加をひき起こしやすい抗うつ薬は，体重増加が問題となる患者への投与は避けなければなりません。1998年度版の「*Physicians' Desk Reference*」からの情報を基にした抗うつ薬の概説[48]によれば，bupropionがもっとも忍容性の

高い抗うつ薬とされています。

　その他の安全性への考慮：児童や高齢者の場合，これら患者への投与実績が確立された治療薬の中から選択することが望まれます。抗うつ薬によっては，児童や高齢者を対象とした研究が行われていないものがあるからです。同様に，妊娠している女性や母乳養育中の女性には，発育している胎児や乳児への安全性が実証された薬剤が選択されるべきでしょう。

　過去の治療反応：過去に副作用なく有効であった抗うつ薬があれば，医師がその抗うつ薬を再び処方する可能性は大きいと考えられます。その抗うつ薬がまた有効である保障はありませんが，他の治療薬に比べて有効である確率は高いからです。

　家族の治療反応歴：他に情報がない場合，患者の家族が過去に同様の疾患に用いて有効であった薬剤を，医師は第一選択とするでしょう。家族がうつ病の発症要因である遺伝性素因や身体的特徴を共有することが明らかな以上，同様の治療反応を共有する可能性を期待することは，合理的です。

　薬価：古くからある治療薬は，新しい治療薬に比べかなり安価です。特に患者が処方薬補償の保険に加入していない場合，薬価は処方に際し考慮する要素の1つとなります。

　内科疾患との相互干渉：患者に特定の内科疾患がある場合，医師が処方する抗うつ薬は，その疾患に干渉しない薬剤となります。例えば，患者にてんかんが併存する場合，発作の危険を増加させる薬剤は避けなければなりません。同様にパーキンソン病を併発している患者であれば，パーキンソン症状を悪化させる薬剤は選択されるべきではありません。

　他の治療薬や薬用植物との相互作用：患者が他の治療薬や薬用植物などを服用している場合，こうした薬物との相互作用を生じない抗うつ薬を選択する必要があります。また，可能であれば，患者はこれら薬物の使用を中止します。同じ様に，患者が夕食にワインをグラス1杯飲むことを継続したいと希望するのであれば，適度な量のアルコール摂取と干渉しない治療薬を選択することが重要です。

投薬の容易な中止：一般に医師は，将来の投薬中止ができるだけ容易に行えるよう，離脱症状歴の有無を考慮しつつ治療薬の選択を行います。

投与回数の問題：医師は治療薬の投与回数を考慮して選択します。ほとんどの抗うつ薬は1日1回の投与ですが，複数回に分けての投与が推奨されている薬剤もあります。

薬物療法と他療法の組み合わせ

抗うつ薬による治療は，しばしば他の薬剤との併用や，精神療法，電気けいれん療法などとの組み合わせで行われます。うつ病の組み合わせ療法について以下に記述します。効果が期待されるうつ病の新治療法である経頭蓋磁気刺激（transcranial magnetic stimulation: TMS）についても簡単に触れます。

複数の治療薬の併用療法：増強そして組み合わせ治療法

抗うつ薬の有効性の研究は，ほとんどが単剤をプラセボまたは他剤と比較した試験に基づき行われています。それに比べ，うつ病治療が複数の薬剤で行われた科学的試験の例は，あまり多くありません。しかし，単剤の抗うつ薬治療で効果が得られない人，または部分的な効果しか得られない人にとって，併用療法が有用な選択肢であることを示唆する研究は，確かに存在します。実際の臨床現場では，こうした場合に医師は複数の治療薬を処方する例が多く見られます。

多剤併用療法では，1つ以上の抗うつ薬の組み合わせ（SSRIと三環系抗うつ薬，bupropionとvenlafaxineまたはSSRI，mirtazapineとSSRIなど）が頻繁に行われます。抗うつ薬を，リチウム（通常は双極性障害の治療に用いられる気分安定薬），甲状腺ホルモン，buspirone（抗不安薬），olanzapine（ジプレキサ）やrisperidone（リスパダール）などの新規抗精神病薬（統合失調症の治療薬）など，他種の治療薬で増強する方法も，単剤治療に反応しない患者のうつ病治療には有用との報告があります[12]。また，前述したオメガ-3脂肪酸を付加

することも，抗うつ薬の作用増強に有用とされています[124]。

薬物療法と精神療法の組み合わせ

薬物療法と精神療法の組み合わせは，多くの人にとってもっとも有効と考えられています。例えば，ある試験[55]では，imipramine（トフラニール）による薬物療法，認知療法，これらの組み合わせ療法の3つを用いた2年間の再燃率が比較評価されました。そして，imipramine 単剤による治療後に投薬を中止した群の再燃率がもっとも高く（50%），imipramine と認知療法による治療を受けた後2年の経過観察期間を，imipramine のみ継続投与した群が，もっとも低い（15%）という結果が示されました。認知療法のみを受けた群は，その後2年間の再燃率は21%でした。数多くの試験で，薬物療法と精神療法の組み合わせによる長期的便益が確認されています[21]。

薬物療法と電気けいれん療法（ECT）の組み合わせ

ECT とは，脳へ1秒以下の電撃を与えて，非常に軽度なけいれんを誘発する治療法です。治療頻度は通常週に2,3回で，合計6〜20回行います。一般的には，ECT 治療終了後も抗うつ薬の投与を継続します。ECT の主な副作用は短期記憶の障害ですが，これは治療終了後1,2カ月で改善します。その副作用にもかかわらず，薬物療法のみでは反応を示さないうつ病患者の半数以上で，ECT が有効です。

この種の治療は依然として問題視されがちですが，その理由は主に過去におけるこうした療法の適用方法，そしてメディアでの取り上げ方にあります。一例をあげれば，「カッコーの巣の上で」という映画の不穏な場面では，ECT が生々しく描かれていました。現在，ECT は全身麻酔とともに適用するため，患者はいつそれが行われたかわかりません。さらに，ECT 適用中は，筋肉のけいれんやその他の不愉快な作用を極小にとどめるための薬剤が投与されます。通常この治療法は，薬物療法や精神療法など他の療法が無効な，もっとも重篤なうつ病患者への最終手段の1つと考えられています。ECT はうつ病の有効な治

療法の1つですが，その作用機序はいまだに不明です。

経頭蓋磁気刺激（TMS）

TMSは1990年代初頭から半ばにかけてうつ病への適用が研究され始めた，新しい治療法の1つです[65]。その基本的な考えは，患者の頭皮上に強力な磁石をかざし，磁気刺激を与えて脳内の電気信号を変化させるというものです。この治療法による便益は示されなかったとする試験報告がいくつかありますが，うつ病の治療に肯定的な作用を示し，その有用性を示唆する試験報告もまた数多くあります。この手法がより洗練され，さらに研究が実施されれば，TMSがうつ病治療に真に有効な治療法の1つか否かの回答が，作用機序の解明とともに得られることでしょう。TMSと薬物療法との組み合わせに関しては，現在も研究が十分ではなく，TMSのみでの適用と，薬物療法との併用のいずれがより有効かは不明です。TMSのうつ病再燃予防への有用性に関しては，さらに研究が必要です。

健康でいられるための治療薬

うつ病エピソードを2回以上経験した人の内，3／4は将来再びエピソードを発症するとされています。さらに，反復性うつ病の人にとって，エピソードは回を重ねるごとに強度と持続期間が増加する傾向があります。そのため，治療薬の選択にあたっては，抑うつを減らすだけでなく，将来のうつ病の再発予防にも効果的な薬剤や薬剤の組み合わせを考慮する必要があります。

研究者たちは，うつ病の再燃と再発を予防する戦略の必要性を，最近まで軽視してきました。しかし近年，気分が改善した後も抗うつ薬を継続投与し，その効果を評価する数多くの研究が行われています。そして，その多くが患者の経過観察期間を2年以内としています。それ以上の期間観察した研究もいくつかありますが，比較的わずかです。従って非常に長い期間（例えば5年以上）にわたり薬物療法が有用か否かという問題に取り組んだ研究は，まだ十分では

ありません。

　Greden が 2000 年に発表した概説によれば，1～2 年の間うつ病の予防に有用であることが複数の試験により実証された治療薬には，NaSSA，MAOI，SSRI などがあります。例えば sertraline（ジェイゾロフト）とプラセボを比較した試験[50]では，プラセボ群の 46％が経過観察中に再燃したのに対し，実薬群はわずか 13％の患者が再燃したにとどまりました。その他にも，再燃予防の有効性が実証された数多くの薬剤がありますが，どの薬剤がうつ病発症予防にもっとも有効かを評価した研究は比較的わずかです。そのため，現時点では，うつ病再燃予防にどの薬剤を推奨すべきか結論づけることはできません。その代わりに，前述したうつ病の初期治療における薬剤選択に関する問題点を，維持投与の治療薬選択においても参考にする必要があります。

あなたの薬物療法歴

　すでにお気づきのように，うつ病治療薬の理解と選択はかなり複雑な作業です。数多くの異なる治療薬，投与量，副作用，その他の要因を考慮しなければならないからです。あなた自身の詳細な薬物療法歴は，将来有益な記録となるでしょう。それはあなたにとってのみならず，あなたが過去に服用した薬剤とその効果を知る必要がある治療者にとっても重要な情報です。気分が良いときに，これら情報を文書にしておくことも大切です。うつ病は，記憶や注意力にも影響を及ぼす可能性があるからです。うつ病が再発すると，こうした情報の記録に苦労するかもしれませんし，経験した治療法について忘れてしまうかもしれません。ここで過去のあなたの履歴を記録しておき，将来に備えましょう。

まとめ

　この章ではうつ病の治療と再燃・再発を予防する薬剤に関する問題を検討してきました。まず，そもそも薬物療法を行うか否かという問題，それから薬物

療法の長所と短所についておさらいをしました。薬物療法を適用する段階について述べ，本書が目的とするうつ病の再燃と再発の予防の見地から，維持投薬と投薬中止の問題に重点をおいて検討しました。本章ではまた，服薬に伴う誤解や迷信，さまざまな抗うつ薬の種類別特徴，うつ病治療に有用とされる薬草療法などについても検討しました。抗うつ薬を選択する際のアドバイスについて，長期的および短期的予後を改善するための治療法の組み合わせ情報を含めて述べました。本章の最後では，治療の最終目標がうつ病の克服のみにあるのではなく，むしろその再発を防ぐ点にあることを指摘しました。薬物療法は健康を維持するために有用な道具の1つです。

〈練　習〉

　この章のポイントをあなたはどのように考えるかを書き，その後にあなたがウェルネス・プランの一部として取りいれたい課題，練習，そしてワークシートを記入してください。

　第4章は「健康でいられるための治療薬」を主題に，再燃予防に有効な治療薬を検討してきました。この章の私のポイントは以下のとおりです。

_____

_____

_____

　この章を読んで取りいれたい課題，練習，行動は以下のとおりです。

_____

_____

ワークシート 4-1：私の薬物療法歴

ステップ1　あなたが現在うつ病治療のために服用している薬は？

治療薬1：＿＿＿＿＿＿＿＿＿＿＿＿＿＿＿＿＿＿＿＿＿＿＿　投与量：＿＿＿＿＿
治療薬2：＿＿＿＿＿＿＿＿＿＿＿＿＿＿＿＿＿＿＿＿＿＿＿　投与量：＿＿＿＿＿
治療薬3：＿＿＿＿＿＿＿＿＿＿＿＿＿＿＿＿＿＿＿＿＿＿＿　投与量：＿＿＿＿＿
治療薬4：＿＿＿＿＿＿＿＿＿＿＿＿＿＿＿＿＿＿＿＿＿＿＿　投与量：＿＿＿＿＿

ステップ2　あなたが過去にうつ病治療のために服用した薬は？

治療薬1：＿＿＿＿＿＿＿＿＿＿＿＿　投与量：＿＿＿＿＿＿　使用年：＿＿＿＿
治療薬2：＿＿＿＿＿＿＿＿＿＿＿＿　投与量：＿＿＿＿＿＿　使用年：＿＿＿＿
治療薬3：＿＿＿＿＿＿＿＿＿＿＿＿　投与量：＿＿＿＿＿＿　使用年：＿＿＿＿
治療薬4：＿＿＿＿＿＿＿＿＿＿＿＿　投与量：＿＿＿＿＿＿　使用年：＿＿＿＿
治療薬5：＿＿＿＿＿＿＿＿＿＿＿＿　投与量：＿＿＿＿＿＿　使用年：＿＿＿＿
治療薬6：＿＿＿＿＿＿＿＿＿＿＿＿　投与量：＿＿＿＿＿＿　使用年：＿＿＿＿
治療薬7：＿＿＿＿＿＿＿＿＿＿＿＿　投与量：＿＿＿＿＿＿　使用年：＿＿＿＿
治療薬8：＿＿＿＿＿＿＿＿＿＿＿＿　投与量：＿＿＿＿＿＿　使用年：＿＿＿＿

ステップ3　上記治療薬の内，どれが一番効果的でしたか？

＿＿＿＿＿＿＿＿＿＿＿＿＿＿＿＿＿＿＿＿＿＿＿＿＿＿＿＿＿＿＿＿＿＿＿＿＿＿

ステップ4　上記治療薬の内，ほとんど効果がなかったのは？

＿＿＿＿＿＿＿＿＿＿＿＿＿＿＿＿＿＿＿＿＿＿＿＿＿＿＿＿＿＿＿＿＿＿＿＿＿＿

ステップ5　もっとも問題となる副作用を引き起こした治療薬は？

副作用：＿＿＿＿＿＿＿＿＿＿＿＿＿＿＿＿　治療薬：＿＿＿＿＿＿＿＿＿＿＿＿＿
副作用：＿＿＿＿＿＿＿＿＿＿＿＿＿＿＿＿　治療薬：＿＿＿＿＿＿＿＿＿＿＿＿＿
副作用：＿＿＿＿＿＿＿＿＿＿＿＿＿＿＿＿　治療薬：＿＿＿＿＿＿＿＿＿＿＿＿＿
副作用：＿＿＿＿＿＿＿＿＿＿＿＿＿＿＿＿　治療薬：＿＿＿＿＿＿＿＿＿＿＿＿＿

表4-1：米国で入手可能な抗うつ薬とその標準投与量一覧

選択的セロトニン再取り込み阻害薬（SSRI）			
一般名	商品名	錠剤含量	標準投与量
citalopram	Celexa	20, 40 mg	10 － 60 mg
escitalopram	Lexapro	10, 20 mg	10 － 50 mg
fluoxetine	Prozac	10, 20 mg	10 － 80 mg
fluvoxamine	Luvox（ルボックス／デプロメール）	50, 100 mg	50 － 300 mg
paroxetine	Paxil	10, 20, 30, 40 mg	10 － 50 mg
	Paxil CR（パキシル）	12.5, 25, 37.5 mg	25 － 62.5 mg
sertraline	Zoloft（ジェイゾロフト）	25, 50, 100 mg	50 － 200 mg

Citalopram, fluoxetine, paroxetine には液剤もある。Fluoxetine には週1回投与可能な新剤型もある。
CR＝徐放製剤

ノルアドレナリン・ドーパミン再取り込み阻害薬（NDRI）			
一般名	商品名	錠剤含量	標準投与量
bupropion	Wellbutrin	75, 100 mg	225 － 450 mg
	Wellbutrin SR	100, 150 mg	150 － 300 mg

SR＝徐放製剤

選択的セロトニン・ノルアドレナリン再取り込み阻害薬（SNRI）			
一般名	商品名	錠剤含量	標準投与量
venlafaxine	Effexor	25, 37.5, 50, 75, 100mg	7 － 225 mg
	Effexor XR	37.5, 75, 150 mg	

XR＝徐放製剤

表4-1：米国で入手可能な抗うつ薬とその標準投与量一覧（つづき）

セロトニン-2アンタゴニスト/再取り込み阻害薬（SARI）			
一般名	商品名	錠剤含量	標準投与量
nefazodone	Serzone	50, 100, 150, 200, 250 mg	100 − 600 mg
trazodone	Desyrel（デジレル／レスリン）	50, 100, 300 mg	150 − 600 mg

ノルアドレナリン作動性/特異的セロトニン作動性抗うつ薬（NaSSA）			
一般名	商品名	錠剤含量	標準投与量
mirtazapine	Remeron	15, 30, 45 mg	15 − 60 mg

三環系抗うつ薬			
一般名	商品名	錠剤含量	標準投与量
amitriptyline	Elavil, Endep（トリプタノール）	10, 25, 50, 75, 100, 150 mg	75 − 300 mg
clomipramine	Anafranil（アナフラニール）	10, 25, 50, 75 mg	75 − 300 mg
desipramine	Norpramin	10, 25, 50, 75, 100, 150 mg	75 − 300 mg
doxepin	Sinequan, Adapin	10, 25, 50, 75, 100, 150 mg	75 − 300 mg
imipramine	Tofranil（トフラニール）	10, 25, 50, 75, 100, 125, 150 mg	75 − 300 mg
nortriptyline	Aventyl, Pamelor（ノリトレン）	10, 25, 50, 75 mg	40 − 200 mg
protriptyline	Triptil, Vivactil	5, 10 mg	20 − 60 mg
trimipramine	Surmontil	12.5, 25, 50, 75, 100mg	75 − 300 mg

Amitriptyline および nortriptyline には液剤もある。
Amitriptyline および imipramine には注射剤もある。

表4-1：米国で入手可能な抗うつ薬とその標準投与量一覧（つづき）

その他非選択的複素環系抗うつ薬			
一般名	商品名	錠剤含量	標準投与量
amoxapine	Asendin（アモキサン）	25, 50, 100, 150 mg	100 − 600 mg
maprotiline	Ludiomil（ルジオミール）	10, 25, 50, 75 mg	100 − 225 mg

モノアミン酸化酵素阻害薬（MAOI）			
一般名	商品名	錠剤含量	標準投与量
phenelzine	Nardil	15 mg	45 − 90 mg
tranylcypromine	Parnate	10 mg	20 − 60 mg

可逆的MAO-A阻害薬（RIMA）			
一般名	商品名	錠剤含量	標準投与量
moclobemide	Manerix	150, 300 mg	300 − 600 mg

＊表に出てくる薬剤の表記について
- 一般名の表記

  すべて小文字の英文で表記しています。
- 商品名の表記

  頭文字が大文字の欧文で表記しています。

  日本で発売されているものは，カタカナ名を付記しています。

第 5 章

気分良く過ごすための精神療法

　調子を維持し再燃を防ぎたいと望む人にとって最大の問題は,「セラピストの助けをかりるべきだろうか？」という問いではないでしょうか。これは，重要な意味をもつ現実的な問題です。その答えが「はい」であれば，どのようなセラピストで，セッションの頻度はどのくらいか，どのような治療内容を希望するか，その治療には保険が適用されるのかなどの問題を，さらに明らかにしなければなりません。この章では，あなたが調子の良い状態で受ける精神療法（ここでは維持精神療法と呼びます）は，実際に再燃予防に有効かという疑問を検討します。そしてセラピストを選択する際に関係する要因のみならず，どのように維持精神療法が構成されているか，具体的にどのような点が良い状態を維持する上で有用なのかについても検討しましょう。

維持精神療法は再燃の予防に有効か？

　この問題の簡単な答えは，おそらく「はい」でしょう。残念なことに，急性期（現在の）うつ病治療を対象とした試験研究に比べると，この分野の研究はまだ少数です。しかしうつ病の再燃率が非常に高いことから，精神療法の継続が長期的なうつ病エピソード発症防止に役立つか否かの研究が最近開始されました。例えば，うつ病発症歴のある高齢者を対象に 7 年間実施した試験では，対人関係療法（IPT）による毎月の維持治療セッションと薬物療法の併用，薬物療法

のみ，IPT のみ，プラセボのみのグループに被験者を分け，経過観察を行いました。その結果は，IPT の毎月セッションと薬物療法を併用した群が最良の予後を示すというものでした[136]。具体的にいうと，IPT と薬物療法併用群の80％が健康を維持しました。7年という期間を考慮すると，これは非常に高い再燃予防率です。同じ研究者たちによる別の試験では，薬物療法と毎月実施のIPT との組み合わせ治療が，より良い対人関係の維持ならびに対人関係における満足感をもたらすことが示唆されています[102]。

これに類似した試験で，認知行動療法（CBT）の継続もウェルネスの維持に有効との結果を示しています。この試験では，一度抑うつ状態にあり，その後改善した被験者を，継続認知療法（continuation cognitive therapy: CCT）と呼ばれる療法を受けた群と，CCT を受けず経過観察のみの群とに無作為に割り付けました。CCT は平均して毎月1回実施され，治療群は8回のセッションを完了した後も，試験担当医師により経過観察が行われました。その結果，試験期間全体（2年間）を通じてCCT 群の再燃率は10％だったのに対して，非治療群の再燃率は31％という結果が示されたのです[82]。つまり，毎月のCBT を8カ月受けていた被験者にうつ病が再燃した確率は，維持精神療法を受けなかった被験者の僅か1／3であったということになります。こうした試験結果から，最近抑うつ状態を経験した人にとって調子を維持するために，IPT（第13章参照）またはCBT（第6章参照）の維持治療を受けることは有効であると，筆者はある程度の確信をもっていうことができます。しかし，うつ病の再燃・再発に対するIPT やCBT の予防効果を裏づけるエビデンスがあるとはいえ，すべての精神療法が同じではないことに注意してください。筆者の知る限りでは，うつ病の再燃予防を対象とした他の精神療法に関する研究は，まだありません。

うつ病改善後も継続する精神療法の効果を示した，非常に説得力のあるこれら試験結果の他に，うつ病エピソード終了後，新たに予防中心の治療を開始することの有用性を支持する研究もあります。その一例が，第8章に詳述する，うつ病経験のある被験者が特別な瞑想法−「マインドフルネス（気づき）」瞑想を学ぶことによって良い状態を維持する確率が改善されたとする試験研究です[153]。

今後の 10 〜 20 年は，おそらくこれに似た健康維持を目的とする治療法の研究が増えると思われます。もちろん精神療法に携わる専門家は，健康な人にとっても精神療法は再燃の危険を低減する効果があることを確信しています。

維持精神療法を希望する場合は，数多くの点を考慮する必要があります。そのいくつかを検討してみましょう。

自分には維持精神療法が必要か？

前述の内容を読んで，あなたは維持精神療法を試すべきか迷うかもしれません。これは，誰にとっても答えが容易に出ない難しい疑問です。ここまでに紹介した試験結果は，ある集団における再燃の確率を示してはいますが，特定の個人に精神療法が適切か否かまでは示していません。第 2 章で，再燃の予測因子について記した部分で，研究者にとってある個人のうつ病が再燃・再発する確率を算定することがいかに難しいかを述べました。同じことは，他のあらゆる疾患についてもいえます。特定の個人における再発リスクの大小を決めることはできても，再燃率の正確な算定は困難です。現在までの研究実績からいえることは，保証はないものの維持精神療法が良い状態を維持する確率を改善するであろうということです。あなたが維持精神療法に適しているか否かを，より具体的な情報を基に決めるための個別要因を以下に紹介します。同様の要因は，調子を維持するための薬物療法を考慮する際にも関係します（第 4 章参照）。

過去のうつ病経験から判断する危険性のレベル

再燃リスクと維持精神療法の必要性について考える際に重要な要因の 1 つは，過去のうつ病経験です。精神療法の分野では，うつ病の複数回エピソードまたは重症エピソードを経験した人は，将来もエピソードを発症する危険性が比較的高いとされています。そのため，複数回または入院経験を含む重症エピソード歴をもつ人は，維持精神療法の導入を優先的に考えるべきでしょう。それにより良い状態が長期に維持できるばかりでなく，定期的に面接するセラピストが，早期警戒システムの役割を果たしてくれます。うつ病は突然発症すること

があります。そして多くの人はうつ病が忍び込んできたことに気づかず，手遅れになることがあるのです。しかしこのような状況になったとしても，自分を良く知るセラピストがいて，症状調査票を使って気分を観察してくれることは，とても有効です。

過去に効果があった精神療法

維持精神療法を行うか否かを決定する2番目の要因は，精神療法が過去に役立った経験があるかどうかです。過去にIPTやCBTによりうつ病が回復した経験がある場合，回復後も精神療法の継続は有用と思われます。すでに治療が終了しているのであれば，以前のセラピストが維持治療を続けてくれるかどうか，そして積極的にあなたの健康維持に協力する意思があるかどうかを調べてください。ほとんどのセラピストはこの目標設定を理解し，治療開始から再燃予防を重要目標として，治療に組み入れてくれると思います。

精神療法との相性

もう1つ考慮すべき要因は，あなた自身がIPTやCBTをどの程度価値ある治療法と考えるか，という点です。すべての療法を，万人が好むとは限りません。人によって，価値があるとする治療法は異なります。自分の人生や生活により多くの関わりをもつと信じ，納得できる治療介入が，あなたにとって継続する確率の高い治療法となります。同時に，健全な懐疑的態度をもつことも重要です。すべての治療介入が万人に有効ではありません。治療の良し悪しは，自分への有効性で判断すべきです。

精神療法の経験はなく，IPTやCBTを熟知していない読者は，これらの療法について書かれた本書の記述を丹念に読んでください。うつ病の治療に関して，IPTやCBTは，精神療法の中でももっとも数多い研究によってその効果が裏づけられています。CBT（第6章参照）は，うつ病が否定的に偏向した思考や知覚を伴う疾患との仮定に立つ治療法です。そして，抑うつ状態にある人を，不必要に悲観的で厳しいフィルターをもつ，色の濃いサングラスをかけてものご

とを見ていると考えます。CBT のセラピストは，受療者のこうした否定的思考を自ら検知・矯正する技術を向上させ，抑うつ感情を低減させる行動パターンを身につけることができるよう，手助けします。IPT（第 13 章参照）は，対人関係が気分障害やウェルネスにどのように関わるかに焦点を当てています。伝統的に IPT のセラピストは，受療者にとってもっとも重要とされる以下の 4 つの領域を重視しつつ治療を行います。

1. 悲哀または対人関係上の喪失（例えば愛する者との死別または離婚）に起因する問題，
2. 対人関係上の役割をめぐる不和—対人関係に自分が求めるものと，相手が自分に期待するものとの不一致と対立，
3. 役割の変化—生活の変化への適応困難，とくに新たな要求や異なるアイデンティティーとの取り組み（結婚や失職など），
4. 関係の質を全般的に改善するための対人関係技能の向上（コミュニケーション・パターンなど）。

本書第 6 章および第 13 章を読み，IPT や CBT を気に入るかどうかの一助としてください。

うつ病の引き金

維持精神療法を受けるかどうかを決める際に考慮する最後の要因は，あなたにとってうつ病の引き金となったのは何かということです。これは，明らかにすることが難しいかもしれません。しかし，うつ病エピソードの始まりを思い起こせば，発症の具体的な要因を特定することは，まったく不可能ではないでしょう。第 3 章のウェルネス・プランを見直し，そこに書き出した各エピソードに注目してください。うつ病エピソードに先行する，人生に起こる主要なできごと（ライフイベント）を具体的に特定できた場合，維持精神療法はあなたにとって有用かもしれません。維持精神療法は，将来生じるストレスの多いラ

イフイベントへのより効果的な対処と，うつ病の再発防止のための問題解決技能を学ぶのに役立ちます。セラピストは，あなたの不安定な気分を抑制しつつ，問題が大きくなる前にその解決を促してくれます。

セラピストを探す

　維持療法を受けることに決めたら，次の課題はセラピストを探すことです。これは必ずしも簡単なことではありません。しかし，セラピストを正しく選ぶことは，時間と労力をかけるだけの価値があります。過去に精神療法が有効であった経験をもつ場合，一番簡単なことはそのセラピストから健康維持の治療を受けることです。おそらくあなたはそのセラピストを信頼していて，2人の関係は良好でしょうし，セラピストがすでに所有するあなたに関する知識は，他の選択肢に比べ，有利な再出発を可能にしてくれるはずです。ウェルネス・プランで書きとめた，受療歴のあるセラピストのリストを見直してください。まだそのセラピストから治療を受けることが可能か，同様の治療法を受けることが可能かを調べたはずです。さらに，過去の治療ではどのようなことがうまくいかなかったかを把握し，今回の維持治療ではそうした要因を最初から避けるよう心がけておくことも大切です。

　新たにセラピストを探す場合は，いくつか考慮すべき点があります。下記にその簡単なチェックリストを挙げました。各項目については次項で詳述します。

　維持療法のセラピストは，以下の点を満足させる必要があります。

- 経験を積んだ，CBT そして IPT を行う公式資格をもつこと
- あなたとともに意欲的にウェルネスと取り組むこと
- あなたとの良好な治療関係を築けること

CBTそしてIPTの経験と資格

　ひとくちにセラピストといっても，さまざまです。そして，治療法の学派は

想像を超えるほど数多くあります。実際に勘定した研究者によれば，治療法の種類は400以上に及ぶとされています。さらに，精神療法の臨床を調査した研究によると，ほとんどのセラピストが，自らを「折衷派」と呼んでいるようです。すなわち，特定の状況や患者に応じて，さまざまな理論や技法を使い分けているということです。多様な治療法と折衷的アプローチの問題点は，自分の受けている治療が何なのか，必ずしも明確に把握できないことにあります。精神医学そして医学全般では，エビデンスに基づく治療に，より重点がおかれるようになりました。エビデンスに基づく治療では，医師が診断を確定するにあたり，最新の研究文献を調べた上で，その症状にもっとも有効かつ副作用や欠点の少ないことが実証された最適な治療を選択します。医学と同じように，精神療法の分野でも，入念に実施された研究を基に，特定の障害への有効性が実証された技法を用いるアプローチの導入が進みつつあります。CBTとIPTの有効性は，維持治療の研究により実証されています。このエビデンスに従えば，あなたにとって最良の選択肢は，このどちらかの療法を実践するセラピストを探すことにあるのです。

　これは，極めて明快で簡単なことに思えるかもしれません。しかし，セラピストの違いは，療法の違い以上に多くあります。例えば，彼らの専門分野も異なります。精神科医，臨床心理士，民生委員，カウンセラー，看護師など，多様な職業的背景の違いがあります。ほとんどの国，そしてほとんどの米国の州では，セラピストまたはサイコセラピストを名乗ることに，特定の資格は必要とされません。読者の住む地域で開業しているセラピストを探す際には，どのような教育を受け，どのような経験を積んできたのかについての質問を重視してください。その他考慮すべき要点として，大学でどのような講義を受講したのか，どれだけ多くの経験があり，訓練を受け，スーパービジョンを行ってきたのか，具体的にどのような分野を専門としているのか，などが挙げられます。もっとも良い質問は，「うつ病治療に，IPTやCBTなどのエビデンスに基づく治療法を用いるか？」でしょう。この問いに答えをためらうようなセラピストであれば，別の候補者を探すことをお薦めします。

もう1つ考慮すべき点は，セラピストが受けてきた教育レベルには大きな差があるということです。IPTやCBTを実施するセラピストといっても，どのようにその療法を学習したのか，治療実績はどの程度あるのかを質問してください。IPTやCBTのセラピストを名乗っていても，実際には週末の講習会で技法を学んだだけかもしれません。あるいは，十分な教育訓練を受け，豊富な治療経験をもつ療法士かもしれません。しかし，セラピストと名乗ることを制限する法律はありませんから，「買い手側の用心」であることに注意が必要です。

　最近は，医師が資格と職歴を提出し，複数の同業者の「検印」を受けるという制度を自発的に設けている精神療法専門学校もあります。例えば，CBTではAcademy of Cognitive Therapy（ACT）が地域別セラピストのリストをウェブで公開し，CBT専門医を一般に紹介しています（www.academyofct.org）。また，Association for Advancement of Behavior Therapy（AABT）のサイトにおいてもCBT専門医の優れた紹介を提供していますが，ACTとは異なりAABTではそのメンバーの資格を完全には検証していません（www.aabt.org）。

ウェルネスと積極的に取り組むセラピスト

　維持精神療法セラピストを探す際には，2つの障害があります。1つは再燃予防の概念と関連技法に対するセラピストの安心感に関するもの，そしてもう1つは，精神医療制度における精神療法の位置づけに関するものです。残念なことに，「ウェルネス」つまり精神および肉体の健全性を，必ずしも治療目的とはしていないクリニックもあります。セラピスト候補者との最初に打ち合わせや電話照会に際しては，まずあなたから，自分はウェルネスと再燃予防に興味があることを伝えてください。ほとんどのセラピストはこうした用語を熟知していますが，現在抑うつ状態にある患者の治療に，より熟練し安心感をもつ治療者の場合があるからです。

　2つ目の重要な要因は，健康保険による補償という現実的問題とクリニックが治療目的をどのように考えているかに関連します。例えば，うつ病から完全に回復した人でも，実際には精神医学的診断がついていない場合があります。

そのため，保健維持機構（Health Maintenance Organization: HMO）あるいは他の民間健康保険プランによる補償が受けられない治療となる可能性があります。保険事業者の観点からは，維持精神療法による治療は絶対的に必要なものではなく，贅沢の1つとみなされます。もちろん理論的には，治療がうつ病エピソードの発症とそれに伴うすべての費用（より集中的な治療費，入院費用，生産性の損失など）の発生を防ぐことができれば，予防治療はその何倍もの出費を節約していると主張することもできます。しかしこの主張も，民間・公的の健康保険プラン相手には通用しないかもしれません。維持療法の費用が保険で補償されない，あるいは保険会社にこの費用の必要性を説得することができない場合は，自己負担額を補償する保険オプションがあります。維持療法のセッションが毎月1回程度行われるのであれば，可能な選択肢かもしれません。

　もう1つの問題は，クリニックあるいはセラピストが何を治療目的と考えているかという点です。必要に迫られて，現在抑うつ状態がひどく，悪化した状態の患者を中心に治療することを目的とするセラピストもいます。確かに公営クリニックでは，通常こうした重篤な患者の治療に重点がおかれ，現在発症していない人々への医療を提供していない場合があります。再燃の研究と予防の重要性は，多くの点で精神保健医療提供の実態に追いついていないといえます。しかし，的確な質問を続けて忍耐強く探せば，最終的にはウェルネス・プランの実行を手助けしてくれる適格者が見つかるでしょう。

セラピストを見つけ良い治療関係を確立すること

　かなり信頼のおける研究団体の発表によると，精神療法の有効性を左右する最大の予測要因は，セラピストと受療者との関係の強さと質であるとされています。セラピストに対して信頼感をもち，彼または彼女が共感できる人物であると感じ，同じ目標を共有していると信じられることは大切です。こうした要素がすでにあれば，セラピストの専門知識や経験レベルはそれほど重要ではありません。男性のセラピストを好むか女性のセラピストか，若い人よりも年配者が良いか，それは完全にあなたの自由です。セラピストとの間に築く関係は

非常に重要ですから，そこに選ぶ人の好みがある程度介入するのは普通のことです。サービスを購入するのは，消費者であるあなたということを忘れずにいてください。選択の権利を行使するのはあなたです。しかし，相手が適切な資格をもつセラピストであれば，治療関係が生産的かどうかの最終判断を下す前に，3〜4回程度セッションをもち，十分な時間をかけてください。同時に，治療関係が希望するようなものではないと感じた場合は，セッションをあまり重ねないうちに決断することも大切です。新しいセラピストとの治療を，再度一から始めるのは，時間的にも金銭的にも負担が大きくなります。

維持精神療法の組み立て方

　この項では，維持精神療法をどのように組み立てるかについて検討します。具体的には，セッションの頻度はどの程度とするか，どのような問題に取り組むべきか，治療期間はどのくらいに設定するべきかなどの課題です。もちろんこの章から得られた情報は，あなたのセラピストとともに検討する必要があります。どのような計画を立てるにせよ，それは治療の進展に伴う変化に対応できる柔軟なものでなければなりません。

セッションの頻度はどのくらいが適当？

　現実的問題として考慮しなければならない重要な点の1つに，セッションの頻度があります。この章を書くにあたり筆者が再吟味した研究文献は，予防の目的としては月1回で十分であることを示唆しています。しかしこれは，隔週または隔月のセッションがより効果的あるいは効果的ではないという意味ではありません。参照の基準となるのは，うつ病の急性発症では，週1回のセッションが多いということです。うつ病が非常に重症な場合，週2回が必要でしょう。しかし健康な人にとっては週1回は多すぎます。重要な留意事項に，動機づけがあります。うつ病が重症であれば，毎週のセッションは患者にとってとても大切です。患者は他に用事があっても，時間を作ってセッションを受

けようとするでしょう。しかしうつ病が軽快すると，週1回のセッションを煩わしく感じ，他の用事を優先しがちです。これはその人が健康を取り戻しつつある徴候かもしれません。そして健康な人は，抑うつ状態のときほど苦痛を経験しなくなるのは当然のことなのです。ですからセッション中に話すことも少なくなります。

　もしあなたとセラピストが維持療法の回数を月1回と決めたのであれば，セッションとセッションの間は，治療関連の作業に自発的に費やすべきでしょう。例えば，毎月自分で作業課題（最近他人の批判に耳をかさなくなったなど）を決め，1カ月をかけて次回のセッションで話し合う議題を書きとめておきます。セッションのタイミングは新しい話題が十分にある時期がふさわしいのですが，毎回適当な話題を見つけることは困難です。セッション間隔を調節することも可能ですが，エビデンスに基き，筆者は月1回から始めることを薦めます。

何を話すのか？

　これもまた基本的な質問の1つです。その答えは，あなたとあなたのセラピストがセッションを重ねて発見していくことになります。セッションを始めるきっかけとして，本書やウェルネス・プランを使ってみてはどうでしょう。セッションでセラピストにこれらを提示するのです。あなたがセッションを希望する理由，どのような経験から脱出したいのかを，セラピストは確実に質問すると思います。おそらくすでにこの本を読み，あなたは自分の考えをもっているでしょうから，それがあなたとセラピストの重要な出発点となります。本書の終章にあるように，あなたが作成するウェルネス・プランは，セラピストと共に重要度に従って要点をカバーするための道路地図のようなものなのです。

　あらかじめ論点を準備しておくことに加えて，自分の経験が反映するようセッションを適応させることも大切です。これは，維持療法中に気分の落ち込みを感じるようなとき，あるいは生活の中でストレスを感じる状態が生じるような場合，とくに重要となります。維持療法は長期的計画として役立つほかに，

気分が不安定になりかかったときの早期警報システムとしての役割も果たすことを忘れないでいてください。最終的には，維持療法のセッションは，長期的なウェルネス戦略の立案と，人生に突然現れる問題，とくに再燃リスクを増加させる問題を解決することとの間で，バランスをとるという点に集約されるかもしれません。

治療はどれくらい続けるべきか？

この答えの一部は，月1回のセッションを8〜10カ月間継続しただけでも，再燃率がかなり改善されることを示唆した維持療法の研究結果に見ることができます。維持精神療法を1〜2年継続することで生じる不利益は，ほとんど考えられません。しかし，セッションに費やす時間と金銭は現実的な要因です。人によっては，自分が生涯精神療法を必要とは思いたくないかもしれません。その場合，期限を決めずにセッションを続けることは，実際に自分を「病んだ」あるいは「依存した」人間と考えさせる原因を作ることになるかもしれません。一生抗うつ薬をのみ続けることに不安を感じるのと同様に，維持療法を過度に長く続けることに不安を感じる人もいるでしょう。しかし，そこには考慮すべき点があります。それは，最終的目標を健康維持の自助努力におく月1回のセッションは，依存を助長する可能性が低いということです。治療を受けることすなわちその人は「病んでいる」，あるいは自分1人で対処することができないからだとの考えは，実際にはスティグマに根ざすもので，それ以上の意味はありません。多くの人が何の不調も感じないにもかかわらず，定期健康診断に開業医を訪れます。そして歯科医は定期検査を皆に薦めています。ほとんどの人は，健康を維持するための開業医や歯科医での定期検査が依存の徴候とは考えていないはずです。精神的健康が，身体的健康とは違うと考える理由はありません。

実際にウェルネスや維持精神療法は，歯科医が用いる医療モデルと非常に似通っています。自分の歯が見かけ上も使用上も何の問題もないのに，私たちは歯科医の定期検査を受けています。この定期検査には，メンテナンス，洗浄，

歯科衛生士へのデンタルフロス使用頻度の報告，治療の必要性をみる歯科医の簡単な検査などが含まれます。抑うつに脆弱な人のための精神療法も，維持療法のセッションが終了した後は，この歯科モデルにならうことができます。最近のできごとを掘り下げて吟味し，ウェルネス・プランを再検討し，将来の障害に備えるのは，健全な考え方です。そしてまた，定期検査の合間に急な歯痛を感じて歯科医を訪問するのと同じように，ストレスを感じ始めたときや気分の下降が長引きそうだと気づいたときには，セラピストとのセッションを予定すれば良いのです。

　次に，すでに馴染みのある話題となった動機づけについて検討しましょう。維持精神療法を受けようと決め，セラピストを見つけ，ウェルネス・プランを実行したら，次の重要課題は動機づけです。

維持の動機づけ

　本書ではまず第2章で，ウェルネス・プランの作成に伴う動機づけの問題を検討しました。維持精神療法にはとくに動機づけが重要な関わりをもちます。私たちは，維持精神療法の障害に2つの種類の動機づけがあると考えています。すなわち感情的回避と進歩がないことによる回避です。ここで検討するこれら2つの回避は，いずれも維持精神療法をさまざまな点で弱体化させます。1冊の本で，動機づけ欠如の完全な治療法を解説することはできませんが，知識は力なりです。何が起こりうるかを心得ておくことは，しばしば予防策として役立ちます。もちろん，ウェルネスの究極的動機づけは，健康維持のために何か積極的な行動を起こさなければ，再びうつ病があなたを襲うという恐怖に根ざしています。理想をいえば，これは動機づけの種類として最善のものではありません。大きな報酬の獲得に役立つ行動のほうが，否定的な結果の回避に役立つ行動よりも強制力があります。しかし，運動を例にとれば，多くの人が運動を生活の一部に取り入れていますが，その報酬が何であるかは必ずしも明確に捉えていないでしょう。週3回のジョギングでは，完璧な身体を手に入れること

はできません。しかしそれは，寿命を延ばすことに役立つ循環器系の改善など，隠れた便益をもたらします。身体的健康への否定的結果を運動が防いでくれるように，精神的健康を維持精神療法が守ってくれるのです。ウェルネス・プラン実行のきっかけをつかむには，再びうつ病があなたの人生を襲った場合に起こる変化を考えることが大切です。これは脅し作戦に聞こえるかもしれません。そして作戦として完全には正しくないとしても，この「脅し」は思いつきではなく，大げさな誇張でもないのです。うつ病エピソードは，危険に満ちた恐ろしい対象です。これによってウェルネスの追求が動機づけられるのであれば，それは良いことといえます。

感情的回避

維持療法に関わる動機づけの最初の障害は，うつ病エピソードを克服した直後に起こりやすい感情的回避です。これは受療者が突然「昔の自分」のように感じることをいいます。身体的そして心理的な限界が突如取り払われ，まるで自分が罠から解き放たれたように感じるのです。うつ病が去ったことで，実行できなかった，または実行を望まなかった数多くのこと，例えば終わらせなければならなかった仕事，途絶えていた友達づき合い，果たさなければない責任などが，手招きしているように見えるのです。このような状態で，もっとも聞きたくない言葉は「うつ病」であり，一番考えたくないことは，やっと抜け出した経験について再び考えることです。

　早く終わらせたい嫌な経験をした人にとって，これは極めて自然で人間的な反応といえます。うつ病について考えることを避けるのは，うつ病を再び議論することが否定的感情と思考を再活性化させるという恐怖に，ある程度関連しているかもしれません。すでに述べたように，悲しい気分を避けるあまり，うつ病から回復した人の中には，否定的感情を再燃の確実な徴候とみる人がいます。しかし，維持精神療法の中心的な関心は，過去のエピソードに深くこだわることではありません。その目的は，否定的感情を突いたり刺激したりすることではなく，ましてどこが悪かったかを反省することでもないのです。何よ

りも重要なのは，うつ病が再燃・再発するのを防ぐことにあります。確かに維持療法には，うつ病に悩まされたときにあなたはどのような状態にあったのか，とくに発症の引き金となったのは何か，そのときに何を考え感じたかなどの議論が含まれます。しかしそれは，目的が予防にある点で，明らかに肯定的な性質のものです。

　回避の動機づけが問題となるもう1つの状況は，うつ病から回復した後も，発症の引き金となった問題や悪化させた問題が議論されることなく，また解決されてもいない場合です。このようなときは，うつ病について語るのを避ける動機づけが優勢となっているのです。しかし，心の底では原因となる問題が解決されていないことを認識しています。このような場合，原因となる問題が自発的に消え去る可能性は僅かです。うつ病発症の原因や基底にある問題が対処され，解決されている場合に比べて，回復も安定したものではありません。感情的回避は，常に注意深く検証する必要があります。維持精神療法による効果が得られない人，精神療法に否定的反応を示したり，不快に感ずる人もいます。しかし，維持精神療法の効果がどのようなものかを知るには，試してみる以外にはありません。

進歩がないことによる回避

　維持精神療法の動機づけに関する2番目の問題は，治療のずっと後の過程で起こります。精神療法のセッションをほぼこなし，治療効果も享受している人が，気分が改善するにつれ，治療継続でどのような進歩があったのかを疑問視することから，この問題は始まります。このような状況で，受療者がセッションを続けることの必要性を考え始めるのは自然なことです。問題となる再燃，気分の変動，ストレスを与えるできごとなどがないまま何カ月かが過ぎてゆくと，最悪の事態は過ぎ去った，もう学ぶことは学んだ，自分だけの力で対処する時期だ，などと考えがちです。うまくいけば，これらはすべて正しいかもしれません。しかし統計上，数カ月という期間は正確な状態を把握するには短すぎます。

対照的にセラピストは，毎回熱心にセッションに来るからには，受療者がとても不幸な状態を経験したに違いないと考えます。苦悩を経験しつつあることは，セッションを受け，問題解決に臨み，真にセラピストの意見から学ぶための強力な動機づけとなります。しかし，すべてが順調になれば，誰もがセッションを休みがちになります。セッションは集中的でなくなり，特定の目標を共有する相互作用というよりも，打ち解けた会話形式のものとなりがちです。セラピストもこのような傾向に陥りがちなのです。再燃予防という真の目標に注意を向けなおすには，ときにはセラピストと患者双方の努力が必要となります。維持療法のセッションが，再燃を発症させる可能性にのみ集中すべきと，筆者は主張しているのではありません。維持精神療法があなたに合った療法と一旦決めたのならば，自分が作成したウェルネス・プランを信頼し，それに沿って行動することを薦めているのです。

まとめ

　本章では，健康を維持し再燃を予防するための維持精神療法，とくに IPT と CBT という考え方を紹介しました。現時点では，1 カ月あたり 1 時間のセッションと，宿題に要する数時間という比較的僅かな時間の投資で，大きな利益が得られることをエビデンスが示しています。将来は，維持精神療法のより多くの便益が，最適なセッション頻度と最適な実施方法などを含めて明らかになると思われます。現在のところは，ウェルネス・プランを基に，毎月セッションを行うことができる IPT または CBT セラピストを見つけることが最良の選択肢です。こうしたセラピストを見つけ出すことは，必ずしも容易ではないでしょう。中規模都市や大都市に居住している人のほうが，セラピストの見つかる確率は高いと思われますが，IPT や CBT を行う治療者には，さまざまな専門家がいることに常に留意してください。そして，セラピストの専門知識と個人的特性の組み合わせが納得できるまで，十分探し回ってください。本書および読者が作成したウェルネス・プランは，維持療法のセッションに持参し，活用

できることも忘れないでください。本書を読み，練習課題とすでに取り組んでいることなどの努力は，セラピストとのより効率的なセッションとなって報われるはずです。維持療法は，最終的にあなたの人生をできるだけうつ病とは無縁でより良いものとするための，期待を込めた「運動」のようなものです。それは，あなたのエネルギーを投資する価値のある目標です。

〈練　　習〉

　この章のポイントをあなたはどのように考えるかを書き，その後にあなたがウェルネス・プランの一部に取りいれたいと思う課題や練習を記入してください。

　第5章「気分良く過ごすための精神療法」では，再燃予防に役立つ精神療法を検討しました。この章の私のポイントは以下のとおりです。
_____
_____

　この章を読んで取りいれたい課題，練習，行動は以下のとおりです。
_____

第6章

毎日の現実的思考

　本章では，あなたの思考が感情と行動に関連する仕組み，とくに否定的気分に関連する感情と行動を中心にみてゆきます。このような思考は，うつ病と再燃を理解する上で非常に重要です。うつ病は思考パターンと密接に関連します。そのため，否定的思考パターンの修正が，うつ病退治にはとても有効なのです。思考とうつ病の関連性の研究は，1960年代にこの考えを最初に提唱し，現在もっとも広く知られている効果的なうつ病治療法の1つを開発した Dr. Aaron T. Beck の研究にさかのぼります。Dr. Beck と彼の同僚は，現在に至るまで世界各地でうつ病の原因と治療の研究を続けています[33]。

　Dr. Beck による思考とうつ病の研究は，彼が臨床精神科医としてうつ病患者を精神分析療法で治療していた頃に始まりました。精神分析療法は，Sigmund Freud によって開発された精神療法の1つで，当時の標準的な治療法でした[158]。Beck は他の精神分析医と同様，うつ病の原因は内奥に向かう怒りにあると講義で教えられました。これは Freud が，19世紀の終わりから20世紀の初めにかけて提唱した考えです。しかし Beck は，患者にこうした怒りがみられないことから，うつ病の原因に関する Freud の考えは妥当だろうかと疑問をもち始めました。そして，精神分析医の通常の役割にこだわらず，感情や行動に関する直接的な質問を患者に投げかけました。その結果は，少なくとも1960年代にはまったく新しい，多くの議論を呼ぶ発見でした。質問に対して患者が Beck に語ったのは，心の内へ向かう怒りではなく，日常会話の表面下における意識

の流れの存在でした。彼はこの意識の流れを「自動思考」と名づけました。そしてそれは，とても否定的な調子をもつと彼は考えました。抑うつ状態にある人は，悲観的で，希望のない，現実よりもずっと否定的にものごとを捉えた内的対話を行っていたのです。それはまるで周囲の肯定的情報を排除し，否定的情報のみを透過する眼鏡をかけているかのようでした[7,33]。

　現在では，誰もが大なり小なり常に内的対話を行っていることは，広く知られているとおりです。その好例としてあげられるのは，パーティでの会話で，相手の話す内容がつまらなかったり，共通の話題ではないため会話に集中できなかった場合です。きっとあなたは，「今何時頃だろう」とか「もっとおもしろい人がこの会場にはいるはずだ」，あるいは「帰りに食料品を買わないと」などと考えていたはずです。もちろん，こうした内的対話は独自に流れていながら，その相手との会話は続いていたことでしょう。内的対話は行動にも影響を及ぼす場合があります。例えば，「帰りがけに食料品を買っていかないと」と考えたとします。次に，行きつけの店が30分後に閉店することに気づいたあなたは，会話を終わらせて別れの挨拶をします。こうして内的対話は，しばしば私たちの次の行動を決定づけます。内的対話は仕事の最中も流れ，完全に途切れることはめったにありません。おそらくこの本を読んでいる間も，それが続いていることにあなたは気づいたでしょう。例えば，文章を読みながら，「何を言いたいのかどうもよくわからない」，「どんな結論になるんだろう」，あるいは「これは自分とどんな関係があるのか」などです。これが内的対話で，私たち意図するところは，こうした対話を表面に引き上げ，より丹念に検討することなのです。

うつ病を思考から研究する

　思考と行動が否定的感情に影響を及ぼすという考えは，一般にうつ病理解の認知的または認知行動的研究方法と呼ばれています。「認知」という言葉は，たんに思考を意味したり，あるいは精神的過程を意味します。気分が良いときに

は，私たちの内的思考や認知は，肯定的または中立的です。しかし前述したように，Beckの批判的観察は，抑うつ状態にある人が周囲のできごとを否定的に解釈するのを発見しました。その否定的観点は，とても非現実的で，実態を反映していないにもかかわらず，否定的思考の悪循環を制御することは困難なのです。実際にこの否定的思考は，他人から指摘されるまで気がつかないことが少なくありません。例えば，あなたがいま会社勤めをしているとしましょう。そして，勤務成績の査定時期がやってきました。抑うつ状態にない人であれば，「こんどの査定で大幅に給料が上がるかもしれない」，「いい機会だから上司に自分の考えをアピールしよう」などの肯定的考えをもつでしょう。あるいは，「査定の面接はどれくらい時間がかかるだろう」，または「査定のための資料をまとめなければ」などの，中立的な考えをもつかもしれません。そしてまた，「批判的な評価をされるかもしれない」，または「不景気の影響でボーナスは下がるかもしれない」などの抑うつ的考えや不安をもつ可能性もあります。いずれにしろ，こうしたさまざまな考えをもつ人は，全体的に勤務査定を中立的できごととしてとらえます。

　一方，抑うつ状態にある人は，同じ年間勤務査定について大変異なる考えをもつ傾向があります。そこには，肯定的考えはほとんどありません。その代わり，「批判的に評価されて今年のボーナスは出ないだろう」，あるいは「不景気だから自分は真っ先にリストラされるだろう」などの否定的思考が中心となります。「失業したらどうやって家計を支えたらいいのか」，「解雇を通告されたら上司に思い切り言いたいことを言おう」などと否定的思考の悪循環はさらに続きます。抑うつ状態にある人は，年間勤務査定に，緊張，恐怖，悲観主義をもって臨むことは明らかです。もちろん上に引いた2例では，年間勤務査定に違いはまったくありません。抑うつ状態にある人の感情は，きたるべきできごとの偏った知覚に基づいています。問題は，抑うつ状態の人が自分の思考は偏っていると認識しないことなのです。他のほとんどの人と同様，抑うつ状態にある人も自分の思考は将来実現するであろう事態の正確な予測と考えています。その判断に従って行動し，考えているのですから，悲観的感情や不調を感

じ続けることになります。勤務査定は何ら悪くないにもかかわらず，怒りや恐怖があまりに大きいため，解雇の屈辱に直面することをおそれて自ら辞職することさえあるのです。

　抑うつ状態の人がこのように考え，それに従って行動するという筆者が挙げた例を，読者は鵜呑みにする必要はありませんが，うつ病に悩む人々の治療に携わる専門家にとって，これはとても一般的なシナリオなのです。抑うつ状態にある人は，そうでない人に比べ同じできごとでもより否定的にとらえるという考えが，1970年代以降数百を数える研究により確認されてきました。そして，抑うつ状態にある人は，否定的観点に立って行動することが示されているのです[33]。

　抑うつ状態にある人を，このような否定的考えに導く要因のすべてを，私たちは完全に理解してはいません。入念な研究の結果によれば，人生初期における経験とそれは関連性があるとされています。そしてこのような思考と感情は，抑うつの活性化とともにスイッチが入ると考えられています[33]。しかし良いニュースは，この否定的な内的対話が修正可能なことです。つまり，抑うつ状態にあっても，否定的思考の傾向を検出し，より正確な思考にそれを修正することができるのです。それを最大限可能とするには，認知療法セラピストの助けを借りるのが一番です。認知療法は，重症例においても薬物療法と同じくらい有用であることが示されています[47,53]。

　近年は，健康維持と再燃予防を目的とした認知療法研究がいくつかあります。第5章の維持療法でも述べましたが，そのうちの1つでは，うつ病から回復した被験者が認知療法のセッションを毎月継続することにより，健康維持の確率がかなり増加したことが示されました[82]。軽度の抑うつ症状を呈した被験者の再燃率をみたもう1編の試験報告では，通常の診療所での治療管理を受けた群に比べ，認知療法を受けた群の再燃率は約半分でした[130]。認知療法の技法は，自助的にも応用できます。例えば，Dennis Greenberger と Christine Padesky[70] は「*Mind over Mood*（邦題：うつと不安の認知療法練習帳）」という優れた自助本を出版しました。ステップ・バイ・ステップで取り組む戦略で，読者の抑

うつ思考を変えるのに役立つ書籍です。もう1冊の優れた自己啓発書は，David Burns [31]による「*The Feeling Good Handbook*（邦題：フィーリング Good ハンドブック）」で，思考とうつ病に関する自己訓練法が記述されています。しかし本書で述べる認知療法の技法とその用い方は，再燃の予防を中心としていて，上記書籍とは内容が若干異なります。これらの技法が健康維持にどのように有用か，以下に検討してみましょう。

認知療法と再燃予防

　うつ病から回復した人は，今までにうつ病を経験したことがない人とほぼ同じような思考をもっています[33]。それでは，一体どのようにして認知療法は，健康維持を望む人の役に立つのでしょうか。複数の入念な研究で，うつ病から回復した人は，特定の状況下では，うつ病をまったく経験したことのない人とは異なる思考形態をとることが示されました[8,141]。うつ病経験のある人が，経験のない人とは異なる思考をもつ特定な状況とは，その人が悲観的気分にあるときです。この悲観的気分は，長くは続かないと考えられています。実際に，悲観的気分中心の質問により構成された実験では，それが持続するのは，数分の単位でした。そこで問題となるのは，「うつ病から回復した人は，悲観的気分のときにはどのように考えるのか？」という疑問です。その答えは，自分自身，他人，周囲に対する否定的信念のいくつかが「活性化」されるというものです[141]。活性化とは，こうした考えがより明確に，そして頻繁に現れることを指します。結果として，それが感情と行動に影響を与えることがあります。この点をより具体的に検討してみましょう。うつ病経験のある人を被験者に行う試験では，試験担当医は，被験者に一過性の悲しい気分を誘発させます。一般的には，被験者に悲しい音楽を聴かせたり，過去の悲しい記憶を想起させるのです。ひとたび悲しい気分になると，うつ病経験のある被験者は，自分が完全であらねばならない，常に他人を楽しませることが非常に大切，自分の価値は実績のみによって決まる，などの信念をより強くもつことが複数の試験により示されています。この否定的思考が現れると，それが長期間持続し，さらに気分が落ち込

むのではないかと，研究者や臨床医は考えています。思考や信念に現れるこうした変化は，行動にも変化をもたらし，最終的にはこの思考を除去することが困難になります。また，夫婦間の問題や仕事上のトラブルなど，現在進行しているストレスを与えるできごとが原因で悲観的気分に陥ると，ストレスと否定的思考の組み合わせが悪循環を呼び，抑うつエピソードの新たな発症の引き金となることがあります。ここで学ぶべき点は，否定的思考や感情を早期に発見し，始まる前に悪化を阻止するか，その過程を減速させることなのです。

前述のとおり，気分の変化（とくに否定的な方向への変化）に気づくこと，そして否定的気分が悪循環に入る前に予防することが大切です。こうしたわずかな気分の変化を，認知療法ではムード・シフトと呼びます。これは，通常の気分あるいは肯定的な気分が，否定的気分へ移動したことに気づいた瞬間を指します。この過程をより詳細に定義しつつ，どのようにムード・シフトを特定し，取り組むかについて，以下に述べます。本書の第3章では，非常に悲しい映画を観たときや，知人が病に倒れたり亡くなったことを知ったときなどに感じる通常の悲観的気分と，うつ病の再燃・再発の初期徴候である悲観的気分との違いを区別する重要性について述べました。本章で紹介する認知療法の技法によって，問題となる悲観的気分が通常のもので，少なくとも理解可能なものか，あるいはうつ病の再燃・再発の徴候かの特定が容易になると思います。

どのように思考と取り組むか

自分の思考を客観的にとらえ，今考えていることを書き出すためには，まずムード・シフトに注意を向ける訓練が必要です。最初は簡単に思うかもしれません。著者は，長年の治療経験から，これには難易度の個人差があることを発見しました。ある人にとっては，感じている気分を完全に自覚することが可能で，感情に生じる特定の変化の原因を十分理解することが可能です。しかし人によっては，原因を十分な時間をかけて注意深く分析しない限り，気分の落ち込みが突然襲ってきたように思うのです。ムード・シフトの客観的観察は，学習性の技能です。しかしこれは，学校で学習するようなものではなく，他の一

般的な人生経験から学習するものでもありません．むしろそれは，時間をかけて学ぶ技能の1つです．

　まず簡単な例から始めます．悲しい気分を喚起するストーリーの映画を観ているとしましょう．私たちの多くは，愛情と喪失，病気と人生のはかなさ，戦争の愚かさ，社会や対人関係の不正義などをテーマとした映画を観ながら，泣くことがあります．実際にはわが身に何も起こっていないのに，一体なぜ私たちは劇場や居間で映画を観ながらそこまで感情的になるのでしょうか．その理由は，映画とくに登場人物と私たちが，自覚のないまま一体感をもつからです．映画の登場人物が病気に罹ったり，死んだり，喪失を経験したりすることが，あたかも自分に起こった喪失であるかのように，短期間ながらも強力に感じてしまうのです．完全に自覚することなく，私たちは自分をその状況におき，登場人物と自分を同一視します．映画で起こったことが現実であるかのように私たちが感じることは，実のところその映画が良い作品であることのあかしでもあります．対照的に，映画の中で何か悲しいできごとが起こっても，少しも悲しい気分にならないのは，登場人物のように考えていないか，何か別のことを考えているのかのいずれかです．このような場合に気分の変化は訪れません．

　あなたは，悲しい映画を観終わったあとで，悲しかった気分がすぐに変化した経験はありませんか？　例えば映画館を出て数分後，自分の車に駐車違反のステッカーが貼られていたとします．悲しい気分は，おそらく怒りへと変わるでしょう．その気分が変化した理由は，あなたがもはや映画の登場人物のようには考えていないからです．あなたは今，駐車違反の罰金が課せられ，怒れる人物として考えているのです．あるいは，映画を観たあと何時間も悲しみが残っているかもしれません．この場合，悲しい気分はしばらく続くかもしれません．というのも，あなたは映画の登場人物について，どういうわけか考え続けているからです．映画がとても感動的な場合，登場人物はときとして観る者の心の中に残るものです．まるで，映画館の外やあなたの心の片隅に1人で生き続けていくかのように．同様のことは，否定的な情報をニュースで知ったときにも起こります．実際に，抑うつ状態にある人の多くは，テレビのニュース

や新聞を読むことを避けることがあります。犯罪，不正義，戦争などが悲観的気分につながるからです。他者の不幸に関する記事を読むことは，除去が困難な否定的思考をもたらすことがあります。

思考ワークシート

　何か悲しいできごとが起こったり，悲しい知らせがあったりした場合は，気分の変化との関連性が容易に理解できます。認知療法では，できごとと気分との関連性を容易に理解するために，思考ワークシートと呼ばれる特別な日記を用います。

　思考ワークシートがどのようにして気分の明確な表現に役立つのか，その理解を深めるために，例を用いて検討してみましょう。当面は，悲しい映画を例に自分自身の思考を記録する練習を行います。章末にある思考のサンプル・ワークシート 6-1 にあるように，〈ステップ 1　状況〉,〈ステップ 2　感情〉,〈ステップ 3　思考〉, の3段階に分けて記録するよう，このワークシートは構成されています。ブランクのワークシート 6-2 を，練習用に何枚かコピーしておくことを薦めます。では簡単な例から始めましょう。最近，映画を観ながら悲しい気分になったり，涙を流したときのことを思い出してください。もしこれが難しければ，今まで一番悲しい映画を観たときのことを思い出してください。その映画の題名と，その中でもっとも悲しかった状況を，ステップ 1 に簡単に記入します。6-1 のサンプルには，「プライベート・ライアンを観ていた。最初の場面はノルマンディ上陸とそれに続く戦闘だった」と書かれています。ではここで，どのような感情が映画の場面を観て生じるか考えましょう。サンプルのステップ 2 には，悲哀，絶望，失望と書かれています。ステップ 2 は，単語で記入されていることに留意してください。これは重要なことです。ほとんどの場合，感情は 1 つの単語だけで表現することができます。

　さて次は，ほとんどの人が少し難しいと感じるであろうステップ 3 です。ムード・シフトを経験したとき（例えば，映画の悲しい場面を観ながら）の思

考を記録する段階です。この段階は簡単ではありませんから，最初は時間がかかることでしょう。サンプルのステップ3には，上記の場面について著者が感じた思考を述べました。物語の中へ自分を投影することを含むこれらの思考が，そのときなぜそのように感動したかの理由を説明します。まず映画を例にとって，あなたに生じた感情を思考ワークシートに記述してください。最初のうちは，思考ワークシートを書き終えるまでに，数分から30分程度の時間がかかると思います。慣れるに従ってその時間は短くなるでしょう。

　この先へ読み進む前に，ステップ3に記入した思考を読み返し，あなたが今映画館にいてその思考を経験していると想像してください。そこでステップ2の感情が少しでも湧きあがってきたら，記入した思考は的確ということになります。映画を例に用いることで，ある状況下での感情はその状況に対する思考に関連するという，認知療法の主要点の例証です。

ワークシート 6-1：思考ワークシート（サンプル）

ステップ1　状況
　ムード・シフトとともに何が起こったかを記録してください。どんな状況でしたか？　誰か他の人が関与していますか？　あなたがいた場所は？

映画「プライベート・ライアン」を観ていた。最初の場面はノルマンディ上陸とそれに続く戦闘だった。

ステップ2　感情
　あなたは何を感じましたか？　あなたが感じた感情を表すのにはどのような言葉が適切ですか？

悲哀，絶望，挫折

ステップ3　思考
　そのときどのような考えが頭をよぎりましたか？　どんな独り言を言いましたか？

戦争はむなしい。多くの命が失われた。兵士たちが生き残るチャンスはない。自分には上陸用舟艇から飛び降りることはできないだろう。彼らは英雄だ。多くの兵士が帰還できなかった。

ワークシート 6-2 : 思考ワークシート

ステップ 1　状況
　ムード・シフトとともに何が起こったかを記録してください。どんな状況でしたか？　誰か他の人が関与していますか？　あなたがいた場所は？

_____

_____

ステップ 2　感情
　あなたは何を感じましたか？　あなたが感じた感情を表すのにはどのような言葉が適切ですか？

_____

_____

ステップ 3　思考
　そのときどのような考えが頭をよぎりましたか？　どんな独り言を言いましたか？

_____

_____

思考ワークシートでムード・シフトを監視する

　最近あなたが，悲哀，恐怖，不安など，気分に強い変化が生じたときのことを思い出してください。そして，ブランクの思考ワークシートに，以下の質問を考えながらステップ1状況を記入してください。ムード・シフトはいつ起こりましたか？　何時頃でしたか？　そのとき何が起こっていましたか？　周囲に誰かいましたか？　記入が比較的簡単にすむこともあります。例えば，誰かと意見が対立した，電話あるいは手紙で悪い知らせがあった，大切なことで失敗したなどの場合です。しかしときには，とらえにくい状況にあって，何が否定的気分の引き金となったのかを特定することが難しいこともあるでしょう。実のところ，引き金となる状況は大したものではなく，とても些細なできごとが引き金となって否定的思考が生じる場合があります。そして実際に感情の引き金となるのは思考であり，思考がさらに悲観的思考を呼ぶこともあります。

　次にステップ2感情へ移ります。ステップ1に記入した状況で，あなたにとってもっとも気にかかる感情は何でしょう。ほとんどの感情は，1つの単語で表現できることを思い出してください。複数の感情を記入することに，問題はまったくありません。例えば怒りと悲しみを同時に感じたり，いくつかの感情を次々に感じることは，よくあります。身体的感覚を書くこともよいでしょう。こうした感覚が，不安や大きな恐怖に関連する場合はとくにそれが当てはまります。感情は身体に影響を及ぼすことがあり，また身体的感覚が感情に作用することもあります。ワークシートで練習する際には，正しい答や間違った答はないことを頭においてください。練習を重ねるにつれ，感情の記述過程はより簡単になるはずです。

　最後がステップ3思考の記述です。好みによってこの部分は，頭に浮かんだあらゆる考えを記述する意識の流れ形式にすることもよいでしょう。こうした内的対話や自動思考は，必ずしも完全な文章の形をとりません。これらの思考は急速に生じ，意識的制御を超えた印象を与えます。そして，往々にして偏った，極端な内容をもちます。記述を容易にするには，「この状況で自分は何を考

えていたのか？」または「このような感覚が生じたときにどんな独り言を言っていたのか？」といった質問が有効です。ほとんどの人にとって，心の奥底の個人的思考を書き出すことは，非常に私的なものと感じ，気恥ずかしいと思うことでしょう。一旦記入した後で，「こんな風ではなかった」とか「なんだかおかしい」などと考えるかもしれません。しかし，自己検閲はいけません。これは重要なことです。あなたが記入した思考が，現実または現時点の視点と合致しないように思えることは，実は治療過程の一部なのです。この章の後半では否定的自動思考を分析し，それが現実に即しているかを決める戦略を説明します。

専門家の多くは，思考を頭の中で分析することよりも，ワークシートに記入するほうが重要と考えています。記述という行為は，観念的作業を行う場合とは大きく異なる脳の処理を必要とします。思考と感情の関連性をチェックするために，書き出した思考を最後に音読してください。そして，あなた自身や知人にこれらの思考を当てはめ想像してみてください。彼らは記入されたものと同じ感情を抱くと思いますか？ もしそうであれば，あなたはその状況と，生じた感情にもっとも関連する思考を捉えたのです。しばらくの間（少なくとも2, 3日）3ステップの思考ワークシートで練習を重ねてください。次項では，3ステップ・ワークシートよりさらに一歩進んで，拡張版思考ワークシートについて検討します。

否定的思考を変えるための拡張版思考ワークシート

うつ病に悩む多くの人にとってもっとも厄介なのは，否定的感情と気分の落ち込みによる生活上の障害です。しかしここまで見てきたように，否定的気分は否定的思考を動因としています。ですから，否定的感情を変化させるもっともよい方法は，思考を変えることにあります。うつ病の再燃・再発予防の重要な鍵は，気分の変化を定着させる原因状況や思考の警戒にあります。こうした原因思考の分析は，短期的にもまた長期的にも否定的気分を遠ざけるのに役立ちます。

強い感情を引き起こす思考を興奮思考と呼びます。一般に興奮思考は，非現実的な思考です。悲観的気分の人の思考は，この非現実性がとくに顕著です。ですから興奮思考を真実として受け入れることなく，ゆっくり考え，自分の思考が正確かどうか，入念にチェックする必要があります。

〈真実を発見するために証拠を使う〉
　証拠集めは，自分の考えが現実に即しているかを知るのに欠かせない手法です。この手法の基本にある考えは簡単なものですが，生じる結果は一般にとても奥深いものです。証拠集めにおいては，状況の事実に焦点を当てて注意深く吟味し，自らを客観的観察者とする必要があります。さらに，証拠集めでは，最初の解釈（興奮思考）を裏づける事実と，1つあるいは複数の代替解釈（代替思考）を裏づける両方の事実を考慮しなければなりません。ワークシート6-4は，証拠集めと代替思考の記録を容易にするための，段階別に構成された拡張版思考ワークシートです。
　先へ進む前に，ここでアネットを例にとって検討してみましょう。アネットは週末にジェーンと会う約束をしました。しかしジェーンからの連絡がありません。後述のサンプル・ワークシート6-3記入例には，〈ステップ1　状況〉として「ジェーンは週末に電話をかけてくるはずだったのに，今日は月曜日。まだ電話がない」と書かれています。〈ステップ2　感情〉には，「動揺，傷つき，怒り」とアネットは書きました。そして〈ステップ3　思考〉には，「ジェーンは身勝手だ」，そして「多分彼女は私を嫌いになったので，私と話をしたくないのだ」と書き，後者に丸印をつけ一番自分を傷つけた理由としました。
　ここで私たちが証拠集めを行うのなら，アネットから距離をおき，「事実は何か？」を彼女から聞かなければなりません。事実の1つは，友だちのジェーンが約束した期間に電話をかけてこなかった，ということです。興味深いのは，事実として挙げられるのはこれしかない，ということです。次にアネットがやるべきこと，それは，「この事実が，ジェーンは私と話をしたくないという考えを裏づけているか？」と自問することです。その答えは，「多分」であり「必ず

しもそうではない」でしょう。ジェーンがアネットとは話したくない，という解釈は，電話がなかったという事実を超えています。必要なのは，さらに情報を集めることです。ジェーンが電話をかけてこなかったのはアネットを嫌っているからと考える理由が，何か別にあるのか，彼女らのつき合いを過去にさかのぼってみなければなりません。ジェーンは，電話をするといっても電話をかけないことがよくある人かもしれないし，それはジェーンの流儀であって，好悪とは無関係かもしれない。また，ジェーンは電話すると約束したら必ず電話をかけてくる人で，今回は何らかの理由でかけてこなかったことも考えられます。ジェーンはもうアネットが嫌いになったと，ここで結論づけても良いのでしょうか。それは無理でしょう。ジェーンから電話がなかった理由は，アネットとは何の関係もない突発的な事情のせいではないかと容易に想像できる場合もあるはずです。ジェーンの家で何か緊急事態が起こったのか，電話が故障したのかもしれません。夫婦喧嘩をしたか，あるいは単に忘れただけではないのでしょうか。全体的にみて，「ジェーンは私と話したくないに違いない」という文は，確実な事実から離れてしまっています。傷ついた感情，悲哀，怒りなどは理解できるものの，実際には早計な結論といえます。

　この例を検討する際の合理的ステップは，アネットからジェーンに電話をかけ，なぜ彼女が電話をかけなかったのかの理由を明らかにすることです。それで，前述の疑問にはすべて答えが出ることでしょう。しかし重要な疑問が最後に残ります。「実際にジェーンがアネットを嫌っているとしたら，どうするか？」ということです。つまり，否定的思考の中には，現実に即した思考が含まれていることもあるのではないか，という疑問です。この問いの答えは，「そのとおり。否定的思考の中には現実に即したものもある」です。この章の終わりにかけて，このようなシナリオにはどう対処すべきか検討します。しかし，否定的気分と対処するための認知的手法の鍵は，強い悲哀を引き起こすあらゆる思考を取り上げ，その思考が真実かどうかを評価する点にあるのです。

　ワークシート6-3に示したアネットとジェーンの例は，単純にみえるかもしれません。しかしこれは，抑うつ状態にある人々がよく訴える思考の典型例で

す。証拠収集過程の意義は，1つには自分自身から離れ，興奮思考の中立的観察者となることに役立つことなのです。この手法を用いる際に，思考を想像上の裁判にかけ，被告と原告の両方の立場から審理を行うことが有効と主張する人もいます。検察官の役割は，否定的結論を裏づける事実の特定にあり，弁護側の役割は，興奮思考を反証する事実，または興奮思考の真実性に疑念を生じさせる事実の検証にあります。時には検察官の主張する筋書きに，「ケチ」をつける態度も有効です。つまり，興奮思考を裏づけるように見える事実も，実際には完全ではないこともあり得るからです。裁判官としてのあなたは，両方の言い分をハカリにかけ，より公正な判決（通常はそれが代替思考）を下せば良いのです。

もう1つ有効な手法は，親友があなたを訪れ，記入した思考ワークシートを持参したと仮定して考えることです。これによって，証拠集めに必要な客観性と，対象との距離を保つことができます。そして，自分の場合とは異なる基準を用いて他人の問題を考えている自分に気づくはずです。一般には自分自身の偏見よりも，他人の否定的思考に潜む偏見のほうが目につきやすいものです。

未記入の思考ワークシート6-4のステップ4には，証拠集めに有用と思われる質問や提言を盛り込んであります。しかし最良の質問は，状況そのものに関連する質問です。その他有用と思われる一般的な提言や質問を下記にあげます。

- 背景についてさらに多くの情報を得ること—状況の背景に何があるか？ 状況について未知の要素は何か？ 自分のコントロールや責任が及ばない要素は？
- 客観的な観点に立つこと—自分の親友や信頼する家族も同じような見方をするだろうか？
- 状況を長期的に見ること—この状況を今から1カ月，1年，5年のそれぞれの単位で考えるとどうなるか？ 全体像の把握前に状況は変化し得るか？ 自分はある時点でのみ考えていて，長期的視野に立ってはいないのではないか？

分析する思考の状況像をすべて把握することによって，収集した全情報と証拠を盛り込んだ，より調和のとれた代替思考を記入することができます。この代替思考は，興奮思考よりもずっと感情的に落ち着いたものになるはずです。証拠収集技術は，他の技能と同様に，練習次第で向上します。思考ワークシートの記入を50回程度繰り返し経験を積めば，記入はほとんど自動的に行えるようになるでしょう。

〈思考の歪みをチェックする〉

証拠集めに関連した考え方に，思考の歪みと偏りの確認があります。抑うつ状態の人は偏った思考をもつ傾向があるという考えは，抑うつ思考の性質の特定を試みた Dr. Beck による初期の研究に源流があります。Beck が発見したのは，思考が悲哀感情を生み出すとき，本人の気づかないエラーが一貫して思考に生じるということでした。認知療法は，このようなエラーに，自分自身の周波数を合わせるよう促すよう目的の１つとしています。これによって（とくに証拠集めと相まって），より調和のとれた思考が導かれるのみならず，自分の思考パターンがどのようなものか，どのような思考に注意すべきかを認識する方法が可能となります。

認知の歪みと呼ばれるこうした思考のエラーは，ある状況下での情報のすべてを考慮していない場合に起こります。一般的な歪みを以下に挙げます。

恣意的推論──裏づける証拠のないまま，あるいは矛盾した証拠に基づいて，特定の結論を下すことをいいます。一例として，ある会社員が忙しい中与えられた仕事を予定どおりにこなせず，「自分はダメな社員だ」と考えることなどがあります。

選択的抽出──ある状況の１つの細部のみを全体の文脈から取り出し，他の情報を一切無視して，状況を解釈することをいいます。一例として，肯定的評価の多い勤務査定の中から否定的評価のみに注目し，悲観的気分と失望を感じる

ことなどが挙げられます。

　極端な一般化―単一の状況あるいは他の極端な例にしか当てはまらない法則を，その法則が該当しない一般的状況に適用することをいいます。一例としては，クラスの中でいうことを聞かない1人の子どもに手を焼いた教師が，「この生徒たちは皆行儀が悪い」と結論づけることなどがあります。

　拡大視と縮小視―拡大視は特定の事柄（通常自分の欠点や欠陥）を，実際よりもかなり重大に考えることをいいます。一例は，デートの最中，以前ボーイフレンドにふられたことがあると思わず口にした女性が，「やってしまった。彼は私に何か欠陥があると思うに違いない」と考えることなどです。縮小視は特定の事柄（通常他人の欠点や欠陥）を実際よりもはるかに軽く考えることを指します。一例として，ある夫が妻の不倫を軽視または無視し，自分に原因があると考えたりすることがあります。

　自己関連づけ―外的事象を，裏づけのないまま，原因は自分にあると考えることをいいます。一例は，パーティで「今日の集まりにはあまりおもしろい人がいないね」，とある男性が言ったのをふと耳にした女性が，「私のことを話している」と考えることです。

　二分割思考または二者択一的思考―この種類の考え方は，両極端のいずれか一方（正しいまたは正しくない，良いまたは悪い，完全な成功または完全な失敗など）に経験を分類することをいいます。一例として，夕食を準備している主婦が一品だけうまく料理できずに「きょうの夕食は台無し」と考えるようなものです。

　マインドリーディング―直接的証拠がないまま，他人が自分の考えを察知していると信じることをいいます。例えば，パーティで会話をしながら，相手は

自分の話がつまらないと思っていると根拠なく断定するような例です。

　上記の歪みのリストを頭において，アネットとジェーンの思考ワークシートに戻りましょう。アネットは，ジェーンが約束どおり電話をかけてこなかったことを取り上げて，ジェーンは彼女を嫌いになったと考えました。この思考には，状況次第でいくつかの歪みがあります。ジェーンがアネットを嫌いになったという彼女の結論は，不完全な情報に基づく恣意的推論といえます。しかしもっとも明確に当てはまる認知の歪みは，マインドリーディングでしょう。アネットは，ジェーンの考えがある程度わかるかのごとく確信しています。もし真実がアネットの疑っているとおりであれば，電話をかけてこないというジェーンの行動は，完全につじつまが合います。しかし，この結論は間違った前提に立っています。すなわち，ジェーンはおろか，他のいかなる人の考えていることも，言語によって伝達されない限り，アネットがそれを知り得る方法はありません。いずれにせよ明らかな証拠がない限り，アネットの否定的解釈と，結果として生じる感情が正しいとする前に，状況確認で得られる利益はあると思います。

　こうした歪みに留意しつつ思考ワークシートを記入することで，思考を変える過程が容易になると思います。思考ワークシートを完成する上で，ステップ5の歪みの特定が可能になれば，証拠収集過程はスピードアップし，それによって歪みの特定過程も容易になるでしょう。練習を重ね，自分の思考パターンが特定できれば，証拠集めと歪みの特定過程はさらに効率良く進めることができます。

　〈代替思考の特定〉
　証拠と潜在的歪みを入念に点検した後は，いままでの困難な作業をすべて集約した新たな思考を完成させます。この新たな思考は代替思考（ステップ6）と呼ばれ，当初の興奮思考よりもずっと事実と情報に基づくものとなります。一般に代替思考は，興奮思考とは大きく異なって，より肯定的な感情をもたらします。人によっては，調和のとれた代替思考の特定が困難な場合があります。

とくに重症のうつ病に悩み，自分自身や人生について肯定的な見方がほとんどできない人にとって，これは難しいと思います。しかしうつ病の再燃・再発予防を目的とした思考ワークシートの練習を重ねることで，調和の取れた代替的視点を得ることが可能となります。こうした思考を記述する最も簡単な方法は，証拠収集の過程ですべての事実を要約し，どのような歪みが発生したかを考えることです。問題を生じた経験に対して，こうすることで新たな視点が提供されます。サンプル思考ワークシート6-3のアネットの例にもどれば，彼女にとってより調和のとれた代替思考は，「ジェーンが電話をかけてこなかった理由はいくつか考えられる。マインドリーディングにとらわれないよう注意しよう。結論を出す前に事実をチェックする必要がある」となります。このことは，アネットがその状況に対して感情的になるのを防ぎ，ジェーンに電話をかけて事実を知ることの好奇心につながります。

　思考ワークシートの実践では，以下の3つの結果が得られるでしょう。

1. まず，興奮思考を完全に覆す証拠の発見です。これは，状況が発生した際見逃していたかもしれない事実であったり，ワークシートを完了することで見えてくる発見であったりします。興奮思考が明らかに誤りであった場合には，状況の事実を反映した代替思考の発見は，さらに容易なものとなります。
2. 起こり得る2番目の結果には，2つの方向性があります。つまりあなたの興奮思考が部分的に真実である可能性と，同時にそれが真実ではないことの証拠が発見される可能性です。この場合は，さらに情報が必要です。認知療法では，ある信念の妥当性を検査するための追加情報の収集過程をエクスペリメントと呼びます。エクスペリメントは，誰かに質問するだけの簡単な場合もあります。アネットとジェーンの例では，アネットがジェーンに直接電話をかけて追加情報を収集する過程が，エクスペリメントです。その要点は，実際に起こっていることの説明情報の収集です。一般に，エクスペリメントには2つの異なる予測の特定が含まれま

す。つまり，否定的思考による予測と，より調和の取れた肯定的思考による予測です。将来を否定的に予測している場合には，エクスペリメントがとくに役立つことがあります。ときには，何もせず単に時間が過ぎるままにして経過をみるエクスペリメントもあります。

3. 思考ワークシートがもたらす3番目の結果は，自動思考が真実である場合です。本書を通じて述べられているように，人生には不幸なできごとが，ときには不規則に起こります。例えばアネットがジェーンに電話をかけ，なぜ約束どおりに電話をかけてこなかったかの理由を質したとします。するとジェーンは，アネットとの友だち付き合いを続ける自信がなくなったというかも知れません。そうなると，アネットの当初の思考には真実が含まれていたことになります。興奮思考が真実であった場合，それは解決しなければならない問題の存在を告げる信号と解釈しなければなりません。喪失が実際に起きたり，失業や交際の破綻，家族に生じる不幸などの否定的できごとが発生すると，否定的思考や悲観的気分をもつことは自然なことです。そのような場合，次の段階は自らに「今何ができるか」を問うことです。つまり，状況を修復するために取り得る積極的対策はあるか，ということです。この問題が自分で制御可能な範囲にあれば，「どのような問題解決方法があるだろう。いつそれを開始するべきか。問題解決にはどのような支援が得られるだろうか」などの点を考慮します。問題が自分の制御可能な範囲外の場合（例えば家族が身体的疾患を診断されたなど），状況を受けいれて肯定的要素をそこに見出さねばなりません。本書の第9章にある，ストレスを与えるできごとの対処方法と問題解決技法も参照してください。

〈気分をリラックスさせる〉
　思考ワークシートを完成させる最終ステップは，気分が変わったかどうかの検査です。その状況が発生したときの気分について，具体的な感情に焦点を当てて考えます。現在あなたには，すでに代替思考があり，より現実的な状況評

価ができているので，当初とは違う気分にあると思います。どうでしょう。ほとんどの場合，気分は違うという答えが返ってくるはずです。思考ワークシートを完了する過程を通して，感情が変化したのではないでしょうか。ワークシートのステップ7には感情の変化について書き込む項目が用意されています。

　この練習のあとも感情に変化が見られない場合，他の可能性を考慮しなければなりません。まず，ワークシートの一部が正しく記述されていない可能性があります。例えば対象とする当初の思考が，興奮思考ではないことが考えられます。重要な証拠の特定や代替的視点の確立ができていないことも考えられます。こうした問題の多くは，ワークシートの練習を積むことで解決することができますが，「フィーリングGoodハンドブック[31]」や「うつと不安の認知療法練習帳[70]」などの，さらに具体的な認知療法の参考書を参照して，問題点の洗い出しが図れるかもしれません。これら2冊の書籍には，認知療法の詳細な内容と，簡単に使えて効果的なワークシート，練習課題などが掲載されています。最後の手段は，近隣の認知療法セラピストを探し，思考ワークシートを完成させ，抑うつ思考を変える戦術策定を手伝ってもらうことです。

第 6 章　毎日の現実的思考　125

ワークシート 6-3：思考ワークシートの完成（サンプル）

ステップ 1　状況
　ムード・シフトとともに何が起こったかを記録してください。どんな状況でしたか？　誰か他の人が関与していますか？　あなたがいた場所は？

<u>ジェーンは週末に電話をくれるはずだったのに，今日は月曜日。まだ電話がない。</u>

ステップ 2　感情
　あなたは何を感じましたか？　あなたが感じた感情を表すのにはどのような言葉が適切ですか？

<u>動揺，傷つき，怒り。</u>

ステップ 3　思考
　そのときどのような考えが頭をよぎりましたか？　どんな独り言を言いましたか？

<u>ジェーンは身勝手だ。多分彼女は私を嫌いになったので，私とは話をしたくないのだ。</u>

ステップ 4　証拠
　明らかな事実を挙げてください。興奮思考を裏づける事実はありますか？　興奮思考を裏づけない事実はありませんか？　興奮思考を裏づける事実は，全く疑う余地がありませんか？　その事実によって他の思考が裏づけられますか？　全体像はどのようなものでしょうか？　家族の誰かが同じ目にあったとしたら，どんなアドバイスをしますか？　またどんな点について疑問をもつように提案しますか？

ジェーンは電話をかけると言っておきながら，期日までに電話をかけてこなかった。その理由についての情報は私には一切ない。電話がなかったことからは，多くのことが考えられると思う。もしこれが他人に起こったことなら，実際に何が起きたのかを確認するようにとアドバイスするだろう。

ステップ5　歪み
あなたの思考に歪みはないでしょうか？　あるとすればどのような歪みですか？

ジェーンからの電話がなかったことの意味について，私は恣意的な結論または推論を下したかもしれない。ジェーンの考えていることをマインドリーディングしているかもしれない。

ステップ6　代替・安定思考
発見した証拠と歪みを考慮して，新たな思考を書き出してください。これは，証拠集めで発見したすべてを要約した思考でなければなりません。

ジェーンが電話をかけてこなかった理由には，多くのことが考えられる。私はマインドリーディングしないように注意しなければならない。結論を下す前に確認する必要がある。

ステップ7　新たな感情
この状況について今はどのような感情を抱いているでしょうか？　感情の変化に気づきましたか？　感情がどのように変化したかを記述してください。

今は，何が本当に起こったのかを知りたい。以前よりも傷ついたとは思わないし，怒りも少なくなった。

ワークシート6-4：思考ワークシート

ステップ1　状況
　ムード・シフトとともに何が起こったかを記録してください。どんな状況でしたか？　誰か他の人が関与していますか？　あなたがいた場所は？

_____

_____

ステップ2　感情
　あなたは何を感じましたか？　あなたが感じた感情を表すにはどのような言葉が適切ですか？

_____

ステップ3　思考
　そのときどのような考えが頭をよぎりましたか？　どんな独り言を言いましたか？

_____

ステップ4　証拠
　明らかな事実を挙げてください。興奮思考を裏づける事実はありますか？　興奮思考を裏づけない事実はありませんか？　興奮思考を裏づける事実は，全く疑う余地がありませんか？　その事実によって他の思考が裏づけられますか？　全体像はどのようなものでしょうか？　家族の誰かが同じ目にあったとしたら，どんなアドバイスをしますか？　またどんな点について疑問をもつように提案しますか？

_____

ステップ5　歪み

　あなたの思考に歪みはないでしょうか？　あるとすればどのような歪みですか？

ステップ6　代替・安定思考

　発見した証拠と歪みを考慮して，新たな思考を書き出してください。これは，証拠集めで発見したすべてを要約した思考でなければなりません。

ステップ7　新たな感情

　この状況について今はどのような感情を抱いているでしょうか？　感情の変化に気づきましたか？　感情がどのように変化したかを記述してください。

よく考え抜かれたいくつかの結論

　この項では，ステップごとに否定的思考と悲観的気分を明確にし，背景にある思考が不必要に偏り否定的であることの確認から，悲観的気分を変えてゆく介入手法について述べました。いかなる状況においても，「こっそりと」思考ワークシートを使えるようになることは，肯定的気分を維持し否定的気分の悪循環を避けるもっとも有効な手法の1つといえます。実際に，うつ病の再燃・再発予防の研究では，抗うつ薬治療に比べた認知療法の優位性が示されています[55,146]。それはなぜでしょうか？　認知療法治療後長時間経過後も役に立つ思考ワークシートの記入法，エクスペリメントの実施，問題解決手法の習得など，具体的な学習に焦点を当てているから，というのが，筆者の考えるその理由です。対照的に薬物療法では，薬を中止したあとは，体内の代謝によって治療薬の効果は失われます。

　認知療法を終了した人が，治療後にムード・シフトに気づいたときには，いつでも学習した技能を使うことができます。うつ病患者を治療した認知療法のセラピストのほとんどは，患者の気分が悪化しそうになった場合の再燃予防プランについて，治療中に時間をかけて話し合うはずです。筆者は，認知療法のもっとも重要な技能のいくつかをわかりやすく説明しました。これらの技能を使うことで健康を維持し，悲観的気分の悪影響を防ぐことが容易になります。

　この項の終わりに，もう一度念を押しておきます。思考ワークシートを使って練習しましょう！　本書を読むことは有用かもしれません。しかし読書のみでは，最大の効果は期待できません。本書で紹介した戦略を活用するには，それを実践することが欠かせません。身体的フィットネスに関する本を読んだだけではフィットネスが得られないのと同様，うつ病の再燃予防に関する本を読んだだけでは，それ自体でうつ病を予防することはできないのです。思考ワークシートの定期的な記入練習の代わりになるものはありません。練習を重ねるほどその効果は現れてきます。助けがもっとも必要なときに，きっと思考ワークシートがあなたを助けてくれるはずです。

思考を超えて─信念を理解する

　多くの人にとって，否定的思考や悲観的気分は一度きりのできごとではありません。それよりも，私たちが経験した気分とそれを引き起こす原因は，時間や状況を通じて繰り返す，ある傾向があります。自分が記入した思考ワークシートに共通点がみられたり，同じような状況が繰り返し記入されていても，それはあなただけに固有なことではありませんから安心してください。ほとんどの人が同じ経験をするはずです。私たちが経験する否定的思考は，偶然やでたらめの産物ではありません。むしろそこには，固有の特性や人生観と社会観に関係する明確な傾向があります[9]。自動思考や興奮思考が，心または意識のあるレベルに存在するとすれば，私たちにはさらに深く，到達困難な思考レベルの存在を考える必要があります。認知療法では，これを信念のレベルと呼んでいます。そしてこれらの心の深層に存在する仮定や決めつけを，中核信念またはスキーマと呼びます。これらの信念は，通常は長期的にかなり安定し，さまざまな状況についてまわります。こうした信念の安定性が原因となって，否定的感情や思考の多くは長期的に繰り返されるのです。しかし否定的自動思考とは違って，信念は近づくのが難しく，その分析は簡単ではありません。往々にして私たちは，こうした信念を声に出して言わないまま，生涯持ち続けます。とはいえ，ひとたび信念を表に露出させれば，すぐにそれが自分の行動や感情の動因となっていることに気づくはずです。

　信念がどのようなものかを説明するには，いくつかの例をとって考えるのが良いと思います。ここで，キャロルという大学生を紹介します。彼女は大学2年生のときに抑うつ状態となりました。現在は4年生で，認知療法の技法を使って健康を維持しています。本章で紹介した思考ワークシートの記入から，キャロルは自分の悲観的気分や否定的思考が頻繁に授業と関連していることに気づきました。事実，学校からテストの成績やゼミナールでの評価を受け取るたびに彼女は不安を覚えました。自分が望んでいたほどの成績ではないことを

知ったときに，悲観的気分は特に強くなります。そんな状況になると,「自分は頭の回転が鈍い」,「愚か者だ」,「怠けものだ」などと考える傾向があります。キャロルがこれらの思考の背景にある証拠を調べてみると，自分は極端な一般化をしがちで，二者択一的思考に陥りやすいこと，そして実際には成績平均はかなり良く，満点に近い点を取ることが多く，大学での評判も良く優秀な成績を修めているなどの，反証を無視する傾向があることに気づきました。キャロルはなぜこうした否定的気分を持ち続けるのでしょう？ キャロルの信念を検討しながら，彼女が用いる基準値あるいは期待値，成績を測る要求水準について見ていきましょう。キャロルが自分を評価する基準はどのようなものでしょうか。キャロルの場合,「成績は，完全無欠でなければまったく価値がない」という信念があるようにみえます。彼女自身がこの信念を言葉で表現できれば，それが非常に厳しい基準であり，効果よりもむしろ害をもたらすことが理解できるでしょう。

　往々にして信念は，規則や法律文の形式よりも「もし…ならば」という文の形式をとります。しかし，感情の法律は一般の法律とは異なります。自分の感情に責任をもつのは私たちであり，感情がもたらす結果は自分に限定されているからです。このことはつまり，一般の法律とは違って，個人の法律や信念が悲観的気分につながったりして役に立たないのであれば，変えることも可能ということです。

　認知療法によって個人の信念を変えるためには，自動思考の場合と同様に，信念をまず表に露出し，吟味しなければなりません。悲観的気分をもたらすこれらの基準と取り組むには，いくつか疑問点を自問する必要があります。こうした信念が自分にとって意味があるのか？ それは公正・公平な基準か？ 家族や親友にも，彼らのより良い人生のために自分の規準を取り入れるよう提案するだろうか？ 以上の質問の答えが1つでも「いいえ」であれば，それは変えた方が良い基準といえます。

　理解を深めるために，もう1つの例を検討してみましょう。10代の子供がいる主婦のエレンは，たびたび悲観的気分になるのはなぜか，思考ワークシートを

使って探ってみました。彼女が書き込んだ状況のほとんどは，夫や子どもたち家族からの発言に関連していました。その中で1つだけ，明確なかたちで彼女の信念を理解するのに役立った事件がありました。エレンの親族は年に一度野外パーティを開き，チリを食べながらソフトボールを遊んで楽しみます。伝統的なレシピでチリ料理を大量に調理するのはエレンの役目で，もう何年も彼女はそれを続けてきました。エレンは調理したチリをパックして会場に運び，大いに休日を楽しんでいましたが，ある事件で彼女の気分は一変しました。彼女の叔母が食後にやってきて，お腹が痛いといい出したのです。そして「今日のチリは少し香辛料がききすぎていたようだけど，いつもとは違うの？」とエレンに尋ねました。彼女はすっかり意気消沈し，信念ワークシート6-5のサンプルにあるように「チリのできが悪くて，パーティが台無しになった」と考えました。しかしよく考えてみると，エレンは叔母の一言を自己関連づけしていたこと，その証拠に他には誰もチリ料理が原因で問題となってはいないことに気づきました。叔母の腹具合の原因は，本当にチリにあって，パーティに出たそれ以外の食事や飲み物にはないことの確かな証拠もありません。しかし思考ワークシートを記入することでエレンは，「私はパーティの参加者全員を満足させなくてはいけない。さもなければホステス役として失格だ」という自分の基準に気づいたのです。さらに，夫や子どもたちに対する彼女の反応も，同じ基準が支配していることを悟りました。エレンは，家庭生活のほとんどすべての面で家族が100％満足することは，彼女の責任と決めつけていました。エレンに解決できない問題が生じると，その責任は彼女にある，といつも自分を責めていたのです。自分の信念に気づいた彼女は，常に全員を満足させることなどできないことを理解し始めました。そして，家族の誰かが不満を言うときには，その責任が本当に自分にあるのかを自問するシステムを取り入れたのです。自分に責任がないことがわかると，「自分にできることには限りがある」そして「自分以外の人間の感情に100％責任はもてない」などの新たな基準を適用することにしました。

　以上に挙げた例にみられるもう1つの大切な点は，キャロルやエレンが特定

した信念あるいは基準は，感情だけでなく行動にも影響を及ぼすことです。キャロルの基準である満点主義は，宿題の提出に完璧を期すあまり，猛勉強を彼女に強います。さらに，試験を前にすると，ときには何日も眠れない夜が続き，彼女は不安に襲われます。これらの行動はそれ自体問題が多く，キャロルは宿題を「完全に」仕上げる必要性から，ときには宿題の着手自体を避けるようになります。それはまるで，試験や宿題の1つひとつが彼女自身の価値を問う検査のようにみえます。自分の成績が自尊心にこれほど直結しているとすれば，誰もが与えられた課題に着手するのを先延ばしすることでしょう。同じように，皆を満足させなければならないというエレンの信念は，皆を満足させるための行為そのものにつながることを彼女は発見しました。このプレッシャーは，皆から良い評価を得たいという気持ちへの傾斜を深め，それが裏切られたときにはその分深く失望し，傷つくのです。感情的基準または信念の結果として生じる行動を，補償戦略と呼びます。補償戦略とは，自身の基準や尺度に対象が合致することを確実にするための作用です。残念なことにそれはまた，自己嫌悪や自己否定的気分を継続的に抱かせる原因ともなります。自分の感情的基準を理解しそれに取り組むことは，自身の行動を検討し，自分にとってそれが最適な行動となるよう保証することでもあります。

　私たちは往々にして，自分の感情的基準や信念を把握することよりも，他人のそれに気づくほうが容易なことがあります。キャロルやエレンのような例は，あなた自身が特定しなければならない信念の把握に役立つことでしょう。そして，気分が良いときには，これらの信念が抑うつ気分のときほどに強くはないことも覚えておいてください。その理由は，うつ病に伴う否定的感情がこれら基準を活性化し，より中心的な存在にするためと考えられています。自分の基準を知る方法の1つは，抑うつ状態にあるとき自分はどんな思考をもつかを考えることです。読者の信念の特定に役立つよう，ブランクの信念ワークシートを章末に添付してあります。このワークシートには，障害となりそうな基準と取り組むためのステップが用意されています。サンプル・ワークシート6-5には，エレンの例を用いて各ステップが記入されています。ステップ1は，思考

ワークシートに頻繁に現れる興奮思考を単に転記します。エレンは，彼女の興奮思考を，「チリのできが悪くて，パーティは台無しになった」と書いています。

ステップ2には，同様の思考を共有する他の状況を書き入れます。状況がほとんど同一なこともあれば，2，3の要素が共通して見られる場合があります。例えばステップ2では，エレンは子どもが食事に不平をいうときと，夫が家事に口出しするときと同じような思考を書いています。

ステップ3では，興奮思考の意味を問います。この段階では，以下のような点を自問します。もし興奮思考が真実の場合はどうするか？ どのような結果が考えられるか？ 考えていたことが真実になることは，本当にそんなひどいことなのか？ 例えばステップ3では，エレンは，チリが失敗であれば，それは彼女がホステス役としても，料理役としても失格であることを意味すると書いています。さらに，夫や子どもたちから家事について不平を言われると，主婦としてそして社交担当として自己を批判している自分に気づいています。

ステップ4は，こうした情報をすべて総合する段階で，思考が生じた状況を要約し，こうした思考のもたらす結果を特定します。エレンは，ステップ2および3からの情報を集約しただけですが，こうした状況がいかに頻繁に発生するかに彼女は気づきました。

ステップ5は，特定した信念を書き出す段階です。1つの簡略な文にして記述することにより，信念の管理が可能となるか，さらに理解する努力の継続が必要か，などが明確になります。信念を特定した段階で，何らかの否定的感情が生じても動揺する必要はありません。こうした感情が生じることは，分析が正しく行われていることを示すものです。例えばエレンは彼女の信念を要約して，「もし皆を常に満足させられないのであれば，私の役目は完全に失敗だ」と書いています。これを書いたとき，彼女は自分の信念の極端さに衝撃を受けました。同時に，この信念のせいでどれだけ否定的感情に悩んだかに気づき，涙したのです。

ステップ6の質問の目的は，特定した基準の反省です。これにより，基準の不公平さが明確になるはずです。そして，欠点が多く利点はほとんどないこと

も理解できるでしょう。最後のステップ7では，公平で調和の取れた基準を書き，以降はこの基準の適用を試みます。エレンは新しい基準を，「自分にできる最善の努力には限界がある。もしそれで皆が満足しなくても，彼らの感情に対して私が責任を負うことはできない」としました。

　信念ワークシートの習熟には，時間がかかるかもしれません。しかし繰り返し練習することの重要性は，どんなに強調しても強調しすぎることはありません。うまくいかないことも数回あるかもしれません。しかし，それで良いのです。こういったワークシートには苦手な人がいることも忘れてはなりません。苦手な人は，「これができないと自分は頭が悪い」とか「今すぐに理解できなければこの先ずっと理解できないだろう」といった感情的基準を，知らずに活性化させてしまいます。こうした基準を信じ込んでしまうと，ワークシートの習熟に必要な忍耐力をそいでしまいます。忍耐強く，しかも感情的基準に左右されないよう注意して，ワークシートの習熟や他の新しい技能を学んでください。そして，ここでは補償戦略としている「行動を変えること」は，予想よりも難しい場合があることも記憶しておいてください。ダイエットや運動レベルなど，表面的行動ですら変えるには努力が必要です。感情的基準に根ざす，より繊細な行動を変えるのは容易なことではありません。他人を常に満足させる必要性，あるいは「完璧」なものを求める欲望などを変化させるには，多大な努力が必要です。しかし，行動を変えようとする1つひとつの努力が，正しい方向へ向かう一歩と考えてください。最初は，新しい行動に必ずしもなじまないでしょう。しかし1回試すごとに，新しい行動が確実に身についてゆきます。

　信念を変えることは，自動思考を変えるよりも難しい場合があります。ほとんどの人が難しいと感じるかもしれません。信念は予想をはるかに超えて深く染み込んでいて，私たちはまったくそれに気づかずにいることが多いのです。基準や信念の下には，中核動機づけと呼ばれるもう1つの層が横たわっています。うつ病における中核動機づけには，完璧主義や依存など，それぞれに重要度が高い主題が含まれます。これら主題については章を改め，それがいかにうつ病の再燃・再発のリスクを増加させるかを中心に検討します。

ワークシート6-5：信念ワークシート（サンプル）

ステップ1　思考ワークシートとの関連で，あなたが取り組みたい興奮思考を記述します。

チリのできが悪くて，パーティが台な無しになった。

ステップ2　この思考が生じた状況を書いてください。この思考は他の同様な状況においても生じたことがありますか？

パーティの最中に，この思考は生じた。他にも子どもたちが食事に文句をつけたり，夫が家の中が散らかっているといったときに生じる。

ステップ3　もしステップ1の興奮思考が本当であれば，それはあなたにとってどのような意味をもちますか？　興奮思考はあなたにとってどのような意味がありますか？

これらの思考が意味するのは，私がホステス役として失格であるということ。そして家族にとっては，母親としても妻としても，また社交の担当役としても失格であること。

ステップ4　上記ステップ2の状況とステップ3の結果から，「もし…ならば」文を作ります。

もし誰かが自分の考えていたものと違うと不平や不満を言ったら，それは私の失敗か，私のやったことに原因があるのだ。

ステップ5　上記ステップ4の「もし…ならば」文を，単一の文章に書き換えます。

全員を常に満足させることができないのであれば，私は完全に失格だ。

ステップ6　あなた自身に以下の質問を投げかけてください。この規準は合理的で意味がありますか？　この規準はあなたにとって公平で偏りのないものですか？　この規準がもたらすもっともありそうな感情的結果はどのようなものですか？　この規準はあなたにとって最良の結果をもたらす行動につながりますか？　この規準をあなたが大切に思う人々にも推薦できますか？

ステップ7　上記ステップ6の質問の答えを参考に，代替基準を記述します。

自分にできる最善の努力には限界がある。もしそれで皆が満足しなくても彼らの感情に対して私が責任を負うことはできない。

ワークシート6-6：信念ワークシート

ステップ1　思考ワークシートとの関連で，あなたが取り組みたい興奮思考を記述します。

_____

ステップ2　この思考が生じた状況を書いてください。この思考は他の同様な状況においても生じたことがありますか？

_____

_____

ステップ3　もしステップ1の興奮思考が本当であれば，それはあなたにとってどのような意味をもちますか？　興奮思考はあなたにとってどのような意味がありますか？

_____

_____

ステップ4　上記ステップ2の状況とステップ3の結果から，「もし…ならば」文を作ります。

もし_____

_____

ステップ5　上記ステップ4の「もし…ならば」文を，単一の文章に書き換えます。

_____

ステップ6 あなた自身に以下の質問を投げかけてください。この規準は合理的で意味がありますか？ この規準はあなたにとって公平で偏りのないものですか？ この規準がもたらすもっともありそうな感情的結果はどのようなものですか？ この規準はあなたにとって最良の結果をもたらす行動につながりますか？ この規準をあなたが大切に思う人々にも推薦できますか？

ステップ7 上記ステップ6の質問の答えを参考に，代替基準を記述します。

_____

_____

まとめ

　本章では，うつ病への効果が実証されている認知療法の基本的考えについて述べました。抑うつ状態では，いかにして思考が偏り歪むのか，いかにして自信が傷つくのか，そしていかにして否定的感情や問題行動が生じるかを検討しました。さらに，認知療法の戦略がうつ病の再燃予防にいかに役立つかについても見てきました。うつ病の悪循環が始まるずっと前に，ムード・シフト発生の時点でそれを早期に発見することの重要性を説明しました。あなたの思考を丹念にたどり，必要以上に長期間持続するすべての否定的感情を思考ワークシートで観察することにより，そのままでは長期的感情障害につながる状況の危険性を取り除くことができます。また，思考の別レベルにある信念や人生の基準についても検討しました。類似するさまざまな状況のもとで，それら信念や基準はムード・シフトの原因となります。信念ワークシートを書き込むことで，検出が困難で利点の少ない感情的基準の存在に気づくことができます。

　将来起こるかもしれないうつ病から逃れるためには，本章をただ読むだけではなく，紹介した戦略を日常生活の一部に組み入れ，実践することが必要です。こうした練習を重ねて，本章を読み返してください。こうした戦略の実践で生じる問題や疑問点は，読者が住む地域の認知療法のセラピストが，その解決に協力してくれるはずです。巻末に，これらの認知療法のセラピストとの連絡に役立つ資料や，本章に述べた技法を実践するために必要な資料などを掲載しました。参考にしてください。

〈練　習〉

　この章のポイントをあなたはどのように考えるかを書き，その後にあなたのウェルネス・プランの一部に取りいれたいと思う課題，練習，ワークシートを記入してください。

　第6章「毎日の現実的思考」では，否定的思考を打ち負かす認知行動療法の戦略を検討しました。この章の私のポイントは以下のとおりです。

_____

_____

　この章を読んで取りいれたい課題，練習，ワークシートは以下のとおりです。

_____

_____

第7章

楽しく健康的に暮らす

　本章では，健康維持にとって非常に大切なもう1つの分野である，日々の活動とライフスタイルについて検討します。この分野は，それほど心理学的でも，重要でもないと思われるかもしれません。日課とうつ病は，どんな関係にあるのでしょうか？　実は大いに関係があるのです。実際に，うつ病のもっとも古い治療モデルの1つは，日々の活動と直接的に結びついた，非常に簡単な原則に基づいています。このモデルは行動モデルと呼ばれ，簡潔ではあるものの深遠なうつ病の考えに基づいています。その起源は，1970年代初期にさかのぼります[58,105]。行動モデルは，動物の研究ならびにヒトと動物の行動学習方法の研究から発展したものです。そのため，行動中心の考え方は，学習理論とも呼ばれます。行動モデルによれば，私たちがある行動をとる理由は，過去に同じ行動をとった際に強化されたから，言い換えれば，報酬が得られたからということになります。そのもっとも簡単な例は，飼い主があげるおやつで「おすわり」を学習した犬です。行動主義心理学者は，おやつをおすわりの「正の強化因子」と呼び，「おすわり」の命令，すわる行為，おいしいおやつとの3者の関連づけが犬にとっての学習を意味するとしています。おやつを見ただけで犬は自動的におすわりはしません。命令，適切な行動，そしておいしいおやつを食べることの，それぞれの関連性の反復によって，犬はすわることを学習すると彼らは指摘します。

　行動主義心理学者は，ヒトも同じような方法で学習すると主張します。すな

わち，私たちも「正」の報酬または強化因子（例えば給料）を，ある行動（例えば労働）と引き換えに提供されている，私たちが働く理由，あるいは働くことを学ぶ理由はここにある，というのです。さらに彼らは，罰せられたり報酬が得られないと行動を忘れ去ると主張します。つまり，負の結果（嫌なこと）を与えられると，行動を中止する傾向があるということです。スピード違反の切符がよい例です。行為（速度超過による車の運転）が罰金という結果を生じます。行動主義心理学では，この学習経験がより遅い速度で運転するという結果につながる，あるいは罰につながるため，高速運転が忘れ去られるといいます。この考えをもう一歩進めると，報酬あるいは罰の予期ですら，私たちの行動を変え得るということになります。例えば，私たちの労働対価は，時間または日単位で計算され報酬として受け取ることは稀で，2週間あるいは月に一度受け取りつつ，労働を継続するのが一般です。同様に，罰を予期することで行動を変えることがあります。例えば，速度違反に対する多額の反則金を示す標識が，実際に速度超過で運転した場合の反則金という罰を象徴し，行動に影響を与えます。こうした罰の可能性だけで，アクセルを踏む足は躊躇します。このように私たちは報酬と関連付けることにより，行動を学習し，報酬に結びつかない，あるいは罰につながる行動を忘れ去るのです。

　以上は，正の強化因子の不在（または行動に対する不十分な報酬）が，非常に重要なうつ病の因子であるとの考えに立つ行動モデルを説明するために紹介した概念です。行動主義心理学者は，抑うつ状態では生活における正の強化因子が十分に得られないことから，通常の行動を離れ，ひきこもると説明します。事実，抑うつ状態にある人の平均的な日常活動を観察すると，この説は妥当性があると思われます。抑うつ状態にある人は，非生産的で楽しくないことに，とても多くの時間を費やします。例えば，放映している内容にまったく無関心なまま，1日中テレビを観続ける場合があります。全然おもしろいとは思わない番組を観続け，時間を過ぎるにまかせるのです。あるいはまた，健常な人よりも長い時間，眠ることなくベッドの上に居続けます。結果として横になっている時間は長くても，睡眠の効果は得られません。うつ病に悩む人の多くは，

「行動の宙ぶらりん」とでも喩えるような状態，つまり生産的と感じることがなく，かといって安らぎもくつろぎも感じない状態に追い込まれるのです。このように，肯定的行動の欠落した状態には，抑うつ状態にある人を引き止めておく巨大な潜在力が明らかにあるのです。

しかし，おそらく行動モデルが，うつ病を完全かつ総合的に説明するものではないことを指摘することも重要です。その主な理由は，行動モデルがうつ病の原因または起源を十分には説明できないからです[17,33]。このモデルが適切なのは，発症後のうつ病の説明です。抑うつ状態にある人のほとんどは，不活発な生活様式にひきこもりがちです。このことはうつ病の重要な診断基準の1つでもあります。さらには，ひとたび通常の日課や日常業務への従事を中止してしまうと，彼らは否定的悪循環に取り込まれ，肯定的結果を生む可能性のある行動をほとんど取らなくなります。このひきこもりの結果，肯定的報酬がほとんど得られないため，彼らは新たな行動を開始しなくなるのです。通常の活動からの撤退が，それ以上の喪失感と不定愁訴につながり，さらに彼らの肯定的活動の動機づけをそぐという悪循環が結果として生じます。

下方へと向かうこの渦巻きに陥るのを防ぐために，うつ病治療の行動モデルでは，行動の活性化と呼ばれる方法を提案しています。数多くのうつ病治療の1要素を構成してきたこの方法については，次項で詳しく説明します。行動の活性化は，最近では2つの重要な研究において，確立された他の治療方法と比較試験されています[67,81]。その最初の試験では，簡単すぎて効果が疑問との意見もあった行動の活性化が，効果が実証済みの他の比較的複雑なうつ病治療と，同等の有用性を示しました。つまり，行動の活性化のみでかなり大きな症状の改善がみられたのです[81]。2つ目の試験では，他の治療法と同程度の期間持続する変化を，行動の活性化がもたらすことが実証されました。このことによって，行動の活性化がもつ効果は持続的であり，単に「バンド・エイド」のように応急処置ではないことが示されたのです[67]。少なくともこれら2つの試験では，行動の活性化が有効な介入である可能性が示されました。次項ではうつ病の再燃予防の観点から，この手法を具体的に検討します。

行動の活性化と再燃予防

　うつ病の行動モデルでは，うつ病を基本的に十分な正の強化因子あるいは報酬の欠如に他ならないと定義づけています。このことを覚えておいてください。従って，健康維持やうつ病の回避を望む人にとっては，十分な報酬と強化因子を日々維持することが目標となります。抑うつ状態になく，通常の活力レベルを維持する活動好きな人は，抑うつ状態にあって強化因子を増加させなければならない人に比べ，これを維持することが容易と思われるのです。抑うつ状態では，悲観的になり疲労することは明らかとされているため，いかなる種類のものであれ，活動について考えることは恐怖心に近い感情をもたらします。普通の気分の人であっても，忙しい生活を送る中で，さらに報酬性の高い活動について考えることは有益です。次項では，生活に新たな活動を取りいれる際の注意点について触れます。

　私たちの多くは，自分をエネルギー貯蔵装置と考えています。例えば乾電池のように，1日に行うさまざまな活動に必要な活力を引き出す装置です。そして夜になれば，電圧が落ちるため活動を停止し，充電します。この考えには，幾分の真実が含まれています。明らかに夜に向かって疲労は増し，睡眠によって私たちは疲労から確実に回復します。しかし同時に，私たちには発電機的な部分もあります。つまり，必要に応じて自らエネルギーを発生する装置です。例えば，疲労からの回復目的の睡眠に加え，飲食行動から活力を得ることができます。これは身体の要求によって開始される行動です。つまり，命令が発せられると，私たちの身体は与えられた要求を満たすための活力を生み出すのです。より具体的で一般的な例を用いて，この考えを説明しましょう。ジェフは運動を好んで行いますが，それが無理なく行えるのは，仕事を終えた午後5時から6時までの時間帯です。マネージャーである彼は，1日の終わりには仕事疲れでくたくたになり，運動はやめて家にまっすぐ帰ろうとよく考えます。しかし，運動をせずに家に帰ると，ときには寝るまで疲労と無気力が続くことが

あります。一方，ジムへ行くと，最初の10分間はまるで夢遊病者のように運動課目をこなしていても，全課目を終了する6時頃には，ずっとからだが機敏になったのを感じ，仕事に対する考え方や感情も肯定的になることを発見したのです。その上，午後6時以降寝るまでの間の満足感はより大きく，他の活動にも従事することができることに気づきました。ジェフは，仕事で疲れきったと感じたら，とにかくジムへ行き，運動に身を任せることがもっとも大切ということをさとりました。運動は，現時点ではやりたくないと感じていても，それによって自分の考えが肯定的に変化することを理解できるもっとも良い例でしょう。規則正しく行う運動は，さらに活力を生み出します。その活力が，心と身体，そして精神に吹き込まれることで，長期的な動機づけが生まれます。

　肯定的行動をより多く取りいれるための重要な原則に，肯定的行動を行っている間は，必ずしも自分が肯定的には感じないという点があります。行動の価値は，それを行っている瞬間にではなく，長期的に評価しなければならないことを憶えておいてください。肯定的行動を増やすためのもう1つの原則は，バランスです。多くの人が，過剰な行動習慣にたやすく陥ってしまいます。そして，果たさなければならない責任の数は，受けいれられないほど数多くなります。こうなると，高い要求水準を満足させることは困難になり，潜在的ストレスの多い状況が生じます。責任を果たすことだけでなく，自分自身の欲求を満たし，能力の限界に挑むための時間を設けることが必要です。義務だけではなく，報酬もまた人生の目的です。次項では，あなた自身の生活とその中で日常的に行う活動について考えます。覚えておくべき重要な点は，「自分の生活はバランスがとれているか？」そして「よりバランスの良い生活にするためには何が必要か？」です。

満足の定義

　私たちが生活の中でバランスを保っている報酬の基本要素には，2つの種類があります。快楽と達成感です。ほとんどの人にとって，快楽の概念を理解す

ることは困難ではないと思います。単に楽しい時間を過ごしたり，活動をその時々で楽しむことです。もちろん，ある人にとっての快楽は，他の人にとっての不快である場合もあります。例えば，最高・最速のローラーコースターを求めて世界中を旅する人々がいますが，彼らにとってそれに乗ることは快楽であっても，興味のない人には，ローラーコースターの座席に縛りつけられることは悪夢でしかありません。そして，一瞬たりとも乗車を楽しむことはないでしょう。これは，快楽を考える上で忘れてはならない重要な点です。つまり，私たちは皆，快楽の意味を知っていますが，それを得る方法は固有なものなのです。

報酬の2番目の構成要素は，達成感です。これは，当初理解にとまどう人がいるかもしれません。達成感とは，通常何らかの目標を実現したときにもつ感覚または満足感を指します。達成感の経験が，その時々の楽しみを伴うことはあまりなく，むしろ達成感を得るための活動は，困難なあまり挫折感を伴うこともあります。しかし最終的に目標を予定どおり実現したとき，強い達成感を私たちは感じます。実践面では，達成感の経験は広い範囲に及びます。皿洗いも，達成感を生む1つの経験です。当初は汚れている皿を，きれいな皿にするのが目標です。洗剤とお湯を使い，皿をごしごし磨いてすすいでから乾かすという過程は，多くの人にとって素晴らしく楽しいことではないでしょう。しかしすべての皿を洗い終わったとき，目標の実現に私たちは満足を得るのです。ゴルフを1ラウンドプレーすることも，楽しい達成感を与えてくれます。ラウンド中，やらなければよかったと考えたり，クラブを握るのも嫌になるような挫折感を伴う瞬間があるかもしれません。しかしラウンドの終わりには，ナイス・ショットの経験がある程度の満足感を生み，もう1ラウンド回ろうという気にさせるのです。達成感を伴う経験のリストは長大で，個人に特有なものです。

もう既に読者が気づいたように，仕事は達成感を伴う経験の源泉となり得ます。しかし，私たちは毎日の仕事から，直接快楽を得ているのではありません。意味ある目標に向かっているという感覚から，私たちは仕事を続けています。

達成したいという欲求，または達成感を得たいという気持ちは，生まれつき備わっている人間的な動因ではないかと思われます。例えば，一生を完全に遊んで暮らせるほど裕福な人でも，往々にしてやり甲斐のある何かを見つけ，責任を伴う予定を立てて自らを縛る場合があります。引退生活者を注意して観察すると，スポーツ，ガーデニング，本格的な趣味など，現役時代のキャリアから得ていた達成感を埋め合わせる，特定の活動に従事している姿が見られます。私たちはお金があれば南太平洋の島を買い，椰子の木の下でゆっくりリラックスしたいと考えがちですが，皮肉なことに，実際にこれを実行する人はほとんどいません。なぜなら，椰子の木の下で横になったとしても，愉快なのはせいぜい数時間，長くて数日だからです。私たちが人生に求めるものは，押せば抵抗感のあるような挑戦です。

　私たちの多くは，報酬と挑戦のバランスをとろうと努力しているのです。そして快楽または達成感のいずれかの方向に偏ってしまい，アンバランスな状態にとらわれてしまうのに苦労はいりません。一例を挙げましょう。私たちの診療所を訪れたポールは，うつ病エピソードと繰り返し悪戦苦闘した末，また次のエピソードに襲われる予感から受診しました。彼は，50歳前に専門職のトップに登りつめたビジネスマンの典型的成功例で，数々のすぐれた取引を成功させ，引退生活を送るには十分な財産を築き上げました。「50歳で引退」は，ポールが経営学の学位を修得して以来の目標で，彼はこれに向かってあらゆる犠牲を払い仕事を続け，多額の資金を貯えたのです。しかし，引退してから彼の抑うつ傾向は強くなりました。彼はこれを，とても大きな矛盾と考えました。私たちがポールの生活を観察してみると，それはもっぱら余暇に集中していました。頻繁に旅行や運動そして読書をして，仕事に関係する事柄は積極的に避け，家族と過ごす時間を大切にしてきました。ポールが創り出したのは，どの点から見ても，挑戦的ではない人生でした。彼はとても優秀で，意欲的にもかかわらず，その人生は空費されていたのです。彼が情熱的になるのは，現役全盛期の取引きについて話しをするときだけでした。最終的に，ポールは自分が真に得意とするビジネスの世界にパートタイムで復帰し，再挑戦することで人生の

バランスを取ることに決めました。また，経営学専攻の学生たちを教え，自身もさらに講義を受け専門の道を極めることにしました。ポールは成人してからこの方，仕事の世界から逃れることばかり考えてきました。そして，今その世界に戻ることが問題解決の道であることを，幾分奇妙に感じています。しかしポールのような例は，稀ではありません。引退して経験する劇的な人生の変化に適応できず，予期しないうつ病に悩む人は非常に多いのです。

　快楽過剰によるアンバランスよりも，達成感によるアンバランスのほうが一般的です。とくにこの傾向は仕事と家庭の両立をはかろうとする人に多くみられます。こうした人の1日は，12時間以上の仕事，子育て，家事で成り立っています。この生活に達成感は豊富ですが，快楽がぬけ落ちています。この状況にある人は，生活に快楽を取りいれて均衡をとるという考えを，「一体どこにそんな時間がある？」と，苛立ちをもってとらえます。これは，とても合理的な反応です。仕事や家庭に加え，他にも注意を向けなければならない責任が袖にぶら下がっているような状態では，確かに時間を創り出すことは困難かもしれません。しかし，これらすべての責任がうつ病のリスクを増加させ，手に負えないまでにあなたを疲れ果てさせるのであれば，先制措置を講じるしかないでしょう。また，人生にはあなたが考えるほど，「〜すべき」や「〜しなければならない」という項目が必要ではありません。私たちが毎日行っていることのほとんどは変更可能で，再考の余地がある活動です。ポイントは，楽しい活動に従事することは贅沢ではない，ということです。私たちの多くにとって，快楽は必需品なのです。

あなたの達成感と快楽のレベルを評価しましょう

　ここまでに挙げた例の中には，あなた自身の生活は反映されていないかもしれません。そこで，これらの考え方を読者の生活に当てはめてみましょう。添付したのは，週の労働日における覚醒時間で構成した，簡単なスケジュール・ワークシートです。この目的は，次の7日間にあなたが予定する活動を書き込み，それをよりバランスのとれた状態に維持してみようというものです。達成

感と快楽が正しくバランスしている，と考えている人はめったにいません。しかし，それはそれでよいのです。ワークシートで正しいバランスが把握できれば，それだけで試してみる価値があります。

　このワークシートを完成させるのは簡単です。あなたが毎時間行っている活動を，いくつかの単語で記述してください。仕事，テレビ，読書，ジム，子供の相手など，ほとんどが数語で書き込めるはずです。1マスに書き込んだ活動が数時間にわたる場合は，矢印で開始から終了までを表示することも可です。そして1つの活動に2つの評価を付してください。最初は，それがどれだけの快楽を得られる活動か，0～10までの尺度で評価します。10がもっとも楽しいと考えられる評価で，0はその逆でもっとも楽しくない場合の点数です。2つ目の評価は，その活動がもたらす達成感です。これも10がもっとも達成感が得られる活動，0はその逆です。「読書」を例にとれば，快楽尺度は8，達成感尺度は2で評価したとします。その結果は，読書が明らかに快楽を与える活動であること，そして得られる達成感はわずかであることを示しています。

　このワークシートの記入を済ませたら，以下の質問に答えてください。これは，現在の活動がバランスのとれたものか，十分な達成感と快楽を含んでいるかを見極めるのに役立ちます。

ワークシート 7-1：週間活動表

記入要領：あなたの 1 週間の活動を書き込み，快楽と達成感のレベルを 10 点法で評価してください。

	月	火	水	木	金	土	日
午前 8 時							
午前 9 時							
午前 10 時							
午前 11 時							
午後 0 時							
午後 1 時							
午後 2 時							
午後 3 時							
午後 4 時							
午後 5 時							
午後 6 時							
午後 7 時							
午後 8 時							
午後 9 時							
午後 10 時							
午後 11 時							
午前 0 時							

質問1 1週間の活動評価を総合して，達成感と快楽の点数は各活動でどのようになりましたか？
　達成感の点数合計が，快楽の点数合計を上回る場合は，あなたの活動は総合的にみて快楽が十分ではなく，達成感に偏重していることを意味します。同じように，合計結果が逆であれば，達成感が十分ではないことを示します。

質問2 達成感の評価が顕著に高い（7以上）活動はありますか？
　もし答えが「いいえ」であれば，純粋に達成感を目的とした活動を加える必要があるかもしれません。

質問3 快楽の評価が顕著に高い（7以上）活動はありますか？
　もし答えが「いいえ」であれば，純粋にその時々を楽しむことを目的とした活動を加える必要があるかもしれません。

質問4 もし親友が，あなたと同じ達成感と快楽の評価得点の活動表を見せたとしたら，あなたはどこを直したら良いとアドバイスしますか？
　この「親友の立場からの助言」手法は，ときとして視点の重要な変化につながります。あなたのアドバイスは「もっと自分のために時間を割くべき」あるいは「もっと外へ出ていろいろなことを試すべき」などとなるかもしれません。これは，あなた自身の生活を修正する重要な手がかりとなるでしょう。

　以上の質問を自問自答した後は，達成感と快楽に関してどのような活動を加えるべきか，より明確になったはずです。そして，除外を考慮しなければならない活動が中にはあることも忘れないでください。例えば，かなりの時間を割きながら，達成感と快楽の両方の評価があまり高くないものがあるとすれば，その活動に費やす時間を減らす方法はないものでしょうか。中立的な活動の中には，変えられないものもあります。請求書の支払い処理などは，達成感にも快楽にもつながらないかもしれません。しかし長期的にみれば，なんらかの報

酬につながる活動に，できるだけ時間を割くように努力することが重要です。

達成感と快楽につながる活動を増やす

多くの人の活動表は，達成感と快楽に関して理想的とはいいがたいと思います。実際には，限られた時間に要求が多すぎて，理想的なスケジュールを手に入れることは困難なのです。とはいえそれは，変更の余地なしを意味するものではありませんし，誰もが達成感と快楽のレベルを高める活動を増やしたいと思っていることでしょう。これを実現するには，3つの段階を踏んで行います。(1) 達成感と快楽の欲求を満たす活動を，自由な発想法（ブレーンストーミング）によって探し出す，(2) 探し出した新たな活動を試行する，(3) 新たな活動の影響を評価する，の3段階です。

〈新たな活動をブレーンストーミングで探し出す〉

前項で行った達成感と快楽の評価によって，どのような種類の活動（達成感，快楽，その両方）が自分にはもっと必要かについて，かなり考えがはっきりとしてきたと思います。新たな活動について考えるときは，大いに独創的になってください。ブレーンストーミング中，独創性を押さえつけないために，いかなるアイデアも退けてはいけません。この手法の最大の障害は，自己検閲です。つまり，そんな考えは大胆すぎる，金がかかりすぎる，贅沢などと批判して，アイデアを自分でつぶしてしまうことです。発想が現実的ではないと思っても，何かを考えついたらまずそれを紙に書き，後から再吟味してみます。活動の源泉は恐らくあなたの心にあります。「自分がいつもやりたいと思っていて，時間や資金，情報がないために手つかずだったことは何か？」をまず考えてください。この質問は，日々の雑事にかまけて忘れられていた願望や夢を探し出してくれます。快楽に関する活動で一般的なものの1つに，旅行願望があります。確かに旅行をしている間は，楽しいばかりでなく，新しい経験，言葉，場所などにかかわる達成感も得られます。しかし，通常次に考えてしまうことは，「でも資金がないから」，「時間がないから」，「束の間のものだから」などでしょう。

サラの場合もそうでした。治療中のブレーンストーミングで彼女が見つけた願望は，パリへ行きフランス語を勉強することでした。そして，彼女はこれをくだらない夢と考えていました。多くの人と同じように，彼女もまたこの考えを「不合理で無責任」として退けていたのです。確かにサラにとって，この夢を一晩でかなえるのは不可能でした。しかし彼女は，セラピストと共にこの夢の核心部分を達成感と快楽に利用しようと考えたのです。サラはこの目標の実現を，2 年以内と心に決めました。その間，毎週一晩を，パリのガイドブックを読んだり，初級フランス語講座を受講したり，インターネットでホテルや訪問先の情報を検索して過ごしました。サラにとって意外だったのは，この計画を実行してからというもの，インターネットでフランス語学校を探すことからして，もうすでにとても楽しいということでした。2 年後には計画を実現すると決め，旅行のことを考え，パリの何処へ行こうか，何を観たいのかなどの計画を立てたり変更したりすることで，週のうちの 2, 3 時間をパリで過ごすような気分になったのです。彼女がパリ行きのアイデアをすぐに諦めていたら，この正の強化因子の源泉は発見されずに終わったことでしょう。鉄道模型の組み立てから，歌唱法の勉強などの技術や才能を伸ばすことにいたるまで，当初は本人が非現実的な目標と考えた例を，筆者は数多く知っています。こうした目標の多くは，時間と努力で実現可能なのです。正しい方向へのステップを 2, 3 歩踏み出すだけでも，予期しなかった楽しみと人生の意味を多くの人が見つけることでしょう。

達成感と快楽に関して，新たな活動をブレーンストーミングで発見するもう 1 つの方法は，過去を振り返ることです。時間の経過とともに，数多くの理由から私たちは，かつて喜びを与えてくれた活動を諦めてしまっていることがあります。何らかの理由で諦めてしまったスポーツ，楽器演奏，趣味などです。実に楽しく面白い活動でも，負うべき責任のために，諦めなければならないことがままあります。あるいは過去の時点では，その活動は未だ先のことと考えたかもしれません。しかし，使い込んだローラースケート，野球のグローブ，サキソフォンなどの埃を払うことで，多くの人が若い頃の懐かしい思い出を再

発見することでしょう。抑うつ状態にあった人は，その間に興味を失ったり，つまらないと感じて多くの活動を諦めてしまっている例が多くみられます（うつ病の大きな特徴の1つに，通常の活動への興味の喪失があったことを思い出してください）。抑うつ状態にある人々は，その活動がもう楽しくはないと確信していますが，往々にしてそれを諦めた理由はうつ病にあるのです。トムはそんな患者の1人でした。重い抑うつ状態にあった時期に，彼は所有していたヨットを売却し，会員になっていたヨットクラブからも退会しました。うつ病が快方に向かったので，トムとセラピストは，かつて所属していたヨットクラブに立ち寄る計画を立て，彼の反応と気分を観察することにしました。すると，トム自身も意外に感じたのは，海岸を歩き，係留中のヨットを眺めるなど，些細なことでさえも彼が楽しいと感じたことでした。別の機会に訪れた際には，彼は昔の仲間に偶然会い，セーリングに誘われました。その後数週して，トムは小さなヨットをレンタルすることに決め，ヨットマンとしての自分を再発見し，素晴らしい時間を過ごすことができました。この例が示すように，過去は，現在と将来の楽しみを発見する宝庫なのです。

　新しい活動を探すブレーンストーミングの最後の秘訣は，外部の情報源を探ることです。友人に何かおもしろい活動はないか相談したり，ホビー・ショップをのぞいたりしてください。また，地域のレクリエーション施設の社会人向け講座，フィットネスセンター，学校，大学などを見学し参考にします。皆が楽しんでいる趣味，活動，娯楽のほとんどに関連のウェブ・サイトがありますから，そこからも参考情報を検索できます。

〈新たな活動を試してみる〉
　ブレーンストーミングが終わったら，次はスタート地点に立つことです。おそらくあなたが選んだ長期目標は，新たな趣味を生活に取りいれるということでしょう。最初は，その趣味に関する単行本や雑誌の購入，またはその活動に特化したクラブのミーティングに参加することかもしれません。どんな活動を選んでも，それが過重にならないように注意してください。新たな活動を無理

な時間配分で生活の一部とすることは，健康に役立つどころか，ストレスを生じるだけになってしまいます。そして，目標が大きすぎると，到達できない不満感が容易に生じます。あなたの時間配分の中で，到達可能な目標を選択してください。いずれにせよ，こうした活動における楽しみの対象は経験することです。大きな目標を完全に達成することではありません。

　新たな活動を始める際にとても大切なことは，予め時と場所を選んでおくことです。私たちは習慣の動物です。習慣に依存する部分が大きいため，計画していた新たな活動を忘れ，週末になって思い出すことがあるかもしれません。新しいことを始める最良の方法は，事前に完成させた活動スケジュールで確認することです。新しい活動を，スケジュールのどこに組み入れるのが最適かを考えてください。そして，効率を重んじるあまり，非現実的にならないよう注意します。エラーが発生しても良いように，十分な時間をかけて，新たな活動を生活になじませるよう心がけてください。新たな活動の開始とともに，それによる気分の変化，達成感と快楽の評価などの観察も忘れずに実行してください。

〈新たな活動の影響評価〉
　新たな活動の試行期間が過ぎたら，少し時間をかけてその影響を評価します。結局のところ，これは人生をより楽しく愉快に過ごし，実り多いものにする方法を見出すための，一種の実験です。そのため，成功の度合いをそれぞれの次元で測定する必要があります。あなたの人生をより良くするという目標の達成が，新たな活動によってどの程度成功したかを知るために，自問する項目は，以下のとおりです。

- あなたはその活動を楽しむことができましたか？　考えていたとおりの達成と快楽の感覚を得ることができましたか？
- その活動について，良い意味での驚きはありましたか？　考えていたよりもずっと楽しく，興味深いものでしたか？　その活動によって，あなた

が予期しなかった効果や便益はありましたか？
- その活動によるマイナス面はありましたか？ 望んでいたよりも楽しくなく，つまらないものでしたか？ その活動を行う上で予期しなかった障害はありましたか？

これらの質問に対する答えは，新たな活動をこのまま継続し，さらに力を入れるべきか，それとも別の活動を探したほうが良いかを決める上で役に立つはずです。実験的に活動を足したり引いたりして，試行を継続することも大切です。しかし，どんな活動も，それによって「～すべき」や「～しなければならない」と感じるような状況に自分をおくのは避けてください。健康的日常活動を維持するのは，身体と心の健康にとって重要です。しかしときには日課なしで済ます柔軟さも，健康の維持には大切です。うつ病に脆弱な人，とくに完全主義傾向（第11章参照）の人は，一度始めたことは最後まで完遂すべきという考えにとらわれがちです。それと同様に，何事も「正しく」行わなければならないという考えも，楽しみを得るためのさまざまな活動から私たちを遠ざけるものです。結局のところ目標とするのは，満足感を与えてくれる日常的活動を柔軟に継続することなのです。

長期的な報酬と満足感

ここまでは，毎日・毎週の日課に新たな満足感をもたらす活動の導入手法を検討してきました。多くの人にとって，新しい趣味のために時間を設け，映画鑑賞の時間をひねり出し，規則正しい運動を生活に組みいれることは，多少の調整を必要とします。しかし，この種の生活上の変化は，意義の深いものであっても，さして過激な変化ではありません。しかし，より深い満足感につながる日課は，長期に継続する変化を伴うことがあります。

快楽も達成感ももたらさない活動は，生活から排除することを考える必要があることはすでに述べました。これは簡単に思えるかもしれませんが，潜在的に大きな影響を及ぼします。例えば，注意深く分析すれば，多くの人が自分の

現在の仕事は，達成感も快楽ももたらさないことに気づくでしょう。しかし，それを発見したからといって，その仕事を辞め，翌週にはより満足感の多い仕事に就く可能性はほとんどありません。同じように，ここまでの検討から，自分が関わっている仕事が，考えていたほど満足感を与えてくれるものではないことに気づくことがあるでしょう。繰り返しますが，これを翌日あるいは2,3週間のうちに変えることは不可能だと思います。しかし，活動による満足感が少なすぎることが示されたら，これを変える方向で長期的計画を立てることは理にかなっています。抑うつ状態にある人は，一般に自分の仕事は刺激が少なすぎると考えます。この状況は，変更がもっとも難しいのです。しかし，長期的に考えて計画を立てるには，とてもふさわしい状況です。仕事による満足感が少ないのであれば，私たちはどうすれば良いのでしょうか。実のところ，選択肢は数多くあります。例えばもっとも簡単な方法は，現在の職場における役割を変えることです。つまり，現在の職務をより興味がある職務に変えることが可能かということです。これが現在の職場で無理ならば，資格面でも適切で，興味がもてそうな仕事を発見する可能性はあるでしょうか。もし資格が必要であれば，現在の職場にとどまってそれを獲得することはできるでしょうか。こうした考え方は，いずれも即座に結果が得られるものではありません。しかし，私たちが仕事に費やす時間を考えるとき，自分に合った職探しへの取り組みは最優先に考えるべきでしょう。

　生活を変えるための長期的計画の立案に加えて，選択した新たな活動が，長期的目標としなければならないほど時間のかかる活動となる場合もあります。例えば武術や社交ダンスの習得，ラジコン飛行機の製作，家庭菜園などの活動は，達成までにかなりの時間と労力を必要とすることがあります。こうした時間のかかる活動を行う際には，2つの原則が役立ちます。第1に，活動を楽しいものにするためには，過度に野心的にならず，先を急がないようにします。これは，すでに熟達し技術をマスターしたエキスパートを前にすると，簡単なことではありません。社交ダンスの最初のレッスンでは，周囲がまるでテレビ出演してもおかしくない達人ばかりにみえることでしょう。エキスパートを比較

の対象とし，基準とすることは簡単ですが，彼らは何年もかけておそらく数千時間に及ぶ練習を積んできた人々です。まだ経験が浅い活動においては，他との比較には注意が必要です。比較しても良いのは以前の自分だけかもしれません。つまり，「始めた頃よりも自分はうまくなっているだろうか？」という疑問だけが公平な質問であり，唯一重要な基準なのです。新たな課題に取り組むには時間がかかる，ということを肝に銘じておくことです。要は，学習を目的とするのではなく，その課程を旅のように楽しむことです。とはいえ，社交ダンスのような活動を学ぶときには，達成計画を作成することも重要です。この計画には，あなたの最終的ゴールを設定します。その目的は，「パーティなど社交の場で気持ちよく踊りたい」から，「地域のアマチュア・コンテストに出場できる程度にうまくなりたい」まで，人によりさまざまでしょう。もちろん，この2つのゴールの達成には，それぞれ活動にかける時間も違ってきます。長期的計画は，活動に何を期待するかを考え，それに従って立案します。

　この項では，報酬や満足感の検討から，長期的目標を確立し興味を湧かせるための強化因子について述べました。次項では，うつ病とその再燃予防にとって非常に重要な2つの日常活動，睡眠と運動について検討します。

基本的な日常活動―睡眠と運動

　達成感と快楽は，各人によって定義はまちまちで，そのバランスは主観的判断次第です。しかし，睡眠と運動は，うつ病に脆弱な人にとってないがしろにはできない日常活動です。この2つの活動に焦点を当てる理由は，うつ病の発症とその有効な治療との関連性に関する研究にあります[22, 155]。日常の睡眠と運動は，もちろん毎日の生活の一部ですが，週間活動表の中に他の項目と同様，明確に組み入れなければなりません。睡眠は，何かあれば削られやすい傾向にあります。用事があれば私たちは夜更かしをしたり，例外的に朝早く起きて時間をつくったりします。運動は任意の選択肢で，忙しくなれば犠牲にされる対象です。しかしこれら2つの対象を，運任せにしておいてはいけません。

ぐっすり眠る

　睡眠は，うつ病に重要な関わりのある分野です。短すぎたり，長すぎたりして障害された睡眠は，うつ病診断の重要な鍵となる症状です。実際に，抑うつ状態にある人の睡眠障害は，うつ病の究極的原因を探る方向を示しているとする研究者もいます[157]。また，うつ病は睡眠障害の1つであり，少なくとも生体リズムにおける問題に起因すると主張する科学者もいます[137]。これは，睡眠とうつ病を対象とした研究の1つの見解にすぎませんが，うつ病の存在が睡眠に多大な影響を与えることは，かなり明らかと思われます。同じように，睡眠を変えることは，気分や感情も変えると考えられています。うつ病は主に，REM（急速眼球運動）睡眠を障害し，抑うつ状態にある人はREM睡眠が少ないことがわかっています。REM睡眠は，その間に夢を見ることで知られる睡眠の1段階です。また，抑うつ状態にある人は，そうでない人に比べ，REM睡眠に入る時間が速いとされています[135]。

　研究者は，健常者を対象にREM睡眠に入る直前に彼らを覚醒する実験を施設で行いました。被験者は一晩中眠り続けますが，通常のREM睡眠段階を経験することはありません。その結果，REM睡眠を妨害された被験者には，とくにストレスと欲求不満への対処能力の障害が示されました[116,157]。休養は取れているものの，彼らは若干不安定な感情を示しました。この結果から研究者は，REM睡眠が脳に作用し感情的思考と記憶とを分別させながら，ストレス要因への対処を容易にしているのではないか，と結論づけました。そして，妨害されたREM睡眠が感情へ及ぼす影響に加え，睡眠妨害によってより広範な被刺激性，疼痛へのより強い感受性，記憶障害などが引き起こされることが示されました[157]。

　うつ病再燃に脆弱な人にとっては，睡眠リズムはできるだけ一定で，十分な休息をもたらすものでなくてはなりません。よく知られた抗うつ薬の多くは，睡眠パターンの正常化を促すと考えられています。そのため，再燃予防の維持薬物療法は，睡眠を正常化する効果があると思われます[157]。しかし，睡眠を正

常化するという考えは，行動にも影響を及ぼします。これらの影響の中には，明らかなものと，あまり明らかではないものとがあります。もっとも明らかな影響は，日常のスケジュールに十分な睡眠のための時間的余裕を設けるという変化です。多くの人は1日8時間の睡眠がもっとも効果的と考えていますが，中にはそれよりも少なく，あるいはより多く睡眠を必要とする人がいます。もしあなたが8時間以上の睡眠を必要とするのであれば，この時間を切り捨てることなく，生活の中に組み入れなければなりません。また，8時間も睡眠は必要ないという場合，必要以上の睡眠時間を身体は許容しないでしょう。睡眠を可能な限り良質なものにする原則は，睡眠衛生とも呼ばれます。

〈睡眠衛生―よく眠るための決まりごと〉

　睡眠衛生には，多くの規則や原則があります[22]。第1には，毎日決まった時間に就寝すること，そして決まった時間に起床することです。とくに過去睡眠障害を経験した人には，これが当てはまります。定時に始まり，定時に終わる睡眠は，体内時計や生体リズムにとっても負担が少ないと思われます。規則正しいスケジュールを守る人にとっては，覚醒や入眠に目覚まし時計，マスク，耳栓などの補助具は必要ありません。身体はあたかもいつ休息をとり，いつ覚醒するかを知っているかのように作動します。毎日決まった時間に就寝し起床する上で問題となるのは，週末や休日に朝寝坊（とくに前日夜更かしした場合）することです。睡眠衛生の考えは，こうした楽しみを奪うものではありません。パーティや映画鑑賞などの気晴らしで，たまに夜更かしすることは問題とはなりません。とはいっても，少なくともいつもの時間に起床し，通常の日課にできるだけ早く戻ることは賢明といえるでしょう。

　もう1つの，それよりも少し手ごわい問題は，交替制勤務による睡眠時間の変更です。ここでも，一般的な考えとしては，特定のリズムをできる限り維持します。もし眠れない夜が何日も続いたり，睡眠による十分な休養が得られないなどの問題が生じるのであれば，交替制勤務を必要としない仕事を探すべきでしょう。これはかなり思い切った措置と思われるかもしれません。しかし，

このような睡眠障害でうつ病に対する抵抗力が弱まるのであれば，そうした変更は必要であり正当化されるべきものです。

　睡眠衛生の第2の原則は，アルコールやカフェインといった物質との関係です。こうした物質については，注意深い観察が必要です。多くの人が習慣的にカフェインを覚醒に，アルコールを催眠に用いています。また人によっては，カフェインを1日中摂取するため，就眠時にも体内に残っている場合があります。アルコールとカフェインは，ともに脳に重要な作用を及ぼし，睡眠サイクルに影響を与えます。こうした作用の詳細は，本書の目的から外れますのでここに記述しません。しかし要点は，これらの物質を覚醒や睡眠の補助に用いてはならないということです。筆者の推奨は，アルコールとカフェインの摂取を日に一度とすることです。つまり，コーヒー1杯またはアルコール飲料1杯までとします。もちろんアルコール依存歴のある人には，アルコール摂取は一切薦めません。さらに，アルコールやカフェインは，就寝時および覚醒時には摂取しないほうが賢明でしょう。これらの物質は自然のリズムを歪めるのみで，長期的には耐性（等しい効果を得るにはより多くの物質が必要となる）や離脱症状（物質が血流中にないときの不快な症状や感覚）を生じます。

　もう1つ重要な睡眠衛生の原則は，ベッドは眠るためにあるということです。ベッドの中で約10分間以上覚醒している場合は，起床して何か活動をしたほうが良いでしょう。ベッドと関連づけなければならないのは，睡眠であり，食事，テレビ，税務申告の作成などではありません。さらに良くない例は，ベッドの中で眠ろうと努力しながらさまざまな心配事を考え，睡眠に干渉することです。寝ながら心配事をあれこれ考えることは，結果として心配とベッドを関連づけてしまいます。そうなるとベッドが，眠るためではなく心配する場所になります。筆者が治療した多くの患者は，ベッドで目覚めたまま，数百ないし数千時間，心配事を反すうしてきました。横になって10分たっても眠れない場合は，起きてベッドから離れなければなりません。椅子に座って読書するだけでも良いのです。これによって重要な変化が生じます。第1に，読書は心配事よりもはるかに有益です。ベッドでは心配事が解決されることはありません。第2に

は，椅子に座っての読書が，往々にして眠気を誘い，自然に入眠することがあることです。椅子で居眠りした後にベッドに戻ることは，まったく問題ではありません。目覚めたときも同様です。多くの人が目覚めた後も，ベッドから離れようとしません。とくに朝早く目覚めたときにはその傾向が顕著です。ここでも，目覚めて横になったまま，否定的思考あるいはどうすることもできない心配事を考えたりしがちです。ぐずぐずせずに起床し，1日の活動をできるだけ普通どおりに始めましょう。

　もう1つの睡眠衛生の原則は，就寝前にはあらゆる感情的または身体的刺激を避けることです。寝る前に運動する，あるいは難しい問題に取り組むのはおそらく賢明ではありません。非常に強い感情も入眠前には禁物です。例えば，寝る前に口論したり気分の動揺につながる議論は，睡眠に干渉しがちです。理想的には，就寝時の1〜2時間前から何か楽しいことをして，リラックスした状態で過ごします。

　睡眠衛生上の原則で，簡単でありながら見落とされがちなのが，睡眠環境をできるだけ快適に保つことです。これはベッドなど，寝具そのものについても当てはまります。そして静かな環境と部屋の暗さが大切です。快適なベッドの基準は人によってさまざまですが，重要な点は，可能な限り快適なベッドを選ぶことです。寝室環境に多くの人は，往々にして妥協しがちです。暖房器具の騒音に何度も目覚めたり，波打ったマットレスを買い換えるのに躊躇したり，睡眠が台無しにされるのを承知でペットや子どもをベッドに入れてしまうといった妥協は回避しましょう。睡眠は大切です。そして守る価値のある日常必需品なのです。

　睡眠衛生の最後の原則は，昼寝をしない，というもっとも簡単なものです。しかしこれは，夜ぐっすりと眠ることができない場合は，非常に守るのが困難な原則です。ある意味では，昼寝は十分に休養できなかったことへの，身体が求める自然な補償作用なのです。しかし20分以上の昼寝は，その間まるで夜間であるかのような，まったく新しい睡眠サイクルを誘発します。時間帯を跨いでの旅行では，私たちは時差ぼけを経験します。そして，往々にして目的地の

時間帯からすると昼間に寝ていることがあります。ぐっすりと寝て目が覚めてみると，意識はもうろうとして夜か昼か見当がつかなくなります。長い昼寝は，これと同じ経験です。さらに，体内時計にも同様の影響を及ぼします。昼寝は楽しいものですが，その日の夜はその分だけ寝つくのに苦労するだろうことを憶えておいてください。乱れた睡眠のサイクルと，それを補正するための昼寝は，すぐに悪循環を生みます。矛盾するようですが，昼間眠気に襲われたときのもっとも良い対処方法は，そのまま活動を続けることなのです。眠くなったときに活動することで，数分たてば眠気に襲われたことすら忘れてしまいます。

　上述した睡眠衛生の考え方は，定期的に安らかな睡眠を十分に取るための，とても簡単な対処方法です。残念なことに，周囲の環境がこれを時々困難にしているのです。Stan Coren[35]は，彼の非常に興味深い著書の中で，西欧文化が睡眠を「なくても困らない活動」の1つにしたことを指摘しています。Corenは，夏時間の採用，交替制勤務の導入，睡眠の欲求を道徳的弱さのあかしとするなどの，睡眠時間の障害となる数多くの社会的因子をあげています。さらに，ストレスを感じることから交通死亡事故まで，睡眠障害が数多くのできごとの原因であり，睡眠の欲求は守らなければならないと主張しています。

　ここまでに述べてきた睡眠衛生の原則は，十分役に立つはずです。しかし，こうした行動的戦略でも不十分な場合は，効果的に睡眠を補助する薬物療法があります。最近市場に導入された睡眠薬は，数年前の薬剤よりもはるかに優れています。例えば，新しい薬の中には，耐性も離脱症状も生じないものがあります。とはいえ，多くの治療薬と同様，副作用や反跳を誘発する可能性があります。反跳というのは治療薬の投与を一旦中止すると，自然な入眠がさらに困難になることをいいます。こうした得失の評価は，主治医と相談するのが最善でしょう。最後に，本書に紹介したすべての手法と同様，十分な休養を取ることは，小さなことですがうつ病を予防する上では大変重要であることを指摘しておきます。本章の最後の項では，運動の身体的および心理的予防効果について簡単に記述します。

運動の喜びと効果

　規則正しくゆっくりと睡眠をとることの他に，日課にすることによって誰もが恩恵を受ける活動があります。それは，運動です。運動は，達成感と快楽の組み合わせです。多くの人が，運動の環境（景色の良い道でのジョギング）そして運動の感覚を楽しんでいます。とはいえ，長時間の運動や数マイルのジョギングは必ずしも楽しいものではありません。そして，終わってから，何か意義がある困難なことを成し遂げたことの達成感があります。しかし運動は快楽と達成感以上のものです。それは，私たちの身体的および精神的状態に広範に作用します。正しく行えば，運動は欠点のない数少ない活動の1つです。

　運動が，身体と内科的健康に与える物理的効果は明らかです。規則正しい運動を続けている人は長生きで，身体的能力は比較的高く，内科疾患への抵抗力もあります。規則正しい運動は，世界保健機構（WHO）から米国医師会（AMA）まで，すべての保健機関の標準的な推奨となっています。本書は，運動とうつ病との関係により焦点を当てて書かれています。運動は，実際にとくに軽度から中等度のうつ病において，プラセボや無治療に比べ，症状の改善につながることが示唆されています[155]。これは，うつ病の再燃予防には非常に重要です。なぜなら，ほとんどのうつ病は，症状の僅かな増加とともにゆっくりと発症し，徐々に顕著になるからです。運動がこれら軽度な症状を減少し，増悪を防げるのであれば，ウェルネスにとって重要な選択肢となるはずです。

〈どの程度の運動をいつ行うのか？〉

　運動とうつ病の関連で意外と思うのは，目標とする効果を得るためには，マラソン選手やボディビルダーになる必要がないことです。週3回，適度な運動（活発なウォーキングまたはゆっくりとしたジョギング）を20〜60分行うことで，気分に効果があることが示されています[155]。もちろん，気分への効果を持続させるには，運動は長期に継続しなければなりません。そして，より多く運動するほど，その効果は上がると考えられています[71]。運動がなぜこれほど有

用なのか，その正確な理由はまだわかっていません。運動は，学習や記憶を改善し，脳の損傷を防ぎ，神経細胞の生成と維持に有用な化学物質をより多く脳に取り込むなどの，脳にとって明らかに肯定的な多くの作用を及ぼします[38, 148]。それと同時に，人は運動によって自尊心の向上を経験します。運動前には，ある特定の考え方や感じ方をもち，心配や問題にとらわれている自分が，運動後は心配や問題をとらえる視点が変化し，それらがより制御可能なものに見えてくるようになります。ウェルネス感覚が変化する好例は，いわゆるランナーズ・ハイで，これは多かれ少なかれ運動中や運動後に，だれもが経験していることと思います。運動がもたらすこうした心理学的および身体的脳内変化は，注目に値する現象です。多くの研究者が，さらなる解明を目標に研究を続けています。

〈運動を始める前に〉

　運動を始める前には，必ず内科的検査を受けることが賢明です。日課とする運動を予め主治医に相談します。始めるに当たっては，できるだけ簡単な運動からゆっくりと開始します。往々にして，その運動に興味を持ち長続きするかを確認せず，しゃれたジムに入会したり，高価な運動具を購入しがちです。どのような運動も，1回ごとにポジティブな経験ができるよう，ゆっくりと始めます。ジョギングを始めるのであれば，初日はまず自宅周辺を1ブロックほどゆっくりと走ります。これでは距離が短すぎる，簡単すぎると感じるかもしれません。しかし，初日から数マイルを走るようなことをすると，疲れきって肉離れを起こしたり，あるいは惨めな思いをしたりしがちです。初めはゆっくりと，そして活動時間を5分単位で増やしていきます。そうすることで，挫折することなく能力を速やかに向上させることができます。

　また，もし可能であれば，運動仲間をみつけると良いでしょう。運動に気乗りのしない日には，仲間が動機づけを助けてくれます。他人を含む関与を宣言し，仲間と約束を交わすことで，自分1人の場合よりもはるかに長くその活動は持続します。そして直接的効果以外の効用にも注目してください。ジョギン

グやウォーキングであれば，景色の良い場所を選ぶことです。運動を，機能的に合目的性をもって行うことを推奨している専門家もいます。つまり職場へ歩いて通勤する，エレベーターを使わずに階段を使うなど，日課に運動を組み込んでしまうのです。これには，運動を他の重要な活動に組み合わせることで，継続する確率が高くなるという考えが基本にあります。運動の習慣を確立するには，時間がかかります。そのため，膝痛や筋肉硬直など，若干の後退があることも覚悟しておいてください。ある特定の日に運動したか否かではなく，1週間，1カ月，1年にわたってより多く運動するということ，そして身体的活動をあなた自身と，生き方の一部とすることが重要なのです。

まとめ

　この章では，肯定的強化因子と満足感を得る活動が，ウェルネスの維持に及ぼす影響について検討しました。達成感と快楽を評価すること，そしてこの2つのバランスを取ることは，健康維持の最良の方策です。報酬と日常活動についての考えは，往々にして単純すぎるとみなされます。つまり，こうした手法が十分な深さをもたず，心理学的に不十分なアプローチと人々は考えているのです。しかし，行動の活性化，睡眠そして運動に関するエビデンスの信頼性は高いものです。結局のところ，これらの考え方は数多くの常識を含んでいます。そして，仕事と遊びは人間の基本的な欲求です。したがって，仕事と遊びがうつ病に影響を及ぼすという考えは，当然のことなのです。満足感があり，豊かさを増進させる日常活動の確立は，取り組む価値のある目標であり，うつ病の再燃・再発に対する重要な防御となります。

〈練　習〉

　この章のポイントをあなたはどのように考えるかを記述し，その後にあなたのウェルネス・プランの一部に取りいれても良いと思う課題，練習，ワークシートを記入してください。

　第7章「楽しく健康的に暮らす」では，日課そして充実を求める活動について検討しました。この章の私のポイントは以下のとおりです。

_____

_____

　この章を読んで私が取りいれたい課題，練習，行動は以下のとおりです。

_____

_____

第8章

再燃を防ぐためのマインドフルネス瞑想法

　本章では，マインドフルネス瞑想法（mindfulness meditation）と呼ばれる治療法について紹介します。この療法を用いて，うつ病歴のある被験者を対象に注意深く行われた研究では，うつ病再燃のリスク低減が実証されました[142]。マインドフルネス認知療法（mindfulness-based cognitive therapy: MBCT）は，健康維持を目的とした最初の治療介入の1つです。それまでは，薬物療法の継続や精神療法を増強した維持治療に，再燃予防は頼っていました（第4章および第5章参照）。しかし，MBCTは，新たな治療法として考案されたものです。症状改善に成功した治療の継続という維持治療の考えとは異なり，MBCTは再燃の可能性を低減したいと思う人なら誰でも，いついかなる時点からでも開始できます。独立した治療法として，再燃予防に有効であることが実証された，ユニークな療法なのです。そのため，本書ではその説明に1章を割きました。まず，マインドフルネス瞑想法の定義を最初に述べ，手法の概要，戦略，実践練習，そしてマインドフルネスがウェルネス・プランへの利用に適している理由などについて述べていきます。

　マインドフルネス瞑想法は，霊的あるいは宗教的な意味があるものとしばしば誤解されてきました。その点で，ここまで述べてきた他の多くの手法と異なります。私たちは，特別な服装を着用し，現代の科学技術を無視して神的存在を信じつつ行う瞑想をよく見聞きします。MBCTを行う際には，まずこうした考えを捨てることから始めます。ここでいうマインドフルネス瞑想法は，霊性

にも，チベットへの巡礼にも，現世の財産を捨てることにも関係しません。マインドフルネスの実践と，第6章で述べたうつ病の認知モデルとの関連性は，幸運なことに偶然，うつ病の研究者たちによって発見されました。さらに，マインドフルネス瞑想法は，北米の著名な研究施設や病院で，ストレスに悩む人の治療に過去数年来用いられています[86]。結果として，霊的信念，価値観などの変更や放棄を求めることなく，マインドフルネスは正統派的枠組みに適合し，ストレスを低減し健康を維持するための非常に有用な技法となったのです。

　マインドフルネス（気づき）の本質とその働きを述べる前に，簡単に定義を紹介しておきます。「マインドフルネスとは，ある特別な方法で，判断せず，意図的に，現在に注意を払う[87]」。この簡単な定義は，第6章で述べた認知モデルおよび技法との関連において，意義深い結果をもたらします。最初にマインドフルネスと認知療法の関連性を正確に特定したのは，英国とカナダ両国でうつ病を専門に研究するグループでした。本章で書かれている内容の多くは，この最新の研究報告[142]に基づいています。第6章では，思考とうつ病の密接な関連性について述べ，うつ病から回復した人は自分が完全に健康と感じていても，特定の否定的思考パターンには依然として脆弱である点について述べました。そして，否定的思考に挑戦する技法についても述べました。マインドフルネスは，この過程をかなりユニークな方法で補完します。まず，自分が考えていることに注意して，判断せずにそれを受け容れます。そうすることで，否定的思考の刺激的な痛みが多少やわらぎます。そして，否定的気分のエネルギーが減退し，例えば呼吸などの簡単なことに注意を払うことができるようになります。また，マインドフルネスによる思考や気分の受容が，思考の変化に注意を向けさせ，ある種の早期警戒システムのような働きをします[142]。筆者は，マインドフルネスを用いることで，不可抗力や不健康な思考によって患者の注意が散漫になることなく，健康的で有用なことがらへの集中力を高める潜在的力があることを発見しました。これにより患者が生産的になることで，長期的にみて時間の浪費を減らすことができます。

　こうした認知療法とマインドフルネスの関連性に基づき，Dr. Segal らは，マ

インドフルネスを用いた初の大規模再燃予防試験を実施しました。被験者数は145名で，8セッションのマインドフルネス治療群，または「通常の治療（実際の医療現場で通常受ける治療）」群とに無作為に割り付けられました。試験の結果，数多くの興味深い結果が得られました。中でも，もっとも重要と思われる発見は，過去3回以上うつ病エピソード発症歴のある被験者にとって，6週の試験期間における再燃リスクは，「通常の治療」群が66％であるのに対して，マインドフルネス治療群は37％と，リスク低減に大きな差が示されたことです[153]。Dr. Segal らは，なぜ過去3回以上うつ病エピソードを発症した被験者のみにリスク低減が示されたのか，その確かな理由がわかりませんでした。ある意味でそれは，通常の予想を覆す結果だったからです。研究者たちの間では，通常うつ病エピソード歴が多い人ほど，再燃しやすいというのが定説となっていました。うつ病再燃リスクの高い人々に，マインドフルネスはより良い治療効果を及ぼしました。これは朗報です。もちろん，この試験結果は，他施設の研究者たちによって再現され，実証されなければなりません。しかしこのように大規模なリスク低減が，偶然の結果生じることは稀です。マインドフルネスは潜在的に有効であり，うつ病経験のある人にとっては，マインドフルネスは入念に研究する価値があると思われます。

マインドフルネスについて学ぶ

マインドフルネスの概略とその技法を，本章のみで完全に説明することは困難なので，ここでは読者の興味を触発することを目的とした説明にとどめます。本章を読み通してみて，さらにマインドフルネスについて知りたい方には，より詳細で完全な説明を記述した数多くの書籍があります。例えば，Jon Kabat-Zinn はマインドフルネスについての参考情報と具体的手法を記載した2冊の優れた本 –「*Full Catastrophe Living* [86]（邦題：生命力がよみがえる瞑想健康法）」および「*Wherever You Go, There You Are* (1994)」– を出版しています。また，Dr. Segal らによる，「*Mindfulness-Based Cognitive Therapy for Depression* [142]」

と題された書籍も出版されています。この本は専門家を対象に書かれていますが，専門外の読者にも有用な，マインドフルネスの教育と学習に関する情報が満載されています。本章で紹介できない詳細な情報を，読者はこうした書籍から得ることができます。また，マインドフルネス瞑想法は，実践仲間で共有可能です。というようりもむしろ，それは共有されるべきものなのです。マインドフルネスを指導する者は，その経験と専門知識のレベルに関係なく，広くセッションやワークショップに参加して，技術の研鑽を積み，他の人から知識を学んでいます。あなたがマインドフルネスを実践し始めれば，学習の支えとなってくれる人を必要とするでしょう。規模の大きな都市では，瞑想を実践する人々に会い，マインドフルネスの実践について話し合う機会が比較的多いと思います。マインドフルネスを実践する会の中には，より霊性に重点を置いている人々もいるので，いろいろ見て歩き，もっとも自分にあったグループを見つけることを薦めます。

マインドフルネスとはなにか？

マインドフルネスとは，ある特定の方法で注意を払うことです。簡単でしょう？　しかし，こうした説明だけでは十分ではありません。筆者がマインドフルネスについて学び，実践した上で理解したことは，マインドフルネスの定義を言葉で完全に表すことは不可能ということです。ミュージシャンのエルビス・コステロは，「音楽について書くことは，建築について踊りで表現するようなものだ」といいました。マインドフルネスについて書くことは，これと同様につかまえ所がなく，むずかしいことを筆者は知りました。それはちょうど，「オレンジ」という単語の意味を言語で記述するようなものです。どうすればいいでしょう？　オレンジは色の1つであり，赤と黄を混ぜたような色，といったふうに説明できるかもしれません。そして，夕日の色を例に引くこともできます。しかし，「オレンジ」を記述するもっとも良い方法はどのようなものでしょうか？　オレンジという言葉を目にしたとき，私たちはその色を思い浮かべます（百聞は一見に如かず，と言われる所以です）。オレンジ色を想像するこ

とは誰にとっても非常に簡単なことですが，言葉でそれをとらえるのはとても困難です。マインドフルネスについて記述する際には，遠まわしにそれを表現するのが最良の方法です。完全にそれを理解するには，実践すること，そして実践を継続し，経験に磨きをかけることです。オレンジ色を「見る」ことに代わるものはありません。まだ見たことがなければ，それを知ることにはならないのです。同様に，マインドフルネスを実践したことがないのであれば，それについて記述することは困難です。幸運なことには，マインドフルネスを生活に導入するための，記述するよりもはるかに簡単な訓練や方法があります。こうした訓練の実践は，非常に大きな結果をもたらします。

　マインドフルネスを実践する過程でもっとも重要な技術は，再燃の最初の徴候となる否定的思考のパターンを「認識し，そこから自由になる」ことにあると，うつ病の専門家は指摘しています[142]。本章の終わりに，中心となるこの技術について再考しますが，この項では，マインドフルネスの習熟に役立つ一般的な練習法について述べます。最初は，私たちが生活の中で知らずに過ごしている，自動操縦と呼ばれる状態の認識に役立つ練習法です。「自動操縦」とは，行動していながら，実際にはそれを経験していないことを意味します。私たちは夕食を半ば機械的にとりながら，仕事上の問題，支払いのこと，あるいは次の休暇予定などについて考え，夢想しています。また，自動操縦「モード」は，多くの判断と評価に関与します。自分の意識の流れを注意深く考えてみると，実際には数多くの評価が行われていることに気づくでしょう。仕事はうまくいっているのか，ものごとが思いどおりに運んでいるか，部屋が寒すぎないか，あるいは暑すぎないか，食事がおいしいか，まずいか，テレビ番組がおもしろいか，つまらないか，などです。評価は悪いことではありません。それは人間として自然なことです。同時に，評価は私たちの感情を違った方向へ向かわせることがあります。一方，マインドフルネスが求めるのは，これらの思考や感情を受け容れ，意味のあるなしにかかわらず，経験として処理することです。評価の重要性に注意を向ける代わりに，マインドフルネスでは，例えば呼吸などの，評価されないことがらに注意を向けます。つまり，自分，身体，そして

周囲の環境を，良し悪しを評価することなく，その時々に経験することを意味します。

マインドフルネスの態度

ここに紹介する最初の練習は，特別なものではなく，練習を行うに当たって考慮する一連の態度です。新たな行動や思考が常にそうであるように，この態度は，借りものではなく，身につけたものでなくてはなりません。やがてわかると思いますが，ある状態を保とうと努力しすぎることは，マインドフルネスの実践に反することです。マインドフルネスは，常に100％存在するものではないことを念頭に置いてください。マインドフルネスをすでに何年も実践している人ですら，進歩の過程にあります。マインドフルネスの態度とは，(1) 判断しない，(2) 忍耐強くそして無理をしない，(3) 受容する，(4) あるがままにする，の4種類です。必ずしも聞きなれた言葉ではないので，以下に若干の説明を加えます。

〈判断しない〉

マインドフルネスの練習で最初に必要な態度は，判断しないことです。Kabat-Zinn[86]は，これを，自分自身の経験を偏見なく目撃すること，と定義しています。例えば，呼吸法の練習をしていて，部屋の中をすきま風が吹くことに気づいたとします。そのときあなたは，「寒すぎないか」と考えるかもしれません。このような例は稀と思うかもしれませんが，マインドフルネスの練習中に静座していると，身体感覚に敏感になるものです。すきま風が寒すぎると一たび判断したあなたは，それに「問題」というレッテルを貼り，「暖房をつけるか，窓を閉めるか，セーターを着よう」と考え始めます。そのうち，立ち上がってこれら選択肢のいずれかを実行せざるを得ない，と考えるようになるかもしれません。このような例を，何か(すきま風)が問題であると判断し，解決のため注意がその問題に引きつけられた，と表現します。判断しない態度を練習で身につけてくると，「今私は涼しい微風を感じている。おそらくすきま風だろ

う。私の皮膚がそれに反応している」と考えるようになります。そして，あなたの注意は，すきま風に向かわず，呼吸に再び向かいます。あなたの感情や行動を起こしたい衝動（セーターをとりに行く）は，判断しないことにより，大きく変化します。寒いのに，セーターを着てはいけない，あるいは窓を閉めてはいけない，ということではありません。ときには，行動が必要です。しかし，行動すると決めた場合でも，判断しないことは，非常に有用性の高い，心を静める態度なのです。とくに，不安や身体的要求などによる居心地の悪い状況に，これは当てはまります。その状態に置かれた自分自身を，観察するのですが，完全にそれに引き込まれてはいけません。そうすることで，行動でさえもより意図的な，マインドフルネスのあるものとなるでしょう。判断しない態度は，リラックスによる静けさとは別の種類の静けさを，あなたにもたらします。それは，マインドフルネスに伴う静けさなのです。

〈忍耐強くそして無理をしない〉

　マインドフルネスの練習で2番目に重要なのは，忍耐強くそして無理をしない態度です。瞑想している間，忍耐を強くもち外部に向けて無理をしないということは，一見非常に合理的に聞こえます。しかしここで言う意味は，それをさらにもう一歩進めた態度を意味します。つまり，マインドフルネスの内的状況にさえも，そこへ到達しようと無理をしてはいけない，ということです。そんなことは可能なのだろうか，マインドフルネスを求めているのに，マインドフルネスを求めてはいけないのであれば，一体どうすれば良いのか，と疑問に思うかもしれません。その答えは，「これから45分間，マインドフルネスの瞑想に入る。集中しなくてはならない」と考えること自体，本当にマインドフルネスの状態にあるかどうか疑わしい，ということの中にあります。マインドフルネスを得ようと努力しすぎると，それは私たちの手から遠くへ，さらに遠くへと去っていきます。注意の向く先が，あれこれとさまよい，これで本当に良いのだろうか，と疑問に思うかもしれません。そう思う状態が続いていることを気づくことに，問題はありません。そして，今行っている練習に注意をゆっ

くりと引き戻します。つまり，マインドフルネスの状態を得ようとする努力にとらわれないほど，マインドフルネスに成功する可能性が大きくなるのです。マインドフルネスの目標は，何かをする，あるいは何かになることにあるのではなく，心の平穏を得ることにあるのでもない[86)]ことを，記憶しておいてください。

〈受け容れる〉

　身につけなければならない3つ目の態度は，受容です。マインドフルネスの練習中に起こることは，起こるべくして起こるという態度です。マインドフルネスを学ぶ初心者は，否定的思考や感情をもたないことが成功と考えがちです。それは悪いことではないかもしれませんが，否定的感情や思考のないことが，すなわちマインドフルネスの成功度を示すバロメーターではありません。むしろ否定的感情に注意を向け，その存在を意識におき，実践中の練習に注意を戻すことが，マインドフルネスの評価基準となります。第6章では，証拠や歪みを点検しつつ，否定的思考を評価する方法について具体的に述べました。こうした方法が，役に立つ技術であることは確かです。しかし，マインドフルネスの目的は，これらとは若干異なります。マインドフルネスでは，否定的思考を分解，点検することはしません。その代わりに，否定的思考を，絶対的真実としてではなく，ただの思考や概念として受け容れます。マインドフルネスの実践において，一般に言われるのは，「自分と，自分の思考は別」という格言です。認知療法と同様，マインドフルネスでは，思考は精神的事象ではあるものの，究極的真実ではない，とします。思考を，概念以上の何ものでもないとみなすことは，その重要性を減少させる作用をもたらします。ここに紹介するマインドフルネスの練習法のすべてでは，否定的感情を抑えつけたり隠したりせず，否定的思考を心の中から消し去ろうと努力しないでください。抑圧や消去は，否定的思考を認識し，練習に再度注意を向けることよりも，実際にははるかに多くのエネルギーを必要とします。

〈あるがままにする〉

　マインドフルネスの最後の態度は，あるがままにすることです。上記3つと関連するこの態度は，ある状態になること，または何かをすることに努力し過ぎることなく，練習に忍耐をもって臨む態度を意味します。また，あるがままにしておくことは，その反対の意味，つまりしっかりと捕まえる，またはあるがままにしておかないことにも関連します。あるがままにする態度の理解には，例を引いて説明するのが一番良いでしょう。アスリートを例にとるのが良いかもしれません。なぜなら，アスリートの最高のパフォーマンスは，しばしば非常にマインドフルネスに満ちた状態がもたらすからです。例えば，有名なバスケットボール選手は，コート上の動き，手や足の位置，手首のフォロースルーなどを，1つ1つ考えながらプレーしているのではありません。実際にアスリートがこうしたことを考えながらプレーしたとすれば，すべて失敗するかもしれません。有能なプレーヤーでも，プレッシャーがかかるとミスを犯します。大きなトーナメントや，プレーオフなどで多額の賞金がかかっている場合などは，あるがままにする態度が邪魔されることがあるのです。もちろん，こうしたプレッシャーのかかる際には，周囲の状況が気にかかって当然でしょう（例えば，「もしこのショットをミスしたら，プレーオフには出られなくなる。なんとしても入れなければ」など）。その人がどれだけモチベーションをもっているかに関係するこの思考は，実際には自然の流れを妨げ，有害無益な結果をもたらします。有能な選手が期待に沿わないプレーをしたとき，アイスホッケーでは，「スティックの握りがきつすぎる」という言い方をします。得点できないスランプ状態にあり，得点することが彼にとっていかに大切かを考えることで，有能なプレーを引き出す柔軟さや滑らかさが失われてしまうのです。結果として，ホッケーのスティックを練習とは違って強く握り，パックは間違った方向に飛んでいくことになります。同様に，普段の生活の中にも，あるがままにすることでうまくいく状況があります。例えば，いつもは指に合っている指輪が，どうしたわけか抜けなくなった状況を想像してみてください。とってはならない最悪の行動は，なんとか指輪を抜こうと努力することでしょう。レ

ンチでねじったりすれば，指輪は歪み，さらに抜けなくなるかもしれません。指は赤く腫れあがって，「誰かに切ってもらわないと駄目だ。痛いだろうし，お金もかかる」などとあなたは考えるでしょう。こうした状況に対処するには，まずあるがままにすることです。そして穏やかに，ほとんど指輪には注意を払わずに作業します。そうすれば，じきに指輪は外れて問題は解決するはずです。マインドフルネスも，これと同じです。目標への到達努力をしないことで，初めてそこへ到達することができるのです。

　これら4つの態度に加えて，マインドフルネスの習熟には，一貫性をもって実践し続けることがもっとも重要です。マインドフルネスの推奨者のほとんどが，毎日の実践を提唱しています。実践とは，マインドフルネスをおっくうな仕事にすることではありません。むしろ，運動や食事などの，生活にとって肯定的な活動の1つとしてとらえることです。マインドフルネスの効果を得るには，生活の中にマインドフルネスの時間を定め，その時間を実践のために守ることが必要です。以下に紹介する練習法は，あなたがマインドフルネスを始めるきっかけを与えるためのものです。その実践を通して，あなた自身のマインドフルネス実践法が身についてゆくはずです。さしあたり，マインドフルネスを始めるきっかけとなるいくつかの具体的な練習について，以下に述べます。

レーズン・エクササイズ

　マインドフルネスに基づく治療法の多くは，初心者がマインドフルネスとはどのようなものかを経験する助けとなる，簡単な練習から始まります。このエクササイズは，非常に簡単です。必要なものは，2, 3粒のレーズンと，誰にも邪魔されず30分程度静かに座っていられる場所を確保することだけです。まず，普段どのようにレーズンを食べるかについて考えます。もしレーズンが大好きで，たくさん手にとって頬張るのであれば，それで結構です。あるいはレーズンが大嫌いで，自分から進んで食べることはまずない，それでも結構です。いずれにしても，この練習の目的は，マインドフルネスとともにレーズンを食べることにあります。次に，1粒のレーズンを手に取ってください。そし

てあなたの注意をそれに注ぎます。その後数分をかけて，以下のステップに沿って練習してください。まず，レーズンをよく調べます。近くに寄ってその色，表面の感じを注視します。何か匂いがしますか？ どのような匂いでしょうか。2, 3分そうしてレーズンを見つめます。次に，それを手に取り，手のひらに載せます。今度は触感に注意してください。触った感じはどうでしょう。軟らかですか，それとも硬いでしょうか。表面はどのような感じがしますか？
 おそらく，レーズンをそうして眺めたことは初めてのはずで，そこが鍵なのです。あなたは，おそらく今まで気づかなかったレーズンの複雑さ，色の多様さ，隆起した部分などに気がつくはずです。次のステップです。そのレーズンをこんどは耳のそばにもってきてください。指でレーズンを転がして音を確かめます。さらに，レーズンを唇ではさみます。まだ口の中へ入れないでください。何か新しい身体感覚に気がつきましたか？ おそらく，口の中に唾液が溜まってきたかも知れません。もしレーズンが嫌いならば，別の感覚が生じるでしょう。その感覚に注意するだけで，判断はしないでください。レーズンの好き嫌いに関係なく，対象そのもの，そして何を感じるかに注意を向けます。次に，レーズンを口に入れ，意識を最初のひと噛みに集中します。レーズンに歯が入り込む感覚はどのようなものでしたか？ 味は甘い，酸っぱい，あるいはその両方でしょうか。口の中にはさらに多くの唾液が溜まり，飲み込んでしまいたい衝動に気づくはずです。その衝動，それがどのようなものかに意識を集中してください。しかし，まだレーズンを飲み込んではいけません。要は，レーズンを噛むにつれて，何が起こるかに集中することが重要です。1分ほども噛み続けたら，口と喉の動き，余韻の味に注意をしながら，いよいよ飲み込みます。この1粒のレーズンを食べ終わるまでに，約5分はかかっているでしょう。それが大切なポイントなのです！
 この練習に対する反応は，人それぞれで非常に異なりますが，ただ一点共通する意見があります。それは，こうして1粒のレーズンを食べることは，日常の生活でレーズンを食べることとは随分違う，ということです。ほとんどの人は，こうして1粒のレーズンを食べることが，これほど完全な食事体験をもた

らすとは信じがたいと思うはずです。レーズンが嫌いな人でも，この練習ではそれを食べることができただけでなく，食べた結果を高く評価できるのではないでしょうか。レーズンに，判断しない態度で近づくことによって，普段は生じるであろう否定的な反応をもたずに，それを食べることができたのです。また，1粒のレーズンの物体としての素晴らしさ，例えば，その色，それが生じる音，表面の触感や形態などをこの経験から得る人もいるでしょう。それは1つの完結した小さな世界であり，レーズンがどこから来たのかを，私たちに考えさせてくれます。

このレーズン・エクササイズは，簡単ながら有意義な方法で，前述の態度がもつ重要性を示唆しています。この新しい方法でレーズンを観察することは，判断しない態度の実践です。これを始める前は，おそらく誰もがレーズンに対して先入観をもっていたはずです。レーズンを「気づき」ながら食べることで，それに対する今までとは違った観点に立つことが，可能となったのです。練習の前は，レーズンが「醜い」と考えていた人もいることでしょう。あなたが下す評価にではなく，レーズンそのものへの意識の集中が，新たな観点の生成を促します。また，「忍耐強くそして無理をしない」態度も実践します。レーズンを食べてしまうことに難しいことは何もなく，この練習の目的はレーズンを食べるという概念とは，何も関係がないと言っても良いでしょう。それが目的ならば，1秒で済むことだからです。そうせずに，忍耐強くこの練習を行いました。そしてこの練習では，必ずしもある衝動に従わないということで，「受け容れる」態度も学びました。レーズンが好きであろうと嫌いであろうと，それを受け容れ，その好悪を行動の動機とすることはしませんでした。抵抗することが難しい，飲み込みたい衝動でさえも，飲み込むまでの間を観察の対象とすることができたのです。そして最後に，それぞれの思考，衝動，身体的感覚などを「あるがままにする」ことができました。この練習を実践した多くの人が，1粒のレーズンを食べるのに，これほど時間をかけることができるとは思わなかったという感想を述べています。レーズンを食べる通常の行動をあるがままにすることで，まったく新たな経験が得られました。

この簡単な練習法は，他の領域にもまた他の食品にも容易に応用できます。1つだけ明らかになったことは，食べること，食べ物の味，食べるという経験に，私たちはほとんど注意を払っていない，ということです。生活が多忙なあまり，まるでガソリンスタンドで給油するかのように，すばやく効率的に食事を済ませ，その目的を活動の維持のみと考えているのです。マインドフルネスと共に食事を行うことで，私たちの経験が強化されます。中には，レーズン・エクササイズを経験して自分はすっかり変わってしまった，しかも良い方向へ，という人もいます。彼らは食事を，一種の記憶喚起の刺激として利用しています。つまり食事の度に，マインドフルネスの態度を思い出し，できるだけ頻繁にマインドフルネスと共に食事をとるのです。これは，マインドフルネスを習慣的に数多く実践するための，とても優れた方法です。また，違う種類の食べ物を，マインドフルネスと共に食べることも試してください。さらにお薦めは，マインドフルネスに習熟するために，他の活動も利用することです。仕事や周囲の人々，余暇の活動などを，マインドフルネスの練習に活用するのです。以下に述べる練習法は，あなたの生活の中で，マインドフルネスをさらに強化するために役立つと思います。

呼吸のゆとり

　マインドフルネスを実践するのに，レーズンを持ち歩く必要はありません。小道具は一切なしでも実践できます。ただし，とくに初心者の場合は，何か注意を向ける対象があると便利でしょう。最初のエクササイズでは，レーズンがその目的にぴったりと合いました。レーズンは，触れることができるので，初めてマインドフルネスを練習する人には最適だからです。次に紹介するエクササイズでは，45分程度静座できる静かな場所以外は何も要りません。練習時間も，初回は10分程度として，最終的に45分を目標とすることを薦めます。この練習では，いつもそこにあって，気づくことができるもの，すなわち呼吸に集中します。私たちは1分間に数回呼吸を繰り返しますが，通常はこの事実をまったく忘れています。運動をしたり，空気の汚れた場所にいたりすると，呼

吸を強く意識するようになります。この練習では，意識を呼吸に集中します。そして注意が逸れて行くたびに，ゆっくりと呼吸に注意を引き戻します。

　この練習では，意識を集中させる部位が2つあります。1つは横隔膜（肋骨の接点のすぐ下にあり呼吸作用を助ける），もう1つは鼻孔です。横隔膜は，呼吸のたびに上下するので，意識を集中させるのが容易な対象です。鼻孔も，呼吸のたびに空気の出入りが感知できる場所で，意識の集中には格好の対象です。実践にあたり，特別にお薦めする時間帯はありません。集中しやすく感じたときにいつでも行ってください。この練習はかなり単純なものです。まず，目を閉じますが，閉じたくないと思うのであれば，目は開けたままでも結構です。とくに目を閉じたら眠ってしまいそうに感じるのであれば，部屋のどこか1点を見つめると良いかもしれません。そして，無理をせず，横隔膜あるいは鼻孔を意識しつつ，注意を呼吸に向けます。時間は45分をかけます。

　もちろん，この練習の重要な点は，完璧に行うことの難しさ（あるいは不可能かもしれません）にあります。あなたの注意は，あてもなくさまようことでしょう。しかし，この練習では，それが普通です。注意のさまよう先を受け容れ，その経験を判断しないようにします。ほとんどの人が，この練習を実践して，注意があまりにも頻繁に呼吸から逸れていくのに驚くと思います。しかし，どのような思考または感情が浮かんできたとしても，それに気づいたらすぐに焦点を呼吸に引き戻します。忍耐を強くもち，注意を呼吸に引き戻すことが，この練習では大切なことを忘れないでください。おそらく，あなたの心は多くの考えで一杯になることに気づくと思います。実際のところ，何も考えないようにするのは，非常に難しいものです。呼吸に意識を集中することで，心の中に中心が与えられます。そして，その呼吸の中心へ向かって，あなた自身は繰り返し戻ってゆきます。所定の時間が過ぎたら，目を開き，ゆっくりと立ち上がって，その日に予定された活動を始めてください。マインドフルネスの練習すべてにいえることですが，練習の終わりには，それまでの状態から次の活動へ，急激に移らないようにすることが大切です。急激な移行の良い例は，催眠法です。催眠法では，「10まで数えて目覚めると，まるで何ごともなかっ

たようにすっきりと目覚める」といった指示をよく耳にした憶えがあると思いますが，マインドフルネスでは練習から日常生活への移行は，ゆっくりと行います。なぜなら，マインドフルネス実践の目的が，日常の活動と生活の中にマインドフルネスの状態をもちこむことにあるからです。実践経験を積み重ねるにつれ，マインドフルネスの状態がより長く続くことを感じるようになるはずです。

呼吸のエクササイズは，それほど複雑ではありませんが，この練習での10分は，通常の10分よりもおそらくずっと長く感じることでしょう。それは，自動操縦で過ごす時間がいかに長く，時間の経過を気づかずにいるかの証拠なのです。呼吸のエクササイズを初めて経験した人の多くは，心があちこちをさまよい，人生をせっかちに旅したような経験をしたといいます。実際のところ，10分間で経験するさまざまな思考を，意外に思う人は少なくありません。その経験をただ単に受け容れ，呼吸の中心に自分を引き戻すことで，私たちは，心の中で起こりつつあることの意識性を拡大します。また，呼吸のエクササイズ中に，第6章に記述したような否定的思考に気づくことがままあります。これらの否定的思考の中には，あなた自身や他の人々，そしてあなたの置かれた状況を評価する内容のものがあるかもしれません。あるいは，心配ごとや恐れを思い浮かべるかもしれません。これは，この練習の一部であり，マインドフルネスが否定的感情や思考の早期警戒装置として作動している証拠なのです。こうした思考や感情が生じていることに，自分が気づいていない場合に比べ，今はそれにマインドフルネス，対処できる状況にあるのです。もちろん，呼吸のエクササイズを利用して，思考を受け容れ，解放することを練習するだけでも構いません。通常の状況では，否定的思考をくよくよ考えてしまうでしょう。否定的思考が，まるで心の中にへばりついてしまい，その意味にどう対処すべきかに迷わされ，最終的には否定的思考を次から次へと渡り歩くようになるかもしれません。

呼吸のエクササイズを実践中は，「今，この思考に私は気づいている」と自分に言い聞かせるだけです。そしてもっとも重要なことは，「自分と，自分の考え

は別」であることを想起し，それから意識を呼吸に集中する点にあります。思考をもちながら，その思考と自分が同一ではないという概念は，非常に重要です。思考とは，精神的であると同時に身体的な事象です。多くの点で，思考は発汗や心臓の鼓動，あるいは目，耳，味蕾を通した知覚などの，他の身体的事象と同じです。しかし，私たちの多くは，思考が事実であり，非常に特殊な性質をもっているかのごとく信じ込んでいます。あなたの思考を，あなた自身から解放する力は，呼吸のエクササイズやその他のマインドフルネス練習法を実践することで強化されます。

　呼吸のエクササイズは，習慣的に継続できるものです。そして，あなた自身のマインドフルネス実践の大黒柱となることでしょう。後述するように，呼吸のエクササイズは，ずっと短時間の，仕事中でも余暇でも実践できる，他のマインドフルネス練習法に応用できます。呼吸は，他のマインドフルネス練習法においても中心的な存在です。呼吸ほど基礎的なものはありません。そのため，マインドフルネスの実践が呼吸への集中に終始することは，何の不思議でもないのです。

ボディ・スキャン・エクササイズ

　ボディ・スキャンも，よく知られた非常に便利なマインドフルネス練習法です。この練習の実践にも小道具はほとんど不要ですが，著者の経験から，具体的で一貫性のあるガイドラインに従って実践することを薦めます。例えば Jon Kabat-Zinn による一連の録音テープ（巻末の参考資料参照）は，ガイドとして優れた資料です。ボディ・スキャンの目的は，身体における感情と感覚に気づくこと，そして，何らかの方法で心と身体を再び結びつけることにあります。Kabat-Zinn[86] は，私たちは身体に対して非常に相反する感情を抱く傾向にあり，身体を物体とみなしがちである，と指摘しています。その上，身体のどこかが気に入らないことが多く，もう少し痩せたい，引き締まった身体でいたい，などと考えます。これらは，すべて社会が私たちに負わせる目標であることが多く，結局私たちは必ずしも自分に満足できず，受け容れることができないと考

えてしまうのです。うつ病の再燃予防のために，マインドフルネスを研究している人々は，否定的感情がしばしば身体，姿勢，筋肉の緊張，重苦しさとなって表れるとしています[142]。ボディ・スキャンはこうした感情を特定し，呼吸のエクササイズと同様，それを認識して，そこから自由になり，受け容れることを目的に考えられた練習法です。

　ボディ・スキャンは，マット，ソファ，ベッドなど，居心地の良い場所に横になることから始めます。そして，まず身体が横になっていることの感覚，つまり身体とその下の表面との接触感，重力が身体に作用する感覚などに意識を集中させながら，呼吸を行います。次に，身体の各部位に意識を集中させます。左足のつま先から始めましょう。指先に感じる感覚に意識を注ぎます。その暖かさや冷たさ，触覚，あらゆる感覚に集中します。それが（数分かかるでしょう）済んだら，深く息を吸い込み，吐くと同時にその息が，左脚から足を伝わり，つま先から出ていくことを想像します。最初は，このつま先から息を吐くという考えに戸惑うかもしれません。この目的は，呼気が身体の一部を通り抜けるのを感じ，視覚化することにあります。また，もし身体のどこかに緊張を感じていたら，そこを通して呼気を外へ出します。それによって，その部位の緊張に気づき，受け容れ，そこをリラックスさせることができます。左足のつま先を通して呼気を数回吐き出したら，次に左足のその他部分を使って同じ練習を行います。さらに，続けて身体の各部をスキャン（詳しく調査）してみてください。身体の部位を分割する完璧な方法はありません。著者は，仮に以下のようなリストを作成しました。それぞれの部位に注意を向け，いかなる感覚，緊張，その部位から生じる思考も含めて感じとります。そして，そのようにして感じたものを，その部位を通して吐き出すのです。

1. 左足のつま先
2. 左足のそれ以外の部位
3. 左ふくらはぎ
4. 左大腿部

5. 右足のつま先
6. 右足のそれ以外の部位
7. 右ふくらはぎ
8. 右大腿部
9. 下腹部
10. 胸部
11. 左肩
12. 左上腕
13. 左前腕
14. 左手（指先から息を吐き出すことも含む）
15. 右肩
16. 右上腕
17. 右前腕
18. 右手　（指先から息を吐き出すことも含む）
19. 首
20. 口と顎
21. 目と額
22. 頭頂部

　ボディ・スキャンの最後は，頭のてっぺんを通して呼吸を感じ，それを視覚化することが目標です。Kabat-Zinn[86]はこの感じを，鯨になって汐を吹くような気持ちに喩えています。吸い込んだ空気は肺に到達し，呼気は自由に身体全体をかけめぐり，外へ吐き出されます。ボディ・スキャン終了前，これに数分かけてもよいでしょう。

　ボディ・スキャンは，すべてのマインドフルネス練習法の中で，もっとも多くの人がリラクセーションと関連づけて実践している練習法です。事実，よく知られた漸進的筋肉弛緩法（progressive muscle relaxation: PMR）と呼ばれる技法と，多くの点で共通しています。PMRも，身体の各部をステップ・バイ・

ステップでスキャンする技法です。その違いは，PMRでは身体各部の筋肉を意識して緊張させ，弛緩させるのに対して，マインドフルネスの練習では，緊張させることは含まず，また弛緩やリラクセーションを目標とはしない点にあります。もちろん，ボディ・スキャンの実践によるマインドフルネスの状態とリラクセーション状態とは，重複する部分があることは確かです。要は，ボディ・スキャンを行っても，必ずしもリラックスできない，ということです。リラックスできなくても，まったく問題はありません。それは，マインドフルネスを実践する過程の一部だからです。そして，緊張に気づいているあなたは，身体が発するシグナルと，より調和した状態にあります。ボディ・スキャンは，録音テープや口頭の指示がもっとも有用となるエクササイズの1つです。ボディ・スキャンでも，他のマインドフルネス実践者の経験や参考資料などを照会することは役立つでしょう。ボディ・スキャンは，呼吸瞑想法とともに，マインドフルネス実践の根幹を成すものです。実践するたびに違う感じをもつこともあり，また，異なる想像や喩えを用いた指示に従って実践すると，異なる結果が得られるかもしれません。最終的には，心と身体の間に私たちが人為的に造ってしまう壁を，ボディ・スキャンが乗り越えさせてくれるでしょう。心と身体は1つのシステムであり，マインドフルネスによる心と身体の同調が，自覚と感受性を強化するからです。

手軽なマインドフルネスの練習：3分間呼吸法

呼吸を使った瞑想法とボディ・スキャンに十分習熟すると，その実践には約45分かかります。実践していないときにもマインドフルネスの状態を維持するためには，一貫性のある実践が決定的な重要性をもちます。しかし45分という時間を確保できない日常生活の中で，突然ストレスを感じ，マインドフルネスの状態を強化したいとしたら，どうすればよいでしょうか。3分間呼吸法[142]は，まさにこの問題に的を絞った練習法です。マインドフルネスが治療を構成する一部という気持ちで学習している人は，自分たちが直面する問題点，困難で否定的な状況，リスクをもたらすストレスなどの存在を，同時に認識しはじ

めることが示唆されています（第9章）。それは，仕事が多すぎる，会社の同僚とのトラブル，ペースについて行けないなどの，職場でのストレスかもしれません。あるいは，問題が対人関係の場合もあるでしょう。何らかの理由で，こじれてしまった関係の可能性もあります。こうしたときに，比較的たやすくマインドフルネスの状態に自分を置くことができれば，否定的思考や感情，身体的感覚を認め，受容し，あるがままにすることができます。そしてもっとも重要なことは，それによって自分の目標に集中でき，自分にとってもっとも健康的な生活に注意を向けることが可能となるのです。この点の理解は，初心者には難しい場合があります。ときとして，マインドフルネスの状態を，何もせずに瞑想している理想的な状態と誤解するからです。究極的なマインドフルネスの状態とは，意識変容状態とは違うこと，二者択一的状態（マインドフルネスの状態になければ働く，あるいは，マインドフルネスの状態になければ，思いやりのある父，母，夫，妻となる）ではないことを，記憶にとどめておいてください。そうではなく，目標はマインドフルネスに満ちた勤め人，両親，夫婦になることなのです。自覚，集中，感受性を高めマインドフルネスを実践することで，何であれ自分が現在行っていることをさらによく行えるようになります。しかし，ストレス下でマインドフルネスの状態を維持することは，容易ではありません。そのようなとき，便利な助け舟として考案されたのが，3分間呼吸法です。この練習は，3つのステップに沿って実践します。それぞれのステップには1分をかけます。最初は自覚，次は集中，最後は拡大です[142]。

　自覚のステップの目的は，自分自身を今に位置づけることにあります。ストレス要因に直面した状況，あるいは否定的事象が起こりつつあるとの信号を心と身体が発しているような状況でこの練習を実践する場合，自覚ステップの1分間は，何が起こりつつあるかの調査に使います。「自分は，どのような感情をいま経験しているのだろうか？」と自問してみてください。こうした感情に集中し，同時に付随するあらゆる思考を，自覚の中に許容します。さらに，「これらの思考はどんな感情に関連するだろうか，そして，その感情はどんな身体的感覚に結びつくのか？」とさらに自問します。そうした状態は，自分が望まな

い，理想とは程遠いものであり，呼吸のエクササイズやボディ・スキャンなどの場合よりも，否定的注意が，思考，感情，身体的感覚に向けられることも忘れずにいてください。自覚ステップの1分間を終了すると，問題と感じている理由が，はっきり理解できるはずです。

2番目のステップは，集中です。ここでの目的は，すべての注意を呼吸に向けることにあります。呼吸のエクササイズと同じように，横隔膜あるいは鼻孔に意識を集中させ，あらゆる思考や感情を認めながら，心を呼気と吸気に引き戻します。思考や感情の1つ1つをあるがままにすることも非常に重要です。そして，3分間呼吸練習法の性格上，これらの思考や感情の多くが否定的であることを忘れないことも大切です。このときに大切なことは，「自分と，自分の思考は別」という考えを思い出すことです。思考は現在自分が経験していることの一部であることを認め，そしてあるがままにしてください。こうすることで，これらの潜在的に否定的な思考と自分自身との間に，距離をおくことができます。

最後のステップは，拡大です。ここでは自覚を，呼吸も含めて身体全体に拡げます。あなたが立っていても座っていても，その場ですばやく身体をスキャンし，問題となる身体的感覚を探します。こうした感覚に気づくことも大切ですが，同時にそれをあるがままにすることも重要です。結局，3分間呼吸法の大きな目標は，今その瞬間にある，ということなのです[142]。

自覚，集中，拡大のすべてを統合することで，もっとも必要とするときに，マインドフルネスの恩恵を受けることができます。そして，この呼吸法が，実際には問題解決のための練習法とはいえないことにも気がつくはずです。これはときに，人々を混乱させます。3分間呼吸法に関する情報を，初めて読んだり聞いたりした人は，問題への対処に役立つために考案された練習法に違いないと考えるはずです。この考えは，正しくもあり，また同時に誤りでもあります。3分間呼吸法は，ある問題を分解し，より分け，取り除くためのツールではありません。もちろん，第9章で述べるように，うつ病の再燃防止における問題解決に役立つ可能性はあります。マインドフルネス瞑想法，および3分間呼

吸法はとくに，否定的思考，感情，感覚などによりよく気づき，それらに引き込まれたり，引きずり回されないようにするために考案されたものです。こうした技法の限界を認め，マインドフルネスだけでは問題のすべてを解決できないことを認めることが大切なのです。むしろ，積極的問題解決法あるいはその他のコーピング戦略にマインドフルネスを加えることで，困難な状況の経験とそこからの回復が容易になると考えてください。筆者自身の実践経験では，直面する問題との対処に，マインドフルネスがある種の静けさをもたらすことがわかりました。表現を変えれば，マインドフルネスを習得した人は，周囲にどのような混乱があろうとも，日常的状況への感受性を犠牲にすることなく，落ち着いていることができるのです。

まとめ

マインドフルネスの実践は，うつ病の再燃予防を目的とした非常に便利な方法です。本章の冒頭では，マインドフルネス瞑想法が神秘的で霊的な練習ではないかと，読者は想像していたのではないでしょうか。しかし，ここまで読み進んできて，マインドフルネスは，再燃予防に便利な自分用のツールとして使える技術であることが理解できたはずです。筆者は，瞑想法に付随する霊的な装飾を取り去ることで，マインドフルネス瞑想法から神秘性を取り除いたこと，そしてまた，マインドフルネス瞑想法が，単なる技術以上の，1つの生き方であることも，読者に説得できたことを願っています。本章を書くにあたり，マインドフルネスの練習法の中から，便利かつ容易に理解できるものを選ばなければならないという問題に筆者は直面しました。マインドフルネスの練習法には，このほかに非常に数多くのエクササイズがあります。マインドフルネスのストレッチング，マインドフルネスのヨーガ，マインドフルネスのウォーキング，マインドフルネスの読書などです[86, 87, 142]。そしてまた，マインドフルネスとは何かについて，「絵言葉」を用いた数多くの比喩的あるいは芸術的表現があります[74, 75]。これらすべての練習法は，マインドフルネスの経験に深みを与えるも

のです。これらの資料を参考に，読者の居住地近辺でマインドフルネスを実践し教えている人とコンタクトをとることを筆者は薦めます。他の人と共同で実践を行うことは，有意義な経験となることでしょう。

　最後に，繰り返しになりますが，マインドフルネス瞑想法は，うつ病予防の効果が実証された技法である点を強調しておきます。独立した治療法で，うつ病予防の有効性を示したものを筆者は他に知りません。うつ病の再燃には，明らかに数多くの要因が関与します。そして，本書は再燃に伴う種々の要因に関する研究に基づいて書かれています。直接試験され効果が実証されたマインドフルネス瞑想法は，研究者たちの間でも，非常に優れた治療法と考えられています。マインドフルネス瞑想法の実践者は，マインドフルネスが生活や人生観に及ぼす影響を科学的に測ることは難しいものの，効果は深甚で，言葉では言い尽くせないほど大きいとしています。

〈練　　習〉

　この章のポイントをあなたはどのように考えるかを書き，その後にウェルネス・プランの一部に取りいれても良いと思う課題や練習を記述してください。

　第8章「再燃を防ぐためのマインドフルネス瞑想法」では，再燃予防効果が実証されたマインドフルネス瞑想法に基づく実践法を検討しました。この章の私のポイントは以下のとおりです。

_____

_____

この章を読んで取りいれたい課題，練習，行動は以下のとおりです。

_____

_____

第9章

ストレスへの効果的な対処法

　もしあなたが，通りがかりの人に，「何がうつ病の原因になると思いますか？」と質問したとすれば，もっとも多い答えは，おそらく「ストレス」でしょう。この回答は，正しい答えでもあります。数多くの研究結果により，ストレスの多いライフイベントは，しばしばうつ病エピソードの引き金となることが示されています。そのため本書は，うつ病の再燃予防とストレスの関係について，この章で具体的に説明します。1980年代以前は，本書でふれた他の要因と同様，ストレスがうつ病を発症させるという学説を，専門家は無視していました。画期的な試験結果が公表されるまで，うつ病は，生活上のできごとにはほとんど関連しない，生物学的メカニズム，あるいは幼児期に生じた，ストレスとは無関係な要因が引き金になると専門家は考えていたのです。しかし，慎重に実施されたいくつかの試験によって，うつ病エピソード経験者は，うつ病エピソード歴のない人に比べ，発症前の1年間により多くのストレス要因を抱えていることが示されました[16, 25]。事実，うつ病エピソードを発症する人は，他の人に比べ3倍ものストレス要因を，発症前に有しているとされています。ストレスとうつ病との関連性が重要性なことは明らかであり，ウェルネス・プランはそれを踏まえて計画する必要があります。本章では，ストレスとうつ病の関係について，それがあなたにとってどのような意味をもつか，そして健康の維持にどのような影響を及ぼすかについて検討します。

ストレスとうつ病の関連性

　ストレスがうつ病を誘発することを示した非常に明確な試験結果にもかかわらず，その原因は，いまだに解明されてはいません。もちろん私たちの多くが，何か良くないこと，例えば失職あるいは家族の病気などのできごとが起こると，ある程度の感情的苦痛を受けます。しかし，この一見単純な関係性は，実はそれほど単純ではありません。例えば，「ストレスの多いライフイベント」という用語の定義でさえ，研究者の間では論議を呼んでいます[121]。一部の研究者たちは，「ストレスの多いライフイベント」を，ほとんどの人にとって，非常に明確にストレスが多いできごとに限定すべきであると主張しています。家族の死，失職，重病の診断，訴訟に巻き込まれること，離婚などです。実際，人生において非常に大きなストレスとなるできごとはそう多くありません。ある研究で用いられた，ストレスの多いライフイベントの一覧表に挙げられた真のストレス要因は，12以下でした。
　一方，ストレスは各個人によって基本的に異なるという観点に立つ研究者もいます。生活上のできごとはストレス要因となる，しかし，ストレスの定義は，それらのできごとが個人にとってどのような意味をもつかによって決まると，いまだに彼らは主張しています。
　この議論は，いずれの側にもそれぞれ納得できる点があります。例えば，自分の叔父が，突然末期の病気と診断されれば，それは誰もが動揺するような知らせでしょう。しかも，その叔父とあなたは非常に親しく，毎日顔をあわせて暮らし，家族の一員または友だち同然の関係にあったとすれば，その動揺はさらに大きくなるはずです。対照的に，その叔父が外国に住み，ずいぶん昔に一度だけ会っただけの関係であれば，その悪い知らせによる動揺も小さくなります。この2つのシナリオが引き起こす感情は，大きく異なることは明らかです。このように，ストレスの多いできごとの背景，その固有の意味は，重要な要素となります。一方，ストレスの多い生活の定義が，完全に個人個人で異なると

いう考え方も，問題を含んでいます。朝のバスに乗り遅れたことから，コーヒーを飲むのに小銭が足りないことまで，ほとんどすべてのできごとがストレス要因とされてしまうからです。本章では，ストレスの定義を，幾分普通ではなく，予期していなかった外的かつ否定的な事象で，その人にとって個人的に意味の深いものとしました。それでは次に，なぜストレスがうつ病につながるのか，を考えてみましょう。

ストレスはなぜうつ病につながるのか？

　ストレスとうつ病の関連性が十分に確立されたものとはいえ，多くの専門家は，ストレスの多い生活が，必ずしもうつ病につながるものではないこと，そして生活上のストレス要因を経験した人すべてが，うつ病を発症するものではないと指摘しています。つまり，ストレスとうつ病の関係を説明するには，何かが不足しているのです。ストレスが必ずしもうつ病につながらない理由は，1つには個人の素質があります。いい換えれば，それは個人の脆弱性のレベルを意味します[16,40]。うつ病を発症しやすい素質の人とは，特定の状況下で抑うつ状態になりやすい潜在的素因をもつ人，ということです。この脆弱性には，生物学的なもの（例えば遺伝子構造），あるいは心理学的なもの（例えば否定的なものの考え方）があり，否定的なできごとがない限り，おそらく脆弱性自体は問題ではないと考えられます。むしろ，ライフイベントが生じて過剰なプレッシャーが加わった場合に限り，脆弱性は誘発要因になると考えられています。

　例えば，第12章では対人依存とうつ病との関係性について述べますが，依存を，素質や脆弱性の1つと考えることもできます。ライフイベントがその素質に過剰なプレッシャーをかけることにより，対人関係が終わるきっかけとなるかもしれません。過度に依存する傾向をもつ個人は，ある関係を失った場合，依存の強くない人に比べてより大きな情緒反応を示します。そのため，ある人固有の脆弱性と，その人が経験する否定的ライフイベントとが合致した場合，ストレス関連のうつ病が引き起こされます。残念ながら脆弱性については，完

全なリストが作れるほどにすべてが解明されているわけではありません。しかし，個人に特有な脆弱性があるという考え方が，なぜ同じストレス要因によっても抑うつ状態にならない人がいるのか（その人はその脆弱性をもっていない可能性がある），そしてなぜすべてのストレス要因が必ずしも抑うつ状態を引き起こさないのか（その人が経験しているできごとがその人の脆弱性に合致しなかった）を説明するものと思われます。

より生物学に基づいて，ストレスとうつ病の関連性を説明する文献もいくつかあります[132,135]。これらの理論は，ストレスが脳に与える影響に基づくもので，その多くは実際に動物実験によって確認されています。確かにストレスは，身体の神経系と臓器に，ある種の負荷として作用します。ストレスが積み重なると，数多くの領域で体力を消耗させ，それが限界に達するとうつ病を発症します。そして，時間の経過とともに，うつ病発症のきっかけとなるストレスがどんどん小さくなることを，こうしたモデルは示唆しています[132]。心理学的理論と同様，こうした生物学的理論も，なぜストレスが時々うつ病を引き起こし，ストレスとうつ病が完全に1対1の関係ではないのか，という点を説明しています。次に，ストレスとうつ病との関係で，私たちが制御できる部分について検討しましょう。

ストレスとうつ病：それは単なる偶然？

ストレスとうつ病に関する文献を読んでいて，私たちはときに無力感におそわれ，悲観的になることがあります。結局のところ，職を失うこと，家族のだれかが病気になること，大きな交通事故に巻き込まれることなどに対して，自分ができることはそう多くはないからです。こうしたできごとは予期できないし，通常それを制御することはできません。多くの場合，交通事故や失職の生涯発生率は，統計的に低くありません。抑うつに脆弱な人は，確率だけでいえば，勝ち目はないことになります。しかし過去10年間で，ストレスに関する文献には，対処の方向性を示す新たな概念が現れました。

ストレスとうつ病についての初期の研究では，私たちに起こるできごとに焦

点を当てる傾向がありました。これを，仮に宿命的観点と呼びましょう。生きていく過程で，私たちは無作為にストレス要因を経験したり，しなかったりするという観点です。しかし，宿命的観点では，必ずしも正確な像はとらえられません。確かに，人生で経験するできごとに対して，私たちがほとんど対処不能なときがあります。誰もが，雷に打たれたり，犯罪の犠牲者となったりすることがあるかもしれません。こうしたできごとを制御することはできないでしょう。しかし大きな観点からいえば，人生を決定する上で重要な役割を果たしているのは，私たち自身です。生きていく上での環境は，自分が関与してできた部分があります。そうであれば，私たちの運命も同様ではないでしょうか。例えば，失職はかなり明確なストレス要因となりますが，その背景は様々です。この点を，2，3，例を挙げて説明します。

　ボブは，ある有名な企業で経理を担当していました。彼は勤勉で，周囲からの信望が厚く，将来も順風満帆と誰もが考えていました。しかし，彼が勤務する会社には，いくつかの問題がありました。実は，取締役会と最高経営責任者が，数々の不審な取り引きに関与していたのです。このニュースが報道されると，会社の株は急落し，本社経理部門の高給管理職であるボブは，会社の清算に伴い，真っ先に解雇されてしまいました。

　ジョージも，一流企業の経理職でした。しかし彼は，最近仕事上での問題を抱えていました。遅刻が多く，それが査定に響いていたのです。上司からは，君は良い仕事をしているし，周囲から好かれてもいる，ただ，皆が同じ条件で働く以上，遅刻は容認できない，と言われました。その後1年間で，ジョージは何度も注意を受けましたが，自分のやり方を変えようとはしませんでした。どうしても9時前に出社することができなかったのです。そしてまたも遅刻したある朝，彼は上司から解雇通知を受け取ることになりました。

　ボブとジョージは，ともに解雇というストレスを最近経験しました。しかし，この2人の間には，非常に大きな違いがみられます。ボブのストレスは運命的なものでした。彼は，取締役会と最高経営責任者の不正をまったく知らず，何が自分を待ち受けているかを予見できませんでした。ジョージが経験したスト

レス要因も，表面上はまったく同じですが，ストレスをつくった責任は，ほかでもない彼自身にあります。重要なことは，同じストレスでも，あるものは運命的，あるものは自らが作り出した，という点にあります。

　もちろん，運命的でもあり自己形成的でもある，中間的なストレス要因もあります。落雷あるいは犯罪の被害者となった例について検討してみましょう。これらの被害も，運命的結果のように思えます。しかし，雷に打たれたのは，雷雨の中ゴルフ場でプレーを続けていたことが原因だったとしたら，どうでしょうか。しかもコースの管理人は，直ちにプレーを中止し，シェルターに退避するよう何度も警告を発していました。そして，犯罪被害者の例では，都市の犯罪多発地域にマリワナを買いに出かけ，財布を奪われまいとして頭を撃ちぬかれたのだとしたら，どうでしょう。もちろん，一般的なストレス要因の例には相応しくない，極端な例です。筆者は，彼らがこうした結末を迎えて当然，というつもりはありません。一見運命的にみえるストレスでも，ストレスを作った個人責任の有無をチェックすることが大切，といいたいのです。

　実際に，生活上のストレス発生に個人が寄与する背景を評価した研究があります。心理学者のConstance Hammenらは，対人関係におけるうつ病とストレス要因についての試験を実施しました[72,73]。その結果は，うつ病に脆弱な人にとって，問題の多い対人関係は，大きなストレス要因になりやすいとしています。こうしたストレス要因の「形成」には，2つの原因があるとHammenらは指摘しています。Hammenの研究は主に女性に焦点を当てていますが，1つ目の原因は，多くの人がパートナーを選ぶ際，基本的な身体的要求および感情的要求が合致しない相手を選ぶことにあるとしています。そして2点目は，抑うつ状態に陥りやすい人は，対人関係上の問題を効率的に解決する努力が足りないという点です。双子を対象に行った最近の大規模試験でも，自己形成ストレスは，運命的ストレスに比べより大きなうつ病誘因となる説を支持した結果が示されています[92,93]。Kendlerらは，15種類のライフイベントと大うつ病発症との関係を，試験期間を1年とって評価しました。同時に彼らは，たとえ部分的であれ，どの程度被験者本人がライフイベントの形成に関与したかについて

も評価しました。その結果，うつ病発症は，本人に起因する自己形成のストレス要因によって，大きく左右されることが示されたのです[92, 93]。Kendler らは，抑うつ状態になりやすい人は，進んでリスクの多い立場に自らを置く可能性があると結論づけています。うつ病に脆弱な人は，ストレスの多い生活を送ることが，ここでも指摘されました。ではなぜそうなるのか，次にその原因を探ります。

ストレス形成：コーピング戦略と問題解決

　ここまでに紹介した研究結果は，なぜ抑うつ状態が生じるか，抑うつに脆弱な人は，なぜ他の人に比べより多くのストレスを抱えてしまうのかの原因をすでに示唆しています。ストレスとうつ病の関連性を検討した初期の試験では，ストレスを多く抱える人，そして抑うつ状態の人は，「感情主体の」コーピングに頼る傾向が強いという結果が示されました[16]。「コーピング」という用語は，脅威やストレスを処理し，緩和させ，あるいは対処する方法を意味します。ストレスとコーピングは，完全に独立した研究分野として，ストレス下におけるすべての行動，思考，感情を研究対象としています。感情主体のコーピングには，他人を交えて自分の問題を話すこと，問題がどのように感情を左右するかについて考えること，問題についての自分の感情を表現することなどの戦略が含まれます。これは悪いことではない，と考える人が多いでしょう。問題について語り，感情を自由に表現するのは，通常は悪いこととは考えられないからです。しかし，最良の結果を期待するのであれば，感情主体のコーピングは，適度に行うことを薦めます。感情主体のコーピングを過度に行うと，抑うつ状態の人は感情的支持をより多く求め（例えば，他人と問題について語り合うこと），問題解決のためのコーピングを行わないとする報告もあります[40]。また，抑うつ状態の人は，逃避のコーピング（過剰に気を紛らわせたり，問題が存在しないかのごとく装う）を用いすぎる傾向にあります。実は，逃避のコーピングや回避のコーピングを多用すると，うつ病エピソードを通常よりも長く持続させる，とするエビデンスもあるのです[40]。

ですから，感情主体あるいは逃避のコーピングの多用は，明らかに問題を含んでいます。1つには，感情のエネルギーを過度に問題に注ぐことが，否定的思考と否定的感情をより多く生じさせかねないからです。感情主体のコーピングは，否定的思考と否定的感情を増加させるだけ，とする意見もあります。そしてもう1点は，問題について考えることを回避することは，真の問題解決にはならないからです。例えば，もし失職した場合，その失職に関する思考や感情を回避することのみをもって対応するのであれば，本当の問題（次の職探しなど）には対処できません。失職したことによる悲しい気分を表現したり，就職の可能性について家族と話しあったりすることが，有用であることに疑問の余地はありません。しかし，職探しなどの積極的な問題解決によって，バランスのとれた対処とする必要があります。健康を維持するためには，感情主体のコーピングと回避戦略は，問題解決努力の戦略とともに，非常に選択的に用いられなくてはならないと考えられています。次項では，コーピングと問題解決戦略の上手な用い方について，より詳細に検討してみましょう。

問題解決の概念については，ここまでに数回で述べてきました。感情主体のコーピングと回避戦略を過剰に使用することと同じように，問題解決に失敗することもまた，うつ病誘発ストレスの潜在的原因と考えられています[45]。また，問題解決の失敗はうつ病の中核的な決定要因とする報告もあり[52,125]，さらに，いくつかの試験ではうつ病の被験者および抑うつに脆弱な被験者における問題解決の能力不全を示したものもあります。例えば，Joanne Davila らは，抑うつに脆弱な女性の，親密な対人関係における問題解決能力は比較的低いことを示しました。また，Elisabeth Marx らが行った試験では，対照となる被験者との比較で，うつ病の被験者は問題を効率的に解決できないことが示されています[112]。こうした試験では，通常，さまざまな問題解決要素を用いて技能を評価します。これらの要素には，問題の記述と説明能力，問題解決方法の考案能力，解決方法実行に伴う障害予期と対応策考案能力，そして問題解決方法の実行能力などが含まれます。うつ病が，これら要素の何れをもっとも障害するかについては，今日までのところわかっていません。しかし，いくつかの可能性が考

えられます。例えば，抑うつに脆弱で感情主体のコーピングに頼る人は，時間をとって論理的に問題を解析する心的資源には恵まれていないかもしれません。否定的感情が選択肢の幅を狭め，問題を予測する力を限定してしまう可能性があります。また，一度否定的気分が始まると，問題解決戦略を予定どおりに実行することがさらに困難となるかもしれません。確かなことは，健康な人（あるいは抑うつ状態にない人）は，より優れたコーピングと効果的な問題解決技能を用いているらしいということなのです。次項では，効果的なコーピング戦略と問題解決技能を紹介します。

コーピングと問題解決

　本章の冒頭部分で，良い知らせと悪い知らせの筋書きを紹介しました。悪い知らせは，ストレスの多いライフイベントがうつ病につながる可能性があることです。良い知らせは，これらのストレス要因は，当初考えていたよりも制御可能ということです。生活の過ごし方そして人生の生き方は，ストレスの多いできごとの誘発に偶然や悪運と同程度の影響力があることが明らかになってきました。この事実は，少なくともいくらかの力を運命から削ぎ落とし，その分自分自身の制御力を増してくれました。この項では，努力したにもかかわらず発生したストレスの対処に的を絞ったコーピング戦略から検討していきます。読み進むにつれて明らかになるように，潜在的に数多くのコーピング戦略があります。そして，そのほとんどが何らかのストレス要因に有効です。成功の秘訣は，どの戦略がどの状況に有効かを知ることにあります。ここでは，ストレスに対するコーピング戦略をまず検討し，それから，ストレスが大きくなる前の早期に，効果的に問題を解決するための問題解決戦略を概観します。

コーピング戦略とその時期

　ストレスに対するコーピングの研究は，少なくとも過去20年間慎重に行われてきました。それにもかかわらず，まだコーピング戦略の明確な全体像が私た

ちには把握できていない，ということを意外に思う読者は多いと思います。これは，勤勉な研究者に非があるのではなく，むしろ私たちが毎日非常に多くの，さまざまなストレス状況に直面していて，対処には個別にユニークな方法が取られている，という事実に拠るところが大きいのです。そのため，私たちのコーピング戦略の理解は十分とはいえません。1人1人がストレスに対処する方法を個別に研究することが最善，と主張する研究者がいる一方，個別の戦略は大きなグループに集約することが可能と主張する研究者もいます。本章では，コーピングを3つの異なる種類に分け，それぞれの具体的行動，感情，思考を含め議論します。

〈注意をそらす回避のコーピング〉
　最初に紹介するコーピングは，注意をそらす回避のコーピングと呼ばれます。基本的にこのコーピングでは，問題を無視し，何か他の行動によって自分の思考と感情を変化させます。ストレス要因に対する反応としての，注意をそらす回避のコーピングには，以下のような例があります。

- 映画を観に行く，またはテレビを観る
- 食事または軽食をとる
- 床に入り寝る，または居眠りする
- 酒を飲む
- ビデオ・ゲームで遊ぶ，またはネット・サーフィンをする
- ストレス要因以外のことがらを話題に，他の人と会話する
- パーティにでかけ，楽しいことをする
- 町を離れて別の場所へ移動する

　注意をそらす回避のコーピングの目的は，何か別な行動をとることによって，問題が及ぼす苦痛感を低減することにあります。

〈行動主体のコーピング〉

　2番目のコーピング戦略は，行動主体のコーピングと呼ばれるものです。行動主体のコーピングは，問題の核心を把握し，それを根源から除去することによるストレス低減を目的としています。このコーピングには，問題に関する詳細な情報入手，問題解決の代替案の策定，さらにこれら戦略の実行が含まれます。行動主体のコーピングには以下のような例があります。

- 問題状況を具体的に把握する
- 専門家の助言を得る，または他の情報源を参照する
- 同じ問題を経験した人から，どのように対処したかを聞く
- 問題解決へ向けて段階的行動をとる
- 問題解決が可能な方法をリストアップする
- 自分の助けになる可能性のある人とコンタクトをとる
- もっとも論理的な問題の解決方法に取り組む

　行動主体のコーピングには，本章で後述する問題解決が含まれます。また他のコーピングに比べ，行動，論理，情報収集などに重点を置きます。

〈感情主体のコーピング〉

　最後に紹介するのは，さきにもふれた感情主体のコーピングです。ストレス要因に対する感情主体のコーピングには，以下のような例が含まれます。

- 問題を考えながら思いきり泣く
- 問題から生じる感情を他人と分かち合う
- 問題から生じる感情の根源を探る
- 問題を周囲の人々に公表する

　感情主体のコーピングでは，問題から生じる感情について，語り，考え，表

現することで，状況がより明確になり，より問題の制御が容易になるとの確信が動機づけとなっています。

　著者は，これら戦略のそれぞれに機能と役割があるという点を強調します。これらコーピング戦略のいずれか1種類を用いるのみでは，それぞれの状況に最適な戦略を用いるほどにうまくコーピングは機能せず，得られる満足感も不十分なものとなるでしょう。

　では，どのコーピング戦略が最適かを，どのように判断すれば良いのでしょうか。そのためには，それぞれの戦略にできること，できないことを憶えておく必要があります。注意をそらす回避のコーピングを例にとれば，対処準備ができずに，しかも後回しにできないストレス要因にそれは有用です。例えば明日，危険ではないものの，苦痛を伴う医療処置を受けなければならないと想像してみてください。その医療処置について，今から勉強して熟知することはできません。しかし，概略は予めわかっているものとしましょう。あなた自身は，処置の結果を左右することはできませんから，できることといえば，おそらく気を紛らわすことくらいです。処置前夜に気に入った映画をレンタルしてくる，あるいは楽しく食事するなどして，つらく感じる時間を減らすことができ，しかもマイナス面のない活動によって注意をそらします。反対に，自分の制御範囲内の，努力が必要な状況を考えてみましょう。例えば，締め切りのある仕事に追われているとします。その場合，注意をそらす回避のコーピングは，役に立たないばかりか，害さえ及ぼします。気を紛らわす活動は，注意を仕事からそらし，一時的に気分を楽にするかもしれません。しかし長期的には，仕事を期限内に終わらせることによる問題解決に，それは悪影響を与えます。

　行動主体のコーピングは，問題が明確であり解決できる場合にもっとも役立ちます。そしてそのためにこそ，行動主体のコーピングは最大限活用すべきでしょう。幾らかでも制御可能な範囲にあり，自分がとる行動によって結果が大きく左右されるような問題の対処には，行動主体のコーピングを中心とすべきです。しかし行動主体のコーピングには限界があります。前述の医療処置のような例では，どのような行動をとることができるでしょうか？ 処置について

学習すること以外に，結果を左右できる手段はほとんどありません。

　また，行動をとる前には，問題を完全に把握することが重要です。中には，常に状況のニュアンスを理解しないまま渦中に飛び込み，問題解決することを好む人がいます。問題そのもの，そして自分の置かれた立場を十分に理解するためには，感情主体のコーピングが役立ちます。感情主体のコーピングは，問題の本質の明確化に有用なのです。例えば，ある親密な関係が終わったとします。その際とるべき最良の選択肢は，終わりを迎えた関係が自分にどのような感情をもたらすか，その関係がどのような意味をもっていたのか，自分はそこから何を学んだかなどを把握するために，時間をかけることです。自分の感情を理解しようとせず，次のパートナーを求めて行動するよりも，おそらくこれはずっと良い結果をもたらすはずです。すぐに行動主体のコーピングに向かうことは，理想的とはいえないパターンの繰り返しを招くことでしょう。そして，自分の感情を理解し，思考を浄化にすることによって，これは本当に大問題なのか，これが自分の人生にどの程度の優先度をもつ問題なのかを判断することができます。しかし前にも述べたように，感情主体のコーピングに頼りすぎることは，否定的思考や感情の悪循環の引き金ともなります。まして，それが実際に状況を変えてくれるわけではありません。もし，感情や思考の浄化だけにとどまるのであれば，正しい方向へ向けた十分な行動をとることはできません。例えば，ある関係が終わり，しばらくして自分の感情を浄化したら，別の関係を求めるという行動が重要になってきます。感情主体のコーピングが終わったら，とるべき次のステップは行動です。関係終焉を理解し洞察することは，結局のところ新たなパートナーの不十分な代用品に過ぎないからです。

　コーピング戦略をどのような状況に用いるかを例示するために，本章にコーピング・ワークシートのサンプルを添付しました。サンプルの後には，白紙のコーピング・ワークシートが付いています。サンプル・ワークシートでは，ステップ1として失職を例にとりました。ステップ1には，対処が必要な問題を記入します。職を失うということは大問題ですから，その対処には，3種類のコーピング戦略をすべて用いる必要があるでしょう。ステップ2から4では，3

種類のコーピング戦略別にどの程度それが役立つと考えるか，それぞれ記入します。感情主体のコーピングでは，感情の浄化と，少しだけ悲しみ嘆く時間をとることが例に書かれていますが，将来の希望を明確化することにも用います。行動主体のコーピングは就職活動を進めるために，また，注意をそらす回避のコーピングは失職に四六時中考えがとらわれないよう，用います。

　ワークシートは，それぞれのコーピングでどのような行動をとるべきかについて，考えを促すよう作られています。サンプル・ワークシートには，それぞれの戦略ごとに目標が設定されています。このステップは，もっとも重要です。仮にあなたがコーピング行動をとろうと考えていても，行動の目標を具体的に設定できないのであれば，他の行動やまったく他の戦略を選択したほうが良いでしょう。ワークシートでは，3種類のコーピング戦略それぞれに，問題となる状況における限界の設定を求めています。サンプルでは，感情主体のコーピングそして注意をそらす回避のコーピングは，ともに新しい職を探す目標には適さないとしています。この例では，行動主体のコーピングだけが職探しを可能にしますが，個人の能力や希望を考えれば，理想に合致した職が見つかるとは限りません。問題と取り組んでワークシートの作成が終わったら，コーピングを最適化するために，時々ワークシートを読み返し，修正を加えてください。そして，コーピングは，ストレス要因への最善の防御策であることを忘れずにいてください。

ワークシート 9-1：コーピング・ワークシート（サンプル）

ステップ 1　対処しようと考えている問題は？（現在直面している問題を記入します）

失職。そして次に何をするか。

ステップ 2　感情主体のコーピング
　どの程度感情主体のコーピングを用いることができるか？　そのためにはどのような戦略があるか？（ブレーン・ストーミングを使って，問題に対処するための感情を主体とした戦略を 2, 3 考えます）

私は，職を失うことについて自分がどのように感じているのか，理解する必要がある。それから，その感情について他人と話そうと思う。

　感情主体のコーピング戦略を用いて，どんな目標に到達したいのか？（感情主体コーピング戦略の目標を記入します。それは本当に希望をかなえてくれますか？）

自分の仕事に対する感情を浄化し，自分の仕事とは何か，他にどんな仕事をやりたいのかを考えたい。

　この状況で，感情主体コーピングの限界をどう考えるか？（感情主体のコーピングでは問題が解決できない，または対処できない場合はどうしますか？）

自分に最適な仕事探しにとらわれたり，拒絶されることの感情にこだわるだろう。それは，新しい仕事を探す上での障害となる。

ステップ3　行動主体のコーピング
　どの程度行動主体のコーピングを用いることができるか？　どのような行動を取るか？（ブレーンストーミングを使って，問題解決のための行動的ステップを1つ以上考えだします）

情報を収集する。求職カウンセラーに相談し，履歴書を書き上げなければならない。人脈作りを行う。

　行動主体のコーピング戦略を用いて，どんな目標に到達したいのか？（行動主体コーピング戦略の目標を記入します。それは本当に実行可能ですか？）

この戦略が自分にいくつかの選択肢を与えてくれる。その選択肢と取り組むことが，自分を支えてくれるだろう。

　この状況で，行動主体コーピングの限界をどう考えるか？（行動主体のコーピングでは問題が解決できない，または対処できない場合はどうするか？）

どんな仕事でも良いのではない。それなら簡単だ。私が望むのは，やりがいのある，自分に適した仕事だ。

ステップ4　注意をそらす回避のコーピング
　どの程度まで注意をそらす回避のコーピングを用いることができるか？　そのためには何が助けになるのか？（ブレーンストーミングを使って，問題に対処するための注意をそらす回避のコーピング戦略を1つ以上考えだします）

この状況の対処に自分はとらわれすぎてしまう。職探しからしばらく離れて，なにか気晴らしをする必要がある。

注意をそらす回避のコーピング戦略を用いて，どんな目標に到達したいのか？（注意をそらす回避のコーピング戦略の目標を記入します。それは本当に実行可能ですか？）

<u>自分を無職で情けない人としてでなく，普通の人として認識するために，この戦略が役に立つ。</u>

この状況で，注意をそらす回避のコーピングの限界をどう考えるか？（注意をそらす回避のコーピングでは問題が解決できない，または対処できない場合はどうするか？）

<u>注意をそらすことそのものは，職探しに役立たず，自分が何を望んでいるのかの理解にも役立たない。</u>

ワークシート 9-2：コーピング

ステップ1 対処しようと考えている問題は？：（現在直面している問題を記入します）

_____

_____

ステップ2 感情主体のコーピング

　どの程度感情主体のコーピングを用いることができるか？ そのためにはどのような戦略があるか？（ブレーンストーミングを使って，問題に対処するための感情を主体とした戦略を2，3考えます）

_____

_____

　感情主体のコーピング戦略を用いて，どんな目標に到達したいのか？（感情主体コーピング戦略の目標を記入します。それは本当に希望をかなえてくれますか？）

_____

_____

　この状況で，感情主体コーピングの限界をどう考えるか？（感情主体のコーピングでは問題が解決できない，または対処できない場合はどうしますか？）

_____

_____

ステップ3　行動主体のコーピング
　どの程度行動主体のコーピングを用いることができるか？　どのような行動を取るか？（ブレーンストーミングを使って，問題解決のための行動的ステップを1つ以上考えだします）

_____

_____

　行動主体のコーピング戦略を用いて，どんな目標に到達したいのか？（行動主体コーピング戦略の目標を記入します。それは本当に実行可能ですか？）

_____

_____

　この状況での，行動主体コーピングの限界をどう考えるか？（行動主体のコーピングでは問題が解決できない，または対処できない場合はどうするか？）

_____

_____

ステップ4　注意をそらす回避のコーピング
　どの程度まで注意をそらす回避のコーピングを用いることができるか？　そのためには何が助けになるのか？（ブレーンストーミングを使って，問題に対処するための注意をそらす回避のコーピング戦略を1つ以上考えだします）

_____

_____

注意をそらす回避のコーピング戦略を用いて，どんな目標に到達したいのか？（注意をそらす回避のコーピング戦略の目標を記入します。それは本当に実行可能ですか？）

_____

_____

　この状況で，注意をそらす回避のコーピングの限界をどう考えるか？（注意をそらす回避のコーピングでは問題が解決できない，または対処できない場合はどうするか？）

_____

_____

問題解決

　問題解決は，コーピング戦略の中でも，とくに行動主体のコーピングに関係します。「問題解決」という用語は，問題の定義とその潜在的解決方法の策定，そして肯定的結果を得るために役立つ一連の技能などの意味で用います。問題解決の最大のメリットは，それが大きなストレス要因の回避に役立つことです。すでに見てきたように，ストレスの多いライフイベントはうつ病を誘発します。また，私たち自身がストレス要因の形成にかかわっていることもあります。しかし，問題が処理不能となる前に，その存在を検知し解決できるとしたら，どうでしょうか。例えば，既婚者がパートナーとの関係に問題があり，それを認識しつつ関係改善の努力を払うことができるのであれば，別居あるいは離婚のストレスを潜在的に回避することができます。あるいは，業務の査定で否定的評価を受けた場合，問題点を正し，次回の査定で良い評価が得られれば，解雇を回避することができるかもしれません。ストレス要因を発生前に除去することが効果的に問題を解決し，うつ病の再燃や再発予防に役立つことでしょう。

　問題解決は，教え学ぶことができる一連の技能です。前述しましたが，抑うつに脆弱な人は，問題解決技能を最大限活用する必要があると主張する専門家もいます。とくに，ものごとが思いどおりにならず，悲しい気分がすでに誘発されている場合は，健康維持のため，問題解決技能の中から最良の技能を用いなければなりません。この項では，ワークシートを用いて，問題解決の過程をステップ・バイ・ステップで学びます。

問題解決のステップ

　問題解決は，いくつかのステップに分解して用いるのがもっとも良いとされています[52,122]。まず，問題を評価し，定義づけ，理解する必要があります。2番目には，可能性のある解決策を考え，それぞれの方策が，どの程度有用で現実味があるものか，重みづけを行います。3番目には，解決策の中で最善のものを選んで実行するための現実的なステップを決定します。そして最後に，問題

解決ステップによる結果を評価します。

　問題解決の過程をいくつかのステップに分けるという考えは，非常に重要です。最初に問題を定義することなしには，いかなる行動も役に立たないでしょう。行動の方向づけが誤っているかもしれないからです。同じように，その問題の理解に必要不可欠な情報が欠けている場合は，真に有効な行動をとることはできません。各ステップは，1つずつ，ここに紹介した順序で実行してゆくことが大切です。以下に4つのステップを，ワークシートを使って具体的に説明します。

〈ステップ1：問題の定義〉
　あらゆる問題の解決に，欠くことができない重要なステップです。ここには，「何が問題なのか？」という基本的な問いが含まれています。最初のうちは問題を，緊張または苦痛を生じる生活の一部といったふうに，ぼんやりとしかとらえられないかもしれません。ステップ1では，こうした感情を言葉に置きかえ，苦痛に関連すると思われる具体的問題を解釈します。例えば，ある関係に問題があると思うのであれば，それは非常に具体的に定義しなければなりません。さもないと，その中での自分そして相手の役割がわからなくなり，問題にどう取り組めば良いのかわからなくなります。それは肉体的親密さ，または感情的親密さに関する問題なのか，理解されないという感情なのか，一緒に過ごす時間が十分ではないことが問題なのか，などです。これがはっきりしないかぎり，行動と問題は合致しないでしょう。例えば，あなたが相手との関係修復を，時間をかけて解決しようと考えていても，問題の原因があなたに理解されないと感じている相手の感情にある場合，あなたのとる行動だけで問題を解決することはできないからです。

　もちろん問題の多くは，それがとらえられないからこそ問題となることが多いのです。問題の性質を特定するための質問には，以下のようなものがあります。何が問題なのか？　その問題にはどのような要素が含まれているのか？　この問題に関係しているのは誰か？　それは他人の問題なのに自分の問題となっ

てしまったのか？ こうした疑問の1つ1つが，危機に直面しているのは何か，その問題が自分と自分の人生にとってどのような意味をもつのかなどの疑問に，さまざまな視点を与えてくれます。ときには問題が大きくなりすぎたり，あまりに多くの人々を巻き込んだりして，制御できなくなる場合があります。その場合は小規模に，主に自分に関係する問題の具体的局面の検討から始めます。一般に問題となる分野を包括的なリストにすることは困難です。しかし，その多くには，対人関係，仕事，健康，金銭，家族，そして家庭生活などが関係します。

　問題を定義するためにとる次のステップは，問題を逆から定義することです。つまり，何を目標としたいのか，現状と比較してどのような状況を望むのか，を定義します。おそらく将来到達したい理想的な状態についての考えがあるはずです。あるいは，現状を昔のような状態に戻したいのかもしれません。もちろん目標とするからには，現実的思考もある程度必要です。この問題について，実際にどこまで解決することができるのか？ 現実的とは何を意味するのか？ こうした問いは，自分が何を望むかに大きく由来します。問題の解決は，何よりもまず自分自身にとって満足できるものでなければなりません。ワークシート9-3は，問題に自分を慣れさせる質問から始まり，ステップ2では，問題を定義し目標を設定する項目が含まれます。

ワークシート9-3：問題の定義

ステップ1 以下の質問から問題をとらえましょう：

　私が取り組みたい問題は，生活のどこにあるのか？（例えば，仕事，人間関係など）

_____

_____

　この問題には誰がかかわっているか？

_____

_____

　この問題はどのように生じたのか？

_____

_____

　この問題に関して，将来自分はどのような状態を目標としているのか？

_____

_____

ステップ2 上記ステップ1の答を使って問題を書き出します。

　私が取り組む問題は：_____

_____

この問題と取り組む上で私が目標とするのは：＿＿＿＿＿＿＿＿＿＿＿＿＿＿

_____

〈ステップ2：解決策のブレーンストーミングと選択肢の評価〉

　次のステップは，2部に分かれます。第1部は，ブレーンストーミングです。つまり，できるだけ数多くの解決策を考え出します。ブレーンストーミングの目的は，できるだけ独創的になること，そして批判的にならないことです。第2部では，すべての解決策を，合理的かつ論理的に検討し，どの解決策がもっとも現実的で目標に合っているかを求めます。

〈ブレーンストーミングのためのワークシート〉

　ブレーンストーミングには，いくつかのルールがあります。1番目のルールは，ルールは一切ない，というものです。つまり，あらゆるアイデアを受け容れ，解決策の良否は判断しません。アイデアは，風変わりで独創的なほど良く，選択肢の数は多いほど良いのです。後でたっぷり時間をかけて選択肢を検討し，最終的に絞り込みます。ブレーンストーミングの要点は，問題を新たな視点から考えることにあります。独創性を生む1つの方法は，問題に関する仮定をすべて取り払うことです。自分が外国（または他の惑星）から現在の場所に着いたばかりと想像してみてください。そしてまったく新しい目をとおして，ものごとを初めて見たとします。過去はすべて忘れ，問題に関する伝統的な考え方を無視しなければなりません。あるいは，自分が他人になったと想像することが役に立つかもしれません。自分を，自分の親友と考えるのです。あるいは自分が尊敬する仲間だと思ってください。そして，自分の過去とまったく無関係な立場から問題を考え，思いついたアイデアは，十分に余白をとったシートにすべて書き出します。ワークシート9-4には，ブレーンストーミングのガイドラインが記載されていますから，創造性を大いに発揮して，そこにアイデアや解決策をできるだけ多く書き出してください。

ワークシート 9-4：ブレーンストーミング

- ルール：ルールはありません
- できるだけ偏見なく
- 創造性を発揮して
- どんな選択肢でもかまいません

〈選択肢の検討〉

　選択肢をリストアップしたら，こんどは役割の重要な変更を行います。創造性の帽子を脱いで，論理的で理性的な帽子をかぶるのです。完成した選択肢のリストをながめ，いくつかの観点からそれを再検討します。最初は，それぞれの選択肢が実行可能かどうか考えます。実際に実行可能でしょうか？　それぞれの選択肢を実行した場合の結果について，慎重に考えてください。選択肢「X」を実行すれば，どのような結果を生じますか？　その選択肢の採用にはどのような利点があり，どのような欠点あるいは不利な点があるでしょうか？　ここでの目標は，ブレーンストーミングでリストアップした解決策それぞれについて，3つの疑問に答えることです。(1) この選択肢はどの程度現実的か？　(2) この選択肢には利点がいくつあるか？　(3) この選択肢には欠点がいくつあるか？　以上の3つの評価は，すべて重要です。この過程を終了した時点で，リストの最上段にくるのは，もっとも実行可能性が高く，利点がもっとも多く，欠点がもっとも少ない選択肢です。ワークシート9-5には，選択肢を書き出し，その実行可能性を評価し，利点と欠点の両方をリストアップするスペースがあります。ブレーンストーミングで考え出した選択肢の評価には，ワークシートを何枚使ってもかまいません。

ワークシート 9-5：選択肢の評価

解決策の選択肢 1：＿＿＿＿＿＿＿＿＿＿＿＿＿＿＿＿＿＿＿＿＿＿＿＿＿＿
この選択肢の実行可能性は？（可能性なし＝ 0, 可能性非常にあり＝ 10）＿＿＿＿
この選択肢の利点は？

＿＿＿＿＿＿＿＿＿＿＿＿＿＿＿＿＿＿＿＿＿＿＿＿＿＿＿＿＿＿＿＿＿＿＿

利点の数：＿＿＿＿＿＿
この選択肢の不利な点または欠点は？

＿＿＿＿＿＿＿＿＿＿＿＿＿＿＿＿＿＿＿＿＿＿＿＿＿＿＿＿＿＿＿＿＿＿＿

不利な点の数：＿＿＿＿＿＿

解決策の選択肢 2：＿＿＿＿＿＿＿＿＿＿＿＿＿＿＿＿＿＿＿＿＿＿＿＿＿＿
この選択肢の実行可能性は？（可能性なし＝ 0, 可能性非常にあり＝ 10）＿＿＿＿

＿＿＿＿＿＿＿＿＿＿＿＿＿＿＿＿＿＿＿＿＿＿＿＿＿＿＿＿＿＿＿＿＿＿＿

この選択肢の利点は？

＿＿＿＿＿＿＿＿＿＿＿＿＿＿＿＿＿＿＿＿＿＿＿＿＿＿＿＿＿＿＿＿＿＿＿

利点の数：＿＿＿＿＿＿
この選択肢の不利な点または欠点は？

＿＿＿＿＿＿＿＿＿＿＿＿＿＿＿＿＿＿＿＿＿＿＿＿＿＿＿＿＿＿＿＿＿＿＿

不利な点の数：＿＿＿＿＿＿

解決策の選択肢 3：＿＿＿＿＿＿＿＿＿＿＿＿＿＿＿＿＿＿＿＿＿＿＿＿＿＿
この選択肢の実行可能性は？（可能性なし＝ 0, 可能性非常にあり＝ 10）＿＿＿＿
この選択肢の利点は？

＿＿＿＿＿＿＿＿＿＿＿＿＿＿＿＿＿＿＿＿＿＿＿＿＿＿＿＿＿＿＿＿＿＿＿

利点の数：＿＿＿＿＿＿
この選択肢の不利な点または欠点は？

＿＿＿＿＿＿＿＿＿＿＿＿＿＿＿＿＿＿＿＿＿＿＿＿＿＿＿＿＿＿＿＿＿＿＿

不利な点の数：＿＿＿＿＿＿

〈ステップ3：決意と遂行〉

　ここまでくれば，選択肢のリストも完成し，実行可能性，利点，欠点の少なさなどの評価を経て，最優先の選択肢が判明していることでしょう。次は，その選択肢を，決意をもって遂行します。ストレス状態にあると自信をなくし，あれこれ迷ったあげく，全体プランを最後まで実行せずに終わりがちです。自分が決意をもって遂行すると決めることで，自分が選んだ1つのプランを実行し，結果を確認してから他のプランに移ると自分に約束します。いつ，だれが，どのような行動をとるか，という基本に的を絞り，全力を傾けます。問題解決プランには，さらなる情報収集と必要資源の確保，他者からの支援などが欠かせません。第7章で述べた運動や気晴らしなどの生活様式に関するプランの実行と同様に，時間と場所を選び，何を行うかを具体化することが大切です。計画を書き出しておくことは，実行の可能性を高めます。もっとも合理的な選択肢から，順にとりあげることを忘れずに。最初の行動が2番目の行動の準備となるような，具体的な順序の設定が，ほとんどの問題解決には効果的です。ワークシート9-6は，選択肢を記入し，ステップを具体化するよう構成されています。また，それぞれのステップで，どのような情報や支援が必要かを書き込むスペースもあります。ワークシートには，5つのステップが用意されていますが，さらに多くのステップを必要とする場合は，用紙をもう1枚使って書き足してください。

　問題解決における決意と遂行でもう1つ重要な点は，プラン実行に際し直面する障害です。問題は，往々にして複雑であるからこそ問題となります。困難な問題への対処プランの実行には，少なからず障害や妨害が伴うことでしょう。障害のすべてが予期できるとは限りませんが，直面を予想し前もってプランにその対処を組み込むことができます。障害の回避は，問題解決の縮小版のようなものです。まず障害をよく理解し，ブレーンストーミングで解決策を考え，戦略を決め，プランを実行します。問題解決の遂行ステップは，おそらくもっとも長い時間と忍耐を必要とします。しかし，それは問題が解決されるステップでもあります。

ワークシート 9-6：問題解決の遂行

私が遂行する選択肢は：＿＿＿＿＿＿＿＿＿＿＿＿＿＿＿＿＿＿＿＿＿

各ステップの具体化

ステップ 1 は：＿＿＿＿＿＿＿＿＿＿＿＿＿＿＿＿＿＿＿＿＿＿＿＿＿

このステップには誰が関与するか？＿＿＿＿＿＿＿＿＿＿＿＿＿＿＿＿＿

このステップの実行には何が必要か？＿＿＿＿＿＿＿＿＿＿＿＿＿＿＿＿

このステップの実行日と時間：＿＿＿＿＿＿＿＿＿＿＿＿＿＿＿＿＿＿＿

ステップ 2 は：＿＿＿＿＿＿＿＿＿＿＿＿＿＿＿＿＿＿＿＿＿＿＿＿＿

このステップには誰が関与するか？＿＿＿＿＿＿＿＿＿＿＿＿＿＿＿＿＿

このステップの実行には何が必要か？＿＿＿＿＿＿＿＿＿＿＿＿＿＿＿＿

このステップの実行日と時間：＿＿＿＿＿＿＿＿＿＿＿＿＿＿＿＿＿＿＿

ステップ 3 は：＿＿＿＿＿＿＿＿＿＿＿＿＿＿＿＿＿＿＿＿＿＿＿＿＿

このステップには誰が関与するか？＿＿＿＿＿＿＿＿＿＿＿＿＿＿＿＿＿

このステップの実行には何が必要か？＿＿＿＿＿＿＿＿＿＿＿＿＿＿＿＿

このステップの実行日と時間：＿＿＿＿＿＿＿＿＿＿＿＿＿＿＿＿＿＿＿

ステップ 4 は：＿＿＿＿＿＿＿＿＿＿＿＿＿＿＿＿＿＿＿＿＿＿＿＿＿

このステップには誰が関与するか？＿＿＿＿＿＿＿＿＿＿＿＿＿＿＿＿＿

このステップの実行には何が必要か？＿＿＿＿＿＿＿＿＿＿＿＿＿＿＿＿

このステップの実行日と時間：＿＿＿＿＿＿＿＿＿＿＿＿＿＿＿＿＿＿＿

ステップ 5 は：＿＿＿＿＿＿＿＿＿＿＿＿＿＿＿＿＿＿＿＿＿＿＿＿＿

このステップには誰が関与するか？＿＿＿＿＿＿＿＿＿＿＿＿＿＿＿＿＿

このステップの実行には何が必要か？＿＿＿＿＿＿＿＿＿＿＿＿＿＿＿＿

このステップの実行日と時間：＿＿＿＿＿＿＿＿＿＿＿＿＿＿＿＿＿＿＿

〈ステップ4：結果の評価〉

　ひとたび行動が始まると，結果の評価は忘れ去られてしまうことが少なくありません。しかし，このステップをおろそかにすると，解決策が有効だったのか否か判断ができないという問題を生じます。このステップでは，まず問題の定義づけにさかのぼり，そこから吟味を始めます。当初抱えていた問題はまだ存在しますか？　できることなら，問題解決の終了時点でそれらはすべて解消していることが理想です。問題が解消していれば，自分を褒め，成功を祝いましょう。

　しかし多くの場合，問題は完全にはなくなりません。往々にして問題解決には，1つ以上の選択肢が必要となります。一度試しただけでは，複雑すぎる問題の解決は望めないかもしれません。あなたが選んだ解決策が，ある程度までは効果があっても問題の完全な除去には至らなかった可能性もあります。あるいは，あなたがとった行動によって，予期しなかった結果が生じたかもしれません。問題解決を評価することは，デバッグあるいはトラブルシューティングのようなものです[122]。なぜプランどおりに事が進まなかったのか，さかのぼって問題点を突き止めることが役立ちます。また，ブレーンストーミング中に考え出したすべての解決策を見直してみてください。後から考えてみると，他の選択肢のほうが良かったと思うことがあるかもしれません。そうであれば少しがっかりしますが，人生を改善する努力は，よく言われるように繰り返しの過程です。繰り返しとは，同じことを再度行うことですが，繰り返す際には最初に行った結果が考慮されます。技能の習得は，実際には繰り返しの過程です。ゴルフ・ボールを正確に打つためには，ある方法を試してみて，その結果を踏まえて修正を加え，再度試行を繰り返します。スイングは徐々に改善され，打撃の信頼度が増してゆきます。人生における問題に取り組むことは，誰にとっても繰り返しの過程なのです。

　問題解決の結果の評価は，次に何をするか，将来同じような問題に直面したときにどうするかを知る上で欠かせません。同時に結果の評価は，過去に学ぶことでもあります。結果がわかった今，別の方法を取ればどうなっていたで

しょうか。この過程を経ることで知識が蓄積され，将来同様の問題に直面したときに役立つ貴重な情報が得られるのです。ワークシート 9-7 は問題解決の結果を書き出すためのものであると同時に，自分が望んでいた目標と得られた結果を比較し，予期せぬ結果を生じた問題点を探り，問題解決の取り組みから得られた知識に集中するための道具でもあります。

ワークシート 9-7：結果の評価

ステップ1：私が取り組んでいた問題は ＿＿＿＿＿＿＿＿＿＿
＿＿＿＿＿＿＿＿＿＿＿＿＿＿＿＿＿＿＿＿＿＿＿＿＿＿＿＿＿＿

ステップ2：この問題を最終的にどうしたかったのか，その目標は＿＿＿＿
＿＿＿＿＿＿＿＿＿＿＿＿＿＿＿＿＿＿＿＿＿＿＿＿＿＿＿＿＿＿

ステップ3：問題解決の達成度は？（0＝目標達成にほど遠い，10＝目標達成）
＿＿＿＿＿＿＿＿＿＿＿＿＿＿＿＿＿＿＿＿＿＿＿＿＿＿＿＿＿＿

ステップ4：後から考えて，選んだ解決策のうまくいった点は？＿＿＿＿＿
＿＿＿＿＿＿＿＿＿＿＿＿＿＿＿＿＿＿＿＿＿＿＿＿＿＿＿＿＿＿

ステップ5：後から考えて，選んだ解決策のうまくいかなかった点は？＿＿＿＿
＿＿＿＿＿＿＿＿＿＿＿＿＿＿＿＿＿＿＿＿＿＿＿＿＿＿＿＿＿＿

ステップ6：問題点とそれを解決しようとした自分の努力を検討した結果，目標達成に足りない点は？＿＿＿＿＿＿＿＿＿＿＿＿＿＿＿＿＿＿＿＿＿＿＿＿＿
＿＿＿＿＿＿＿＿＿＿＿＿＿＿＿＿＿＿＿＿＿＿＿＿＿＿＿＿＿＿

ステップ7：この問題に解決策をもって取り組んだ結果，得られた教訓は？
＿＿＿＿＿＿＿＿＿＿＿＿＿＿＿＿＿＿＿＿＿＿＿＿＿＿＿＿＿＿

ステップ8：目標達成にまだ足りない点と達成できた点を踏まえて，とるべき次のステップは？＿＿＿＿＿＿＿＿＿＿＿＿＿＿＿＿＿＿＿＿＿＿＿＿＿＿
＿＿＿＿＿＿＿＿＿＿＿＿＿＿＿＿＿＿＿＿＿＿＿＿＿＿＿＿＿＿

まとめ

　この章では，ストレスの多いライフイベントとうつ病との重要な関連性を検証しました。ストレスは，ある種のうつ病エピソードの非常に重要な引き金となること，そのためストレスの対処は，すべての再燃予防プランに組み込む必要があることを私たちは学びました。もちろん，ストレス要因には予測困難で対策を立てにくいものがあります。愛する家族が病に倒れたり，転勤で新たな土地へ赴任したりすることによる宿命的ストレスは，常に感情的混乱を引き起こします。それは新たな状況に適応するための，まったく健常な反応です。しかし，脆弱な人にとっては，大きなストレスの混乱による感情主体のコーピングを過剰に行うことで，抑うつの再燃リスクが増加する可能性があります。こうしたことの防止のために，ストレスへの対処法に関する有用な情報を著者は紹介しました。そして，最適なコーピング戦略策定のためのワークシートも用意しました。こうした戦略が，否定的気分を完全に防止するものではありませんが，さまざまな戦略を用いることが，あなたの気分の下降スパイラルを抑制し，寛解へと導いてくれます。そして，ストレスの原因のすべてが運命あるいは不運が原因ではないこと，抑うつに脆弱な人々は，ストレスが多い状況の原因づくりに幾分自分が荷担している，という考えも学びました。問題解決技能は非常に具体的で，問題がストレス要因となる前に解決することを目的に作られたものです。慎重に問題を定義し，選択肢を整理して遂行し，そして最後にその結果を評価することによって，自分の人生を，責任をもって管理していくことが可能となります。問題解決のために行動を起こし，ストレスに効果的に対処することは，うつ病再燃の最良の予防策です。

〈練　習〉

　この章のポイントをあなたはどのように考えるかを書き，その後にあなたのウェルネス・プランの一部に取りいれたいと思う課題や練習，ワークシートを記入してください。

　第9章「ストレスへの効果的な対処法」では，ストレス，コーピング，そして再燃の関係を検討しました。この章の私のポイントは以下のとおりです。

_____

_____

　この章を読んで取りいれたい課題，練習，ワークシートは以下のとおりです。

_____

_____

第10章

うつ病と関連する健康問題：
不安障害，アルコール乱用，慢性疼痛，その他の内科的疾患

　この章では，うつ病に関連する健康問題について検討します。うつ病が他の障害を誘発したり随伴したりすることを，専門用語では合併症といいます。「合併症」とは，2種類の疾患に同一人が罹患することです。ときには，2つの障害が個別の原因により，偶然同時に発生することがあります。例えば，抑うつ状態にある人が，腕の骨を折ってしまった場合などがこれに当たります。この場合，時期が不幸にも重なりましたが，2つの健康問題の同時発生は偶然です（うつ病は通常骨折の原因とはなりません）。2つ以上の障害が関連性をもって発症する例には，がんなどの大変重い病気と診断された人の，がんに罹患したことを知った後のうつ病発症などがあります。この場合，がんの診断がうつ病の確かな原因かどうかはわかりません。しかし，これら2つの問題に関連性があり，がんの診断がなければうつ病発症の確率は低いと考えられます。合併症を検討することがなぜ重要なのか，その理由は，うつ病への脆弱性を増加させる病気が数多くあるからです。うつ病と他の病気の関連性を理解することは，ウェルネス・プランを立てる上で重要になります。

不安とうつ病

　不安障害は，うつ病と重複する部分のもっとも大きい疾患です。うつ病と同様，不安障害は精神疾患の1つに分類されます。不安障害のもっとも重要な特

徴には，恐怖，心配，身体的覚醒症状（動悸など），恐怖の対象や恐怖状況の回避などが含まれます。うつ病に罹患している人は，生涯いずれかの時点で不安障害を合併する確率が高いとされています[29]。また，不安障害の罹患が，うつ病エピソード続発のリスクを高めるとする意見もあります[29]。場合によっては，不安障害の発症にさきがけて，うつ病の発症がみられることもあります。うつ病と不安が同時に現れた場合，精神科治療ガイドラインでは，通常とは異なる治療アプローチを推奨します[54]。従って，ウェルネス・プランを作成する際には，不安障害が及ぼす影響を評価し，合併した場合の治療を考慮することが大切です。

パニック障害，社会不安障害，外傷後ストレス障害，強迫性障害，全般性不安障害など数多くの不安障害が，うつ病に伴い発症することで知られます。以下にそれぞれの障害について詳述しますが，さらに詳しい推奨文献については，巻末の参考資料を参照してください。

広場恐怖を伴う，または伴わないパニック障害

パニック障害のもっとも重要な特徴は，前触れなく突然発症するパニック発作の存在です。パニック発作とは，短時間で頂点に達する突然の恐怖の発現で，めまい，息切れ，発汗，動悸などの身体覚醒症状を伴います。パニック障害に罹患していない人にとって，パニック発作は大きな恐怖感をもたらし，自分が心臓発作に襲われるのではないか，正気を失い「狂って」しまうのではないか，あるいは破滅してしまうのではないか，といった心配を抱かせます。結果として，パニック発作を生じたときに逃げることができない状況，例えば群集，自動車の移動，閉鎖された空間，孤独などを回避するようになります。極端な場合，広場恐怖を伴うパニック障害患者は，1人で外出することができなくなります。

社会不安障害

社会不安障害（または社会恐怖）とは，社会的状況または自分の行為が他者

から評価されるような状況で，極端な不安に襲われる障害です。一般的な恐怖状況の例としては，パーティ，会合，デート，会話，スピーチ，注目の的となることなどが挙げられます。社会不安障害における恐怖は，かなりの苦痛と障害を引き起こし，仕事，対人関係，その他の機能に悪影響を及ぼし，それらを中断させるほどに重篤です。

外傷後ストレス障害

外傷後ストレス障害（post-traumatic stress disorder: PTSD）は不安障害の1つで，強姦，暴行，事故，火事，戦闘などの身体的脅威にさらされたことよる心的外傷（トラウマ）への異常に強い反応を伴います。PTSDの一般的特徴には，侵入的な夢や記憶，ならびにフラッシュバックによってトラウマの想起を止めることが困難なこと，トラウマを想起する人物，状況，思考を回避する傾向，感情的孤立感と関心の欠如，そして入眠困難，集中困難，過剰な驚愕反応などを含む覚醒亢進症状などが含まれます。

強迫性障害

強迫性障害（obsessive-compulsive disorder: OCD）は，強い不安や苦痛を引き起こす，反復性の侵入的思考（強迫観念と呼びます），そして不安を低減させるため，または望ましくない結果を回避するための反復性行為（強迫行為と呼びます）を伴います。強迫観念の一般的なものには，細菌や有害物による汚染への恐怖，望ましくない侵襲的思考，仕事を完全に正しく行ったことへの疑問，などがあります。また，一般的な強迫行為には，洗浄と掃除，過度の確認，数の勘定，反復行動などが含まれます。強迫観念と強迫行為は，時間を大きく浪費させ，かなりの障害を個人の生活にもたらす傾向があります。

全般性不安障害

全般性不安障害（generalized anxiety disorder: GAD）の主な特徴は，仕事，金銭，家族，健康，日常的な出来事や悩みなど多数の様々な問題について，過

剰かつ頻繁に心配することです。GAD患者は，頻繁に数多くの過剰な心配を訴えます。その中には，心配を抑えることができないこと，入眠困難，集中困難，筋緊張，緊張感，疲労，怒り易さなどが含まれます。GADの症状は抑うつ状態の人に多く見られますが，GADの診断を確定するためには，抑うつ状態にないときでも不安症状を呈することが必要です。

不安障害とうつ病の治療

うつ病に役立つ治療の多くは，不安障害の治療にも有用です。例えば，うつ病の合併がなくても，上記の不安障害すべてで，ある種の抗うつ薬は良好な反応を示します（第4章参照）。不安とたたかうには，精神療法も効果的です。例えば，認知療法（第6章参照）は，パニック障害，PTSD，GAD，社会不安障害の治療にしばしば用いられます。不安障害には，曝露療法も有効です。基本的に曝露療法では，恐怖が誘発されなくなるまで恐怖状況に直面することを繰り返します。社会不安障害の治療は，パーティや職場における他人との交流が容易になるまで，こうした状況への直面を繰り返すことを含んでいます。一般に曝露療法は，社会不安障害，パニック障害，OCD，PTSDの治療に用いられます。さらに，不安の治療とくにGADの治療には，筋肉リラクセーション法などのリラクセーション療法があります。こうした治療法の詳細については，巻末の参考資料を参照してください。

アルコール乱用とうつ病

不安障害と同じように，アルコール乱用も，偶然とは考えられないほど頻繁にうつ病と合併して起こります。その正確な理由はまだ明らかにされてはいません。うつ病とアルコール乱用が関連する原因は，個人によって異なると考えられています。場合によっては，抑うつに脆弱な遺伝子が，アルコール乱用にも脆弱な遺伝子の可能性があります。また，過度のアルコール摂取と乱用が及ぼす脳や生活への衝撃が，うつ病発症のリスクを増加させている可能性もあり

ます．対照的に，抑うつ状態では往々にしてアルコールを摂取しがちになり，そのためアルコール依存のリスクが高まることもあります．過度の飲酒とうつ病の関連性は，完全に解明されてはいません．しかし，この2つの障害が合併した場合，治療の成功と回復の可能性は，それぞれ単独に発症した場合よりも明らかに低くなります[27,28]．従って，抑うつに脆弱な人にとって，アルコール摂取は潜在的な問題要因です．こうした事実は，ウェルネス・プランの作成に考慮されなければなりません．

過剰なアルコール摂取の定義

多くの人は，問題を生じることなくアルコールを摂取しています．例えば，1日にグラス1杯の赤ワインが心臓病を防ぐと聞いて，夕食にワインを飲む人もいるでしょう．庭仕事の後にビールを飲む人，仲間と外で飲む人，祝い事でシャンペンのボトルを空ける人もいるでしょう．こうした形でのアルコール摂取は，ほとんどの人にとっておそらく問題を生じないはずです．しかし抑うつに脆弱な人，とくに抗うつ薬を服用している人は，アルコールの摂取量を極力少なくしたほうが良いでしょう．しかし，アルコール摂取は，どの時点を過ぎると問題化するのでしょうか？

精神疾患の分類と診断の手引（DSM-IV）は，問題となる飲酒を大きく2つに分類しています[3]．1つは，アルコール乱用です．この分類には，過去12カ月で，アルコールの使用が家族関係，仕事，訴訟などで繰り返し問題を生じた場合，または自傷他害のリスク（例えば飲酒運転）が増加した場合などがあてはまります．問題となる飲酒が，さらに重症になると，物質依存が適用されます．アルコール乱用と同様，物質依存でも，飲酒に起因する重大な問題が関連します．さらに，物質依存では，時間の経過とともに同じ効果を得るためより多くのアルコール量を要求し（耐性といいます），飲酒の中止に伴う不快な身体感覚（離脱といいます）を経験しがちになります．耐性と離脱以外に，禁酒や摂取量低減に努力して失敗を繰り返す，かなりの時間を酩酊状態で過ごす，などが依存の特徴として挙げられます．

こうした記述に心当たりがあり，いままで医師に相談したことがない場合，良い機会ですから相談を試みてください。次項では，うつ病とアルコール障害に悩む人に用いられる治療法を紹介します。

アルコール関連障害とうつ病の治療

　アルコール関連障害とうつ病を合併した人を対象とした抗うつ薬治療の臨床試験は，頻繁に実施されてきましたが，あまり明らかな効果は示されていません[27,108]。いくつかの試験では，抗うつ薬が抑うつ症状とアルコール摂取量の低減に役立つ結果を示しましたが，否定的な結果の試験もあります。重要なことは，抗うつ薬の服用とアルコール摂取を同時に行うと，合併症を発症する可能性が高くなることです。アルコールは，血流中の抗うつ薬成分を低減させることがあります[108]。また，アルコール乱用者は，治療薬の投与計画遵守が困難で，必要な量の抗うつ薬を服用しない傾向があります。そのため，アルコール関連障害とうつ病を合併した例には，抗うつ薬の投与と合わせて，アルコール使用に限定した治療介入を併用することが必要となります。次項に，どのような治療介入があるかを記述します。

　既に紹介したうつ病の治療法の1つに，認知行動療法（CBT）がありますが，アルコール障害とうつ病の合併にはCBTが有効との報告があります[27,28]。この場合，CBTには2つの目的があります。1つは，うつ病に起因する，悲観的，否定的思考への対処を容易にすることです。もう1つの目的は，アルコールの過剰摂取につながる状況や思考を，CBTを用いて本人に検討させる点です。CBT以外にも，アルコール関連障害に有用な治療法はいくつかあります。これらすべての治療法が，専門家の助けを必要とするものではありません。例えば，アルコール中毒者自主治療協会（Alcoholics Anonymous: AA）は，多くの人にとって非常に有効な治療を提供する組織です。また，家族療法やその他種々の精神療法なども有効と考えられています[109,134]。AAの利点は，数多くの地域で活動を行っているため利用しやすいこと，費用がかからないこと，AAの組織員が地域における有用な治療関連情報を提供してくれることなどです。まだ良

く解明されていないのは，どの人にはどの治療法が最適か，という点です。そして，どのような人が断酒成功率が高いかを予測することも困難です[134]。そのため，自分に合った治療法を探ることは，ある程度試行錯誤となります。ある1つの治療法が無効だったとしても，他に有効な手立ては何もないなどと考えないようにしてください。アルコール問題を克服した人の多くは，最適な方法を見つけるまで，数多くの努力を繰り返しています。

アルコール依存の治療結果を決める重要な要素と考えられているのは，治療同盟，すなわち，強力で信頼性が高く，親身になって力づけを与えてくれる，患者と治療者との治療関係の有無です[32,34]。治療法を信頼し，セッションの出席率も良く，指示や手順を良く守る人の成績は，そうでない人よりも良いとされています[114]。どのような治療法を用いたとしても，自分のアルコール摂取が問題となっていることを認識し，問題解決への強い意欲をもつことが大切です。

アルコールについてひと言

飲酒は，私たちの社会では当たり前になっています。すでに何世紀ものあいだ，それは生活の一部として受けいれられてきました。アルコールは，ほとんどすべての社交の場，宗教的または家庭的に重要な文化的行事などにおいて提供されています。しかし，麻薬撲滅運動の大切さが強調される中で，飲酒に対する社会の寛大さや受容を，多くの人は言行不一致と考えています。間違いなく，アルコールはとても強力な薬物で，その脳への影響や乱用された場合の他臓器への有害作用は，既定の事実となっています。さらに，アルコールは少なからぬ害を私たちの社会に及ぼしています。米国だけでも，アルコール乱用に起因する社会的コストは，年間850億ドルに達すると算定されます[27]。この額には，アルコール過剰摂取による死亡や飲酒運転事故死などの人的被害は算入されていません。筆者の意図は，読者に恐怖感を与えることでもなければ，アルコールを基本的に排斥すべきであると訴えることでもありません。日常的に使用されているアルコールが，違法薬物と多くの点で変わらないことを指摘したいのです。過去になんらかの理由で，結婚式，パーティ，お祝いの会などで，

飲酒しないと決心した読者は，なぜ皆と同じように飲まないのかという，微妙あるいはあからさまな社会的圧力を感じた経験があるでしょう。しかし，もしあなたがうつ病に脆弱なら，それは飲酒を一切断つだけの十分な理由となります。

慢性疼痛とうつ病：循環を断つ

表面的には，身体的痛みとうつ病との間に関連性は一見ないように思えます。しかし，この2つの障害は，しばしば同時に発生します。ここでの「疼痛」は，突き指や小さな切り傷など，日常的なできごとからくる急性の痛みの意味ではありません。むしろ，慢性頭痛，背痛，関節炎痛など，反復性で持続する痛みの症状を意味しています。これら疼痛症状においては，うつ病の程度が，疼痛のレベルに重要な因子として関わってくると考えられています[63]。また，慢性疼痛とうつ病は，ある種の悪循環（慢性疼痛症の人はうつ病に脆弱となり，うつ病の経験はより多くの疼痛につながる）をもたらすとされています[139]。そのため慢性疼痛に悩む人は，それがうつ病への脆弱性に，どのように影響するかを考える必要があります。

感情の1つである抑うつがなぜ身体的痛みに影響を及ぼすのか，読者の多くは理解に多少苦しむのではないでしょうか。抑うつは1つの感情的状態であり，疼痛は，背中，頭，手首などの疼痛部位近くにある神経から派生する1つの身体的状態と考えられるからです。しかし，実際には，すべての疼痛は，背中，頭，手首ではなく，脳で経験されます。障害がどこに在るかの情報を脳が発するために，私たちは疼痛が身体の特定の場所にあるかのように感じるのです。

疼痛はまた，体を傷つけるおそれのある行為を警告する信号の役目も果たします。疼痛が，自分を傷つけていないかを点検するよう知らせているのです。しかし疼痛は，実はそれよりもずっと複雑です。およそ40年前，Melzack and Wall は，疼痛のゲート理論を提唱しました[118]。これは，疼痛感覚と脳は，ある種の関門（ゲート）を通じて連結されていて，ゲートが開いたり，閉じたり，

あるいはまた半開きになったりして調節を行うという説です。彼らがこの理論を提唱したのは，疼痛経験の，無視できない異常な側面を説明するためでした。例えば，アスリートが競技中にかなり重度のけが（骨折など）を負っても，痛みを感じないまま競技を続行することが多々あります。同様に，戦場で重傷を負った兵士が，一般人の同程度の負傷に比べ，ほとんど鎮痛剤を必要としないことの報告でも，この事実は知られています。MelzackとWallは，こうした例では，脳の他の部分が疼痛ゲートを閉鎖していると解釈しました。アスリートの場合，競技に勝つことに完全に意識を集中していることが，ゲートを閉鎖する原因と彼らは考えたのです。兵士の例では，負傷兵として治療する間前線を離れることができることの喜びが，重傷からくる疼痛に勝るものと解釈されました。

最終的に疼痛のゲート理論は，疼痛の生物心理社会的モデルにつながりました。つまり，疼痛経験が，身体的または生物的問題としてのみではなく，個人が置かれている環境と心理的状況を背景に考慮されるようになったのです。これらの要素は，すべてその人の感じる疼痛の度合いや，さらに重要なこととして，日常生活における機能レベルと関連づけられました。次に，疼痛とうつ病が相互に作用し，より重度のうつ病や疼痛のリスクをもたらす仕組みについて記述します。

疼痛とうつ病のサイクル

うつ病は，数多くの点で疼痛経験に影響を与えると考えられていますが，その最大のものが疼痛ゲートを開く作用です。事実，悲しい気分にある人が刺激を受けると，それを痛さとして解釈する傾向にあるとされ，うつ病が疼痛のかたちで表現されることもあると考えられています[51]。身体化とも呼ばれるこの作用は，不快な身体感覚を増幅し，疼痛としてそれを特徴づけます[137]。身体化障害に罹患した人は，常に身体のどこかに疼痛や身体的問題の徴候を探し，異常を見つけるとその感覚が増大するように感じます。うつ病が疼痛経験に及ぼす作用の2つ目は，破局思考[137]です。うつ病と疼痛を同時に経験する人は，疼

痛が危険で将来的問題の前ぶれとみなす傾向にあるとされています。前述したように，疼痛は身体がなんらかの危険にあるとの合図と考えられますが，背痛などの慢性疼痛症は，通常近づきつつある破局の前兆でもなければ，どこかがさらに損傷されつつあるシグナルでもありません。抑うつ状態にある人は，背痛が重度の身体的損傷の表れと解釈し，背中で椎間板がこすれ合っていると想像したり，ますます損傷がひどくなると考えたりしてしまうのです。さらには，将来全身が麻痺したり，車椅子で生活したりする様まで想像することもあります。このような想像をする人は，活動や運動を避けるようになり，ますます筋肉が弱まって，疼痛の感受性が増していくことになります。

　また，人生が自分のコントロール下にないと感じ，協力的な対人関係をもてないと感じるときには，疼痛の度合いが増すと考えられています。疼痛が自分の業績の妨げとなっていると考える人も，さらに強い疼痛を感じるようになると考えられています[137]。また，対人関係に問題を抱えている人，そして社会的支援を得られていないと考える人は，疼痛の度合いを比較的強く訴える傾向にあるとされます。次に，こうした問題の対処に役立つ方法について考えます。

疼痛の治療：その人を治療する

　疼痛の治療は，過去20年間に大きく進歩しました。ほとんどの疼痛治療計画は，疼痛の身体的原因，疼痛発症の背景，発症した本人などを考慮して立てられています。まず，疼痛症状がある場合は，専門医による適切な診察を受けることが何よりも大切です。これによって診断が確定し，根本にある疼痛症状の，治療選択肢の決定が可能となります。例えば，腰痛には非常に数多くの潜在的原因が考えられるため，その原因が最後まではっきりしない場合も少なくありません。それにもかかわらず，適切な診断は重要です。なぜなら，どのような医学的選択肢があるかを知る上でそれは不可欠だからです。多くの場合，専門医の診察を受けることで，症状が安定しているか，悪化しているか，機能面のリスクがあるかどうか（関節痛でも関節は機能するかどうか，歩行時に感じる背痛は将来歩行を困難にするかどうか）などを決定することができます。また，

疼痛症状の多くに，根本的原因を取り除く治療法がなく，疼痛の軽減と機能改善に有効な治療のみが存在します。

　疼痛の治療そのものは，受動的治療と積極的治療の2つの範疇に分けられます[64]。受動的治療には，鎮痛薬の服用，電気刺激療法，温度療法（温湿布や冷湿布）などがあります。これら受動的治療は，通常一過性の疼痛に推奨されていますが，慢性疼痛にも一定の程度有効と思われます。積極的治療には，慎重なモニタリングによる物理的作用を使う療法（物理療法），ストレッチング，身体活動の増加などが含まれます。積極的治療は，全般的な体調改善と患部の筋力増強に役立ちます。

　疼痛の直接的治療と同様に，疼痛にかかわる感情や疼痛の解釈に焦点を当てた治療計画を策定することも重要です。多くのペインクリニックでは，異なった分野にまたがる，学際的医療チームが編成されています。こうしたクリニックでは，内科医のみではなく，身体的リハビリのスペシャリストや精神科医なども診察に関与します。診察後，チームを組んだそれぞれの分野の専門家が，個別の疼痛障害に最適化された治療パッケージを立案します。クリニックによっては，疼痛が否定的思考を誘発する過程，特定の感情と思考が疼痛経験の原因となる過程などに重点を置いた，CBTを修正したグループ療法を提供するところもあります。こうした治療を用いた複数の試験結果では，その有効性が示唆されています[64]。疼痛とうつ病の治療は複雑な領域で，それを数行の記述で要約することは困難です。しかし，これらの治療法には，一貫していくつかのテーマがあります。

　第1のテーマは，疼痛経験の意味を再定義することにあります。疼痛は，危険なけがや被害の徴候ではなく，種々のコーピング戦略を使って対処可能な，不快ではあるが危険ではない感覚，と受療者に考えるよう励ますことがテーマです。第2のテーマは，受療者が活動的であり続ける状態を確保することです。疼痛が原因で活動から離れたり，中止したりしないように，むしろ活動的であることこそが身体を強化し，長期的には痛覚を低減できることを，受療者が理解できるように励ますのです。そして最後のテーマは，足首の捻挫や頭痛など

の急性疼痛に対する治療法としての休息や鎮痛剤は，過剰に用いると非生産的になる恐れがあることです．とくに疼痛が慢性化した場合，それは顕著です．休息と薬に頼る疼痛治療は，活動不足による体調不良を生じやすく，疼痛の制御により多くの治療薬を必要とするようになります．抑うつに脆弱で慢性疼痛症の人は，数多くの難問や課題に直面しています．しかし，こうした人にとって，学際的な疼痛治療は，ことわざどおり一石二鳥の選択です．

その他の内科的疾患とうつ病：すべての点で健康を保つために

ここまでに述べた他の疾患と同様，がん，心血管疾患（心臓病など），内分泌疾患（糖尿病など），進行性の中枢神経系疾患（多発性硬化症やパーキンソン病）などと抑うつの関連性は，非常に複雑です．将来，こうした内科的疾患とうつ病との関連性は，研究者の努力によって解明されることでしょう．疾患によっては，うつ病発症にかかわる遺伝子と同じ遺伝子によって発症するものもあると考えられています．例えば，特定の種類のがん（すい臓がんなど）では，がんそのものが，脳の特定領域に影響を与え，うつ病を誘発するとされています[149]．また，うつ病が，高血圧症など他疾患の発症を促すリスク因子とする考えもあります．そして場合によっては，重篤な内科的疾患の診断が，うつ病の原因となることがあります．例えば，がん患者のうつ病発症率は，最大で85％という報告もあります[149]．一般に，生死にかかわる重病の宣告は，抑うつ反応を引き起こします．うつ病と内科的疾患との潜在的関連性を踏まえれば，すべての状況にあてはまる明確なアドバイスが困難なことは明らかです．しかし，それであっても，うつ病の再燃を予防するために注意が必要な，重要な全般的知識の概略をここで述べておきます．ここで述べるのは，生命に関わる内科的疾患を診断され，うつ病に脆弱となったものの，気分が比較的安定しているような場合に適した提案です．

〈内科的疾患と抗うつ薬〉

　うつ病の薬物療法を難しくする内科的疾患には，数多くのものがあります。例えば第4章で述べた三環系抗うつ薬（TCA）は，心臓の異常を引き起こす可能性があるため，心臓発作歴のある人には投与が不適とされます[149]。しかし，これも第4章でふれたSSRI抗うつ薬は，心合併症を誘発する確率が低く，心臓発作歴のある人にとっては，有益ですらあるという報告もあります[95]。また，高血圧の治療薬（降圧薬）の中には，抑うつ症状を引き起こす可能性のある薬剤があります。そして，抗うつ薬の中にも，降圧薬と相互作用を起こすものがあります[149]。いずれにしても，新たな内科的疾患が診断され，治療が開始されたら，うつ病の再発予防のための治療と内科的疾患の治療との相互作用について，医師と相談することは有意義なことです。治療薬間の相互作用や厄介な問題の発生は，ほとんどの場合で比較的少ないでしょう。注意深くモニタリングし，併用しているすべての治療薬が適切に作用するよう確認することが大切です。

〈うつ病を引き起こす内科的疾患〉

　特定の内科的疾患は，生体系への直接的作用によりうつ病を引き起こすことがあります。精神疾患の分類と診断の手引（DSM-IV）の基準では，こうしたうつ病は，大うつ病性障害などのように気分障害の1つとして診断されません。こうした症状は，通常，一般身体疾患によるうつ病と呼ばれます[3]。直接的にうつ病を引き起こす内科的疾患の包括的リストを作成するのは困難ですが，例として挙げれば，いくつかの変性神経疾患（パーキンソン病，ハンチントン病など），脳血管疾患（卒中など），代謝疾患（ビタミンB12欠乏など），内分泌疾患（甲状腺機能亢進症や甲状腺機能不全症など腺の障害），自己免疫疾患（狼瘡など），そしてウィルス感染症（HIVや肝炎など）があります[3]。

　大うつ病性障害と一般身体疾患によるうつ病との区別は，必ずしも容易ではありません。重要な要素は，そのタイミングにあります。うつ病が始まる直前に疾患を発症した場合は，その疾患がうつ病の起因となった可能性は大きいと

思われます。もしうつ病の再燃症状が現れ，そのエピソード発症の原因がまだ診断されていない内科的疾患にあると疑うのであれば，すぐに医師の診察を受ける必要があります。この場合もっとも有益な処置は，基底にある内科的疾患を治療することで，その結果誘発されたほとんどのうつ病も消退するはずです。

〈抑うつの脆弱性を増す内科的疾患〉

　大きな内科的疾患を診断されることは，人生の一大事に違いありません。がんや心血管障害，変性疾患の別にかかわらず，その影響は大きなものです。最悪の場合，これら疾患による早期死亡につながり，また，良くても疾患によって身体能力が損なわれます。さらに，これら疾患の治療計画は，厳しく，困難を伴います。例えば，がんの化学療法や腎臓病の透析は，患者に困難，苦痛，不快感を強います。そして，他の楽しいことには使えない時間を，医療施設で過ごさねばなりません。こうした状況を耐えねばならない人にとって，ある程度否定的感情が起こりがちなのも無理からぬことでしょう。重篤な内科的疾患が，うつ病歴をもつ人の，再燃への脆弱性を増加させることは否定できません。次項では，うつ病の早期の認識が，脆弱性を低減する方法について検討します。

最適な医療を受けること

　うつ病や他の内科的疾患の適切な治療にとって最大の障害となるのは，内科的疾患患者におけるうつ病の併発を治療者側が認識できないことにあるとされています[95,149]。これは内科専門医に，うつ病を1つの疾患とみなす考え方が浸透していないこと，また，重篤な内科的疾患に罹患した後は，臨床的抑うつ状態に陥るのは普通と考える医師が一部にいることなどの理由によるものと思われます。しかし，どのようにしてうつ病が起こったにせよ，それを認識して治療する必要があります。自分にとって，もっとも頼れる支持者は自分です。自分が抑うつに脆弱であることを念頭に，内科専門医と治療に取り組むことが最善の方法となります。問題を隠さずに話し合うことで，これら2つの疾患を同時に治療することに，医師がどの程度習熟しているかを知ることができます。

もし，うつ病の問題を伝えた後も医師がそれを無視するようであれば，他の医師にセカンド・オピニオンを求めるよう薦めます。

　内科的疾患とうつ病の問題を提起した後は，かかりつけの医師や医療スタッフと時間をかけて相談し，うつ病再燃の脆弱性を考慮した治療計画を一緒に立案します。その結果，現在服用している抗うつ薬の用量と内科的疾患の治療計画の調整が必要となるかもしれません。こうした調整のために犠牲にせざるをえないことも生じるでしょう。すべての選択肢がもつ利点と欠点の得失評価を行うことは，とても重要です。医師は，多くの治療選択肢の中から長所と短所を考慮しつつ，患者にとって最適な決定が得られるよう支援する方法を熟知しています。再燃の問題を考慮することで，自分にとって最適な治療を受けるための，重要な検討材料が加わります。

　多くの内科的疾患は，あなたにとって生活面での変更を強いるかもしれません。とくに重い疾患であれば，治療によって日課や業務，その他の社会的責任の遂行が干渉を受けることがあります。例えば腎臓透析は，週単位で多くの時間を必要とします。ときには，内科的疾患だけでも，仕事やその他の重要な業務遂行を困難にする場合があります。そして多くの変性疾患が，生命を脅かしはしないものの，移動を困難にします。このような場合，疾患は，望ましくない役割の変化（第13章に後述）をもたらします。日課の一部を諦め，人生に重要な部分を占めていた活動を停止する事態に直面し対処せざるを得なくなります。こうした変化が現れ次第，医師や医療提供者に相談することが大切です。他の医療分野同様，多くの内科クリニックでも学際的医療チームを組み治療を行っています。これらのクリニックでは，疾患の身体的側面のみに注目せず，コミュニティにおける身体障害者支援組織の紹介から，身体疾患による損失についてのカウンセリングにいたるまで，幅広いサービスを提供しています。こうしたクリニックをみつけ，支援を得ることは，うつ病の重要な再燃予防となるでしょう。

まとめ

　この章では，不安障害，アルコール使用，疼痛，その他の内科的疾患などを含む，うつ病に伴う健康問題について多角的に検討しました。筆者は，本章の内容がうつ病とその脆弱性について，幅広い視点を読者に提供できたことを願っています。この章では，多くの点でうつ病が与える複合的な影響，疾患が健康と機能の領域に及ぼす様々な作用の仕組みなどを例示しました。実際のところ，内科的疾患や不全において，うつ病の問題が無関係な領域はありません。身体的健康と幸福感に影響を及ぼす要因の多くは，うつ病の再燃予防のためにウェルネス・プランにおいて考慮する必要のある要因です。うつ病は，数多くの要因が数多くの方向から関与して誘発されます。要因の中には，私たちが予期できるものと，まったく予期できないものとがあります。最善の方法は，自分にとってのリスクを評価し，そうしたリスクが出現したときのために準備することです。

〈練　習〉

　この章のポイントをあなたはどのように考えるかを書き，その後にあなたのウェルネス・プランの一部に取りいれたいと思う課題や練習を記入してください。

　第10章「うつ病と関連する健康問題：不安障害，アルコール乱用，慢性疼痛，その他の内科的疾患」では，うつ病に伴って生じ，注意が必要な問題を検討しました。この章の私のポイントは以下のとおりです。

_____

_____

　この章を読んで取りいれたい課題，練習，行動は以下のとおりです。

_____

_____

第11章

完璧である必要はありません：
完全主義と自己批判を変えましょう

　完全主義は悪いことでしょうか？　表面的には，完全主義は悪いこととは考えられていません。要求する基準が高くなければ，パフォーマンスを頂点に高めることはできないからです。アスリートは厳しい練習をしなくなり，ミュージシャンはリハーサルを怠り，企業は成功を目指して努力しなくなります。第7章では，活動を増やすことが達成感をもたらし，達成感がうつ病を防ぐことを学びました。基準を高くもてば，達成感も高まるはずです。そうであれば，完全を目指して努力することは肯定すべきではないでしょうか？　いいえ，必ずしもそうではありません。

　この章を読んでおわかりのように，高い基準を要求する性向は，いわば諸刃の剣でもあります。基準を高く保つことが，さらに高いレベルの達成に役立つ一方で，完全主義は，うつ病，不安，摂食障害など数多くの問題に関連するとされています[6,60]。高い基準の要求が有用か否かを分ける要因には，その人の基準の高さと柔軟性の程度，目標が達成できなかった場合の反応の仕方などがあります。

完全主義とは？

　The Merriam-Webster's Collegiate Dictionary [119] は完全主義を，「完全を欠くものはすべて受容できないと考える性質」と定義しています。高い基準の達成

を求める健常な欲求と区別するために，完全主義を研究する心理学者は，より詳細にそれを定義する傾向にあります。心理学者のDavid Burns[30]は，完全主義者を，「達成不可能な基準または不合理な基準を要求し，強迫的に絶え間なく不可能な目標に向かい懸命な努力を続け，自らの価値を生産性と業績のみに照らして測る人」と定義しています。

最近では，完全主義にもさまざまなタイプがあるとの多元的定義が，心理学者によって提唱されています。例えば，Flett and Hewitt[60]は，完全主義を，自己中心的完全主義，他者中心的完全主義，社会的に規定された完全主義の3つのタイプに分類しています。それぞれの定義は以下のとおりです。

自己中心的完全主義：自分自身のために，非現実的に高く，達成不可能な基準を要求する性向を指します。また，非常に自己批判的で，自分の犯したミスや過失を容認しない性向でもあります。うつ病には，自己中心的完全主義が非常に高い確率で見られます。

他者中心的完全主義：極端に高い基準と期待を他者に要求する性向です。この性向をもつ人は，頻繁に期待が外れ失望するリスクを負います。職場，対人関係，さまざまな日常的交流の局面で，これがストレスにつながります。失望の連続は，怒りやうつ病による問題を生じるリスクも増加させます。

社会的に規定された完全主義：他者が完全を求めている，という誇張された確信をもつ性向を意味します。このタイプの完全主義者は，理不尽に高い基準を他者が要求していると確信し，現実はそのとおりでなくても，その確信から極端なプレッシャーを感じます。このタイプの完全主義は，ミスを犯すこと，他人を失望させること，仕事が失敗することなどへの非常に大きな不安が特徴です。当然このタイプは，うつ病，不安，敵意などの発現リスクを増加させます。

完全主義の定義は数多くありますが，Antony and Swinson[6]が概説したよう

に，そこにはすべてに共通する要素がいくつかあります。高い基準は役に立つこともありますが，完全主義的基準は，あまりに高すぎるため，もはや有用性が失われてしまうのです。こうなると，仕事を遂行する上で挑戦を回避したり，ぐずぐず遅らせたり，感情に圧倒されたりして，日常生活に完全主義が干渉するようになります。完全主義は，一般にうつ病の発症リスクと考えられています。そのため本書では，第11章すべてを割き，完全主義を説明します。

完全主義と自己批判

自己批判は，完全主義と強く関連する心理学的概念です[19]。自己批判は，自分を無価値で劣った存在とみなし，敗者と考える性向を伴います。この性向をもつ人は，自己に過剰に批判的であり，他人からの批判，反対意見，拒絶などを常に恐れる傾向があります。結果として非常に負けず嫌いで，勤勉です。教養人が多く，仕事でも大きな成功を収めますが，業績に満足している人は僅かです。自分のみならず他者の基準も満たすには，常により多くの業績が必要と感じてしまうからです。多くの場合，うつ病の人は，非常に自己批判的でもあります[19]。

完全主義と自己批判の代償と便益

適度なものであれば，完全主義や自己批判は，必ずしも悪いことではありません。前述したように，基準を高く設定することは，特定の目標達成に役立ちますし，その結果生じる達成感は，うつ病への予防効果をもつでしょう。同様に，自己の実績に対する現実的批判は，さらに努力を傾注しより多くの実績を求める意欲につながります。しかし完全主義と自己批判は，それが過剰となったときに問題化します。

では，どの時点から高い基準は有用ではなくなり，過剰となるのでしょうか？　残念ながら，基準が高すぎるかどうかを評価することは非常に困難です。第6章で検討したように，私たちの生来の性向は，自分の思考が正しいと思い

込みがちです。例えば，最初のデートでは，「良い印象を与えることが大切」と誰もが思うはずです。これは完全主義的信念でしょうか，それとも次回のデートへつなげるための適切な信念でしょうか？ Antony and Swinson[6]は，こうした信念を完全主義的といえるかどうかは，以下の要因によるとしています。

- 基準の過大さ（自分の目標は達成可能か？）
- 信念の正確さ（基準は満たされなければならないというのは本当か？）
- 基準を要求することの代償と便益（信念や基準をもつことは自分にとって有益か？）
- 要求や信念の柔軟さ（基準は容易に調節でき，信念は必要に応じて変えられるか？）

現実的で正確，そして有用かつ柔軟な基準は，過大で達成の見込みがなく，有害で柔軟性のない基準よりも，問題が少ないはずです。次項では，基準が問題化するかどうかの判断に役立てるために，完全主義の特徴をいくつか検討します。

完全主義と思考

第6章では，私たちのもつ感情が，信念や仮定のタイプに深く結びつくという考えについて詳細に述べました。うつ病の場合，特に問題となるのは否定的思考です。うつ病発症をもたらす否定的思考には，完全主義や自己批判につながるテーマがみられます。否定的気分につながるこの種思考には，以下のような例があります。

- 一度でも子供に腹を立てたら，自分は親として失格だ。
- 講義の試験でAプラスがとれなければ，受講は止めるべきだ。
- 営業部でトップの成績をあげなければ，自分は落ちこむにちがいない。

- ハーバード大学法科大学院に入学できる成績がとれないなら，自分は失敗者だ。
- 自分が配偶者として完全でなければ，パートナーは私から離れていくだろう。
- 自分の評判を落とさないようにするためには，ミスを犯さないことが非常に重要だ。
- この締め切りを守らなければ，大変なことになる。
- トラブルは，常に発生前に予見しなければならない。

完全主義と行動

　Antony and Swinson [6] によれば，完全主義には2タイプの特徴的行動があるとされています。最初のタイプは，不合理に高い基準に自分を合致させることを目的とする行動です。例を挙げれば，自己の基準や他者の評価を自分が満足させているかを常にチェックし安心しようとする，仕事が完璧に行われたかどうかの確認に非常に長い時間をかける，ストレス状況に対する過剰な準備を行う，常に自分を他者と比較し自分の成績が十分か確認する，意思決定の前に過剰な調査を行う，などです。

　完全主義的行動の2つ目のタイプは，完全主義的基準を満足させなければならない状況を避けることです。このタイプには，ぐずぐずと遅らせる（完全を求めるあまり，遂行が困難になり，興味を失って開始を遅らせる），完全主義的基準が満たされそうにはないために仕事を中途で諦めてしまう，他者が批判的あるいは断定的になることの恐怖から社会的状況を避ける，などの行動が例として挙げられます。短期的には，こうした完全主義的行動によって安心感が増すでしょう。しかし長期的にみると，こうした戦略が過剰な基準を増強し，完全主義的思考を持続させることになります。結果として，パフォーマンスが干渉され，バランスのとれた生活は障害されて，うつ病と不安のレベルは増加します。

完全主義を自己査定する

　完全主義が自分にとって問題かどうかを知るためには，自分の要求基準が及ぼす影響を考えなければなりません。つまり，基準が役に立つものか，それとも問題の原因となるか，ということです。そのための質問事項が，以下の6項目です[6]。

1. 私の基準は他の人の基準よりも高いか？
2. 私は自分の基準を満たすことができるか？
3. 他人は私の基準を満たすことができるか？
4. 私の基準は目標達成に役立っているか，それとも邪魔になっているか（基準が満たされないことで過度に失望したり，怒ったり，仕事量が減ったりしていないか）？
5. 今までの基準を下げたり，規則を無視したりすることで私が失うものはなにか？
6. 今までの基準を下げたり，規則を無視したりすることで私が得るものはなにか？

　上記の質問は，自分の完全主義が問題となるかどうかを決める上で，役に立つはずです。どう答えてよいかわからない質問が1つ以上ある場合は，親しい知人に意見を聞いてみてください。自分または他の人に要求する基準が，ほとんどの人のそれよりも高く，達成がほとんど不可能な場合，それは問題となります。また，こうした基準が，仕事，対人関係，人生の楽しみなどに干渉する場合も同様に問題です。

完全主義と自己批判を克服する

　本項で述べる戦略が，完全主義に伴ううつ病，不安，怒りの制御，摂食障害などに幅広く有効であることは，すでに実証されています。完全主義の治療効果を調べた臨床試験は行われていませんが，関連諸問題の対処に有用という事実から，これらの戦略が，自己の基準，期待，否定的気分のチェックにも十分役立つものと考えられます。完全主義の克服戦略に関する詳細情報には，「*When Perfect Isn't Good Enough: Strategies for Coping with Perfectionism*[6]」の参照をお薦めします。

　筆者は本項をいくつかのパートに分け，まず，特定の変化に伴う代償と便益を分析します。次に完全主義的思考と行動を変える方法について検討し，最後に，変化を長期的に継続するための戦略を紹介します。本書の最終的目標は，うつ病の再燃を予防することにあります。

変化の代償と便益の分析

　あなたの完全主義がうつ病の原因の1つである場合，あなたが自分や他人に対して要求する高い基準は，長い間続く根深いものである可能性があります。そのため，こうした基準を捨て去ることには，アンビバレントな感情を抱くことでしょう。完全主義と自己批判が時に問題となることは認めるものの，どの信念が過剰に完全主義的であり，どのような基準なら適切なのかを決めることは簡単ではありません。基準を下げてしまえば，価値観が崩壊するのではないかという心配もあります。もし何かの間違いで，下げてはいけない基準を緩和したとしたら，一体どうなってしまうのでしょうか。成績が落ちたり，他の否定的結果が生じたりすると考えたら，基準を下げることに抵抗があるでしょう。

　基準の緩和には，ほとんどの場合，支払わなければならない代償と得られる便益が伴います。例えば，仕事が完璧かどうか，時間をかけて何度もチェックしているのであれば，その時間を短くすることは，ミスのわずかな増加につな

がるかもしれません。しかし，チェックにかける時間が短縮されることは，潜在的により多くの仕事を行う時間，他のことに使える時間が生まれるということです。この場合，要点は，仕事と他の活動（趣味や対人関係など）とのバランスをとること，他と比較して生産的であること，ミスを比較的少なくすることなどにあります。

特定の基準を変えると決める前に，最初のステップとして，潜在的な代償と便益の評価を行います。潜在的代償と便益をリストアップする際は，それらが実際に発生する確率を考慮することが大切です。例えば，完璧性を少々欠く仕事の潜在的代償は，仕事を失うことです。しかし，その確率は非常に低いかもしれません。大きな代償に苦しめられることなく，有益な効果（生産性の向上や人生の楽しみを増やすなど）が生まれるように基準を変えることが理想です。

完全主義者のように考えないこと

第6章で述べたように，気分を良くするためにもっとも効果的なのは，抑うつ気分の原因となる否定的思考パターンを変えることです。本項では，完全主義に特徴的な自己批判的思考を変えるための，いくつかの技法を紹介します。これら戦略の目的は，現在問題の原因となっている完全主義的基準の代替をみつけることです。気分を変えるために，第6章の否定的思考パターンを変える具体的方法についての箇所を，ここで読み直すのも良いかも知れません。

〈視点を変える〉

視点を変えることとは，完全主義者ではない人の立場から，特定の状況がどのようにみえるかを想像することです。そのために以下のような事項を自分に質問します。

- 他人（例えば親友）なら，この状況をどう考えるか？
- 違う見方はないだろうか？
- もし親友が同じ考えをもっていたとしたら，自分はどう思うだろう？

例えば，フルタイムの仕事に就き，家の中を完全に掃除して，手の込んだおいしい料理を毎晩つくり，その上に子どもと毎日十分に遊ぶ時間と活力がなければ，自分は親として失格とあなたが考えているのであれば，「親友ならばこんな自分になんて言うだろう？」と自問してみてください。親友ならおそらく，そんな基準は現実的ではないのでは，と言うはずです。こうした期待を，すべて満足させることはそもそも可能でしょうか？　ときには他者の視点に立つこと，それは自分の完全主義的思考を変える便利な方法です。

〈自分そして他人と妥協する〉

完全主義的思考は，「二者択一思考」とも呼ばれます。この種類の思考は，ものごとを「黒か白か」，または「正しいか正しくないか」で考える傾向を特徴とします。黒か白で考える1例に，「もしプレゼンテーション中にミスを犯したら，自分がみっともないことになる」があります。しかし，プレゼンテーションを完璧にこなすことを1つの極端にすれば，完全な失敗というもう一方の極端との間には，実際には数多くのレベルがあります。完全な失敗を誰も経験したくはありませんが，プレゼンテーションが毎回完璧に成功する必要もありません。毎回の発表を完璧なものにするには，そのために必要な時間という大きな代償を払わなければなりません。その上，それが期待どおりではなかった場合，感情的な代償を負うこともあるでしょう。自らに問うべきは，「どこまで十分であれば十分なのか？」という疑問です。すべてに完璧な人はいないことを認め，平均あるいは平均以下でもよい部分を容認することが大切なポイントです。私たちの半数が，知性，運動能力，ユーモアのセンス，背の高さ，魅力などのあらゆる分野で平均以下であることを忘れずに！

〈自分の基準を変えてみる〉

コメディアン George Carlin のギャグに，「男女関係でいつも欲求不満で不平をこぼす人は，少し欲求を減らしたらどうだ？」というのがあります。完全主義の欠点の1つは，基準に柔軟性がないことです。基準が現実的で役に立つも

のであればそれでも構いませんが，そうでない場合，柔軟性がないことの代償は高くつきます。ときには，自分に一貫性があると他人に思わせることを，過剰なほど重要視する人がいます。人によっては，優柔不断で決断力がないと他人に思われるくらいなら，仲たがいしたほうがましと言う人もいます。政治の世界では，こうした例が多くみられます。政治家は，不人気な政策や意見を発表することで，大きな犠牲を払うことがあります。しかし，その政策や意見を変えることも，また多大な犠牲を伴います。政敵がそれを見逃さず，矛盾点を批判してくるからです。しかし，実生活では，適切ではないと判断した自分の基準を変えることに，何の不都合もありません。新たな情報に照らして自分の意見を変えることは，批判を受けることがあったとしても，通常は良いことです。基準を変えることには代償と便益の両方が伴うことを忘れないでください。目標とするのは，変えることによる便益が，代償を上回ることです。

〈全体を見るようにする〉

完全主義が陥りがちな欠点は，日常の細かなディテールに足をとられてしまうことです。過度に自己批判的な人は，例えば約束の日に友だちが電話をしてこなかったことに，何日もこだわり続けます。自分の期待が外れても気にしないことを学ぶ方法の1つは，数歩さがって，これがそんなに大切なことなのか，この状況が一体どんな結果につながるのか，明日も，来週も，来年もこれは重要な問題であり続けるのか，などを自分に問いかけることです。否定的事象の直接的な結果に集中するよりも，全体像に意識を集中することで，状況がずっと扱いやすく見えてくるはずです。

〈不確実性を容認する〉

脆弱感と無力感は，うつ病に一貫した特徴です。不確実性を前にすると，人はそれを極小化するために，生活の諸局面をコントロールし，脆弱感を減らそうとします。完全主義的行動は，外界の不確実性を減少させるために人々が取る方法を例示しているのです。例えば，学校で完璧な成績が取れないために子

どもの将来を心配する親は，すべての時間を勉強に費やすよう子どもに強いることで，成績向上の可能性を最大限に引き上げようとします。もちろん，子どもをこのような方法でコントロールすることが，彼らの健康や幸せの可能性を本来高めるものではありません。実際には，それが成績向上の可能性につながるものでもないのです。とくに不確実性の恐怖に直面した場合，完全主義を克服する方法の1つは，コントロール可能な状況と不可能な状況を区別することです。区別ができたら，改善可能な状況の改善に集中します。そうすることで，予測もコントロールもできない状況の不確実性は，より簡単に容認できます。

　不確実性に対処する戦略の1つに，さまざまな結果をいくつか想像し，それらの結果が生じた場合の対処法を，1つずつ考えていく方法があります。もしあなたがある人材募集に応募したいけれども，不採用を考えると不安になってしまうとします。その不安への対処戦略は，不採用となった状況を想像し，どのように対処するかを考えることです。この練習によって，状況がコントロール可能なこと，応募することで失うものはほとんどないことなどがわかります。いずれにしろ，応募しなければ採用の可能性は100％ありません！

〈完全主義的思考のみなもと〉
　完全主義に対するこうした認知的戦略に共通する点は，完全主義の何が本当に自分のためになるのかを考えることにあります。また，自分の完全主義のみなもとがどこにあるのかを考えることも，同様に大切です。完全主義が及ぼす影響と，それがいかに自滅的かを考えれば，「一体なぜ自分はこうなってしまったのか？」という疑問が生じるはずです。この疑問に完全な答えはみつからないかもしれません。しかし，他の信念やモチベーションと同じく，完全主義はおそらく幼少期の体験から生じたものと考えられます。例えば，完全主義に悩む人は，完璧な人間になれと両親から励まされ続けてきたのかもしれません。あるいはまた，他人が完璧を求めて努力しているのをみて，自分も同じように挑戦を試みたのかもしれません。なぜ自分がこうなったかの疑問は，過去を振り返ることで解き明かされることがある，というのが重要な点です。

原因がつかめたら，完全主義の裏にある考えの解明にそれが使えるかもしれません。いい換えれば，完全を求める絶対的必要性などないにもかかわらず，あなたが完全主義者になったからには，その理由があるはずです。自分の完全主義のみなもとを理解することは，自分を変えるために重要です。完全主義を減らそうと努力している人は，自分がなぜそうなったのか，自分を変えるためになぜこれほど苦労しているか，その理由をときどき再確認する必要があるのです。自分自身を変えることは，簡単ではありません。考え方を変えることは，当初不自然に思えることでしょう。しかし，うつ病の再燃を防ぐ長期目標を思い出してください。次項では，完全主義的行動を重点的に検討します。これは，変化をうながす勢いの持続に役立つことでしょう。

完全主義者として振る舞うのはやめる

前項では，完全主義的そして自己批判的な思考パターンを変える戦略を検討しました。しかし，完全な仕事を担保するための行動，あるいは不完全な仕事をするかもしれない状況を避けようとする行動などを変えることも，同様に重要です。完全主義的行動をやめても，重大な結果など生じないことを学び，こうした行動はそもそも必要ではなかったこと，要求基準を満たさないことがときにはあってもよいこと，などを認識することが大切です。以下に，完全主義的行動を止めるための戦略をいくつか紹介します。

〈ミスを容認する〉

自分の成績が完全でなければならないという信念に挑戦する，もっとも強力な手段は，完全主義的思考の合理性をテストする行動実験を行うことです。例えば，仮にあなたが何らかのミス（料理で肝心の材料を入れ忘れる，封筒にスタンプを逆さに押す，レポートの中でつづりを間違える，シャツを裏表にたたむ，約束の時間に遅れるなど）を恐れている場合，そのミスを故意に犯し，結果がどうなるかを確認するのです。おそらく結果は取るに足らないもので，完全を期して払っていた努力が少なくとも部分的には不要だったことがわかると

思います。

　もちろん実験は，完全主義的思考に関連する練習でなければなりません。例えば，約束の時間に早く到着することをあまり不安に思わないのであれば，わざわざ約束に遅れる練習を試す理由はありません。また，行動実験には，十分な考慮と判断が必要です。結果が裏目にでて深刻な結果を招く可能性のある実験は，行うべきではありません。例えば，欧州行きの午後7時のフライトに乗らなければならないのに，どうなるかを知るために，空港に7時に到着するのは間違いです。

〈不安を生じさせる状況に直面する〉
　不安を減らすもっとも効果的な方法の1つに，不安を生じさせる状況への曝露があります。これは，人はほとんどの恐怖状況に慣れることができるという仮定に基づいています。基本的には，恐怖状況に自らを曝すことによって，予測していた否定的結果が実現しないことを知り，最終的に不安が減少することを学びます。例えば，ある社会的状況（採用面接，デート，パーティなど）を前に，不安で圧倒されそうになるときには，繰り返しこうした状況に自分を曝露することが，不安の低減に役立ちます。

　まず，自分が恐れている状況のリストを作成します。そして，リストの項目を，一番簡単なものを最下位に，一番困難なものを最上位に置き，順次ランク付けします。次に，できあがった階層リストのいくつかの項目を実践します。もっとも恐ろしい項目から始める必要はありません。自分にコントロールできそうな不安状況から始めてください。そこから順々に，より困難な項目へと進みます。例えば，デートが自分にとって一番不安を生じる状況であれば，デート候補者との電話あるいはメールのやりとりで練習します。それに不安を感じなくなったら，次のステップは，新しく交際相手を求める個人広告などに応募してみます。最終的には，自分の生活範囲外の人に交際を申し込んでみます（夜学で一緒の生徒にデートを申し込むなど）。

　もしあなたが，他人からの評価を不安に思うのであれば，わざと自分をばから

しく見せる振る舞いをしたり，自分に注意を向けさせたりします。例えば，予約時間を間違えたふりをして数日前にヘアカットに行く，質問に不正確な答えを返す，チケットをもたずにクリーニング屋へ引き取りに行く，などが挙げられます。何度も繰り返し練習することによって，こうした状況からの不安は低減してゆくことでしょう。採用面接を受けることが自分を圧倒してしまうほど不安なら，興味のない職種も含め，応募数を増やすことを薦めます。面接結果に多くを期待しなければ，経験するプレッシャーも少なくなります。練習を重ねることで，面接中に感じる不安は低減し，最終的には，雇用者に完璧な印象を与えようとする気持ちは低くなります。

　曝露の効果を最大限に引き出すためには，いくつかのガイドラインを守ることが必要です。

- 曝露を前もって計画する。できれば予測可能で，コントロールできそうな状況を選ぶ。
- とくに最初のうちは，不安や不快を感じることを覚悟する。
- 恐怖が低減するまでその状況にとどまる。例えば，不安に押しつぶされそうになったからといって，パーティ会場を早めに退散しない。恐怖感は時間とともに過ぎ去ることが多い。
- 練習は頻繁に行う（曝露練習の間を置かない）。曝露の最大効果を引き出すには，週に数回の練習が必要。
- 上手に回避する方法や，過度に防衛的なテクニックに頼らない。例えば，曝露の準備に過剰な時間をかけたり，リラックスするために2, 3杯のアルコールを飲んだり，不安を減らすために注意をそらしたりしないようにする。こうした戦略はすべて回避のための方法で，感じているほどには状況が危険ではないことを学ぶ妨げになる。
- 恐怖とたたかわない。不安感情とたたかおうとすればするほど，不安は増す。感情はあるがままにしておく。

優先順位をつける

　完全主義は，すべてに完璧でありたいと願う傾向にときとして関連します。もちろん，すべてに完璧であることは不可能です。ビジネス，スポーツ，エンタテインメントなどにおける成功者のほとんどは，それ以外の生活領域で何らかの犠牲を払っていることが多いものです。すべてに優れることはできません。仕事におけるスーパースターは，家庭生活で苦労することが多いかもしれません。子どもと一緒に過ごす時間の多い親は，かつては楽しめた趣味や海外旅行などを諦めざるを得ないことがあります。完全主義に対処する戦略の1つは，自分がすべてをこなすことは無理という考えを受け容れることにあります。そのかわり，ものごとに優先順位をつけます。生活の中で，平均的な仕事ぶりでもかまわない部分はないでしょうか？　あるいは平均以下でもかまわない部分はありませんか？　優先順位をつけることは，どの領域に努力を集中し，どの領域では手を抜くかを決めることです。

先延ばしを克服する

　先延ばしには数多くの理由がありますが，重要な仕事を先送りする傾向は，完全主義が問題を起こしている可能性があります。仕事を首尾よく終えることができないのではないか，仕事を終えることが否定的結果につながるのではないか，仕事の規模の大きさに圧倒されてどこから手をつけてよいかわからない，などの恐れから先延ばしする例ではこれが顕著です。先延ばしに対処する最良の方法は，大きな仕事を細分化することにあります。例えば，履歴書を書く場合，下のようにそれぞれのステップを，圧倒的ではない小さな仕事に分解してみてください。

1. インターネットまたは図書館の蔵書から履歴書サンプルを探す。
2. 履歴書の主な項目を書き出す（名前，住所，学歴，職歴，趣味，身元照会先など）。

3. 上記主項目の下に記入する内容をブレーンストーミングする。
4. 履歴書の内容についての考えを家族や親しい友人と検討する。
5. 助言にしたがって内容を修正する。
6. コンピュータで履歴書原稿を作成する。
7. 原稿を数人に読んでもらい，修正箇所を挙げてもらう。
8. 原稿を修正する。
9. 上質の用紙を購入する。
10. 履歴書を印刷する。

長期的変化のための戦略

　うつ病は現れたり消えたりしますが，完全主義と自己批判的思考は，時間をかけてもなかなか変わりません。しかし，こうした性向はうつ病の発症リスクを増加させるため，それらを変えることは，長期的には有益と考えられています。本章をとおして検討した戦略に加えて，本項では，長期的変化を容易にするための，いくつかの追加的注意点を紹介します。

具体的目標をおく

　問題を定義し，目標を設定しない限り，実際に改善が進んでいるかどうかを知ることはできません。自己批判と完全主義を抑え，心をより広く開くために，まず目標を定めます。目標は現実的なものでなくてはなりません。ここで注意したいのは，自分のセラピーにおいても，完全主義者は，非現実的な目標を設定する傾向があることです。さらに，この目標は具体的でなければなりません。例えば，「配偶者に批判的な態度をとらないようにする」という目標では，適切な行動をとるための具体性が十分ではありません。「配偶者の体重問題により寛容な態度をとり，否定的コメントは言わないようにする」という目標のほうが，達成に向けての戦略を立てるのには有効でしょう。もう一点注意するのは，目標達成までの期間です。著者は，ここで短期目標（例えば翌月中に実現した

い変化）と長期目標（翌年中または5年以内に実現したい変化）の，両方の設定を薦めます。

1に練習，2に練習

　完全主義の克服に関するこの章の記述を読むだけでは，自己批判と完全主義を抑えることはできません。運動について書かれた本を読むだけでは，健康維持に役立たないのと同じことです。この目標を達成するためには，毎日定期的に戦略を練習することが欠かせません。これは完全主義に関する記述のみならず，本書に提案されたすべての戦略についていえることです。本書に記載された戦略は，関連する箇所を読み返しながら定期的に練習してください。

　これらの戦略をたやすく練習するには，他の人を巻き込むことも1つの方法です。例えば，あなたの配偶者にこの章を読んでもらい，いくつかの練習に参加してもらいましょう。配偶者が犯すミスにあなたが不寛容なら，配偶者にわざとそのミスを犯してもらうのです。洗濯した衣服は特定のたたみ方でないと気に入らないのであれば，配偶者に故意に間違ったたたみ方をしてもらいます。最終的に，洗濯物のたたみ方には1つしかないという考えが変わり始めることでしょう。友人を誘ってジムへ通うほうが，定期的な運動の継続が容易なように，練習の実践に他人を巻き込むことは，長期的な実践継続の可能性を高めてくれます。

障害を予期し克服する

　完全主義と自己批判の克服は容易ではありません。途中には多くの障害が予想されます。そして，否定的思考を増強する要因も予想されます。例えば，職場の上司が極端に批判的で完全主義的な場合，その上司の行動が，あなた自身の，完全でなければならないという信念を増強しかねません。このようなときは，上司への反応の仕方を変えるか，職を変えるなどして，新たな対処方法を考え出す必要があります。

まとめ

　本章では，完全主義と自己批判について，各用語の定義やうつ病との関連性を含め検討しました。さらに，自分に高い基準を要求する健康な性向と，完全主義は異なるものであることについても概観しました。完全主義の認知的および行動的特徴，そして完全主義が自分にとって問題となるかどうかを確認するための質問項目もいくつか学びました。章の後半では，完全主義を低減するための具体的な技法，完全主義的思考パターンの変化，完全主義的行動の中止，健康的な長期的変化の計画立案などを検討しました。

〈練　習〉

　この章のポイントをあなたはどのように考えるかを書き，その後にあなたのウェルネス・プランの一部に取りいれたいと思う課題や練習法を記入してください。

　第11章「完璧である必要はありません：完全主義と自己批判を変えましょう」では，抑うつに対する脆弱性に完全主義が及ぼす影響を検討し，完全主義を少なくする技法を学びました。この章の私のポイントは以下のとおりです。

　この章を読んで取りいれたい課題，練習，行動は以下のとおりです。

第 12 章

依存に対処する

　第12章では，自己批判的完全主義に関して，完全主義がどのようにしてうつ病に結びつくか，そしてコア・モチベーション（中核動機づけ）をどのように変えるかを学びました。うつ病を引き起こす2つ目の中核動機づけは，依存です。周囲の人たちへの過剰な依存がうつ病につながるという考えは，非常に長い間研究されてきました。依存を本書でとりあげる理由は，この考えが数多くのうつ病の理論と治療法にもとづいて，数十年をかけて発展してきたものであり，数多くの著名なうつ病の研究者が関連文献を残してきたからです[8,18,20]。本章ではまず依存の定義から始め，あなたの依存が問題かどうかを評価する方法，そして最後に，依存のレベルを修正してうつ病の再燃リスクを低減する方法を紹介します。

依存の定義

　「依存」などの用語が便利なのは，それが聞き慣れた言葉で，ほとんどの人が意味を理解している点にあります。しかし，ここではこの言葉を，うつ病の文脈に限定した研究と理論にもとづく，特定の概念として用います。依存という概念は，過去さまざまな名前で呼ばれてきました。ある研究者たちは，それをソシオトロピー[8]と呼び，また他の研究者は，対人関係性[20]と呼びました。しかし，全般にそれらが同一概念を異なる視点からとらえたものと考える十分な

理由がある[2]ため，ここでは依存という簡単な言葉を使います。

依存は対人関係に関連します。すなわち，依存とは，ある個人が過剰に他者を必要とする，あるいは過剰に頼ることを意味します。対人関係を背景としていますが，依存は，内的で心理的なものと考えられています。筆者は，それが中核的で，個人的な動機づけと考えています。また，依存は特定の人間関係に生じるものと考えられていること，そして，ある程度までそれは正しいと思われることも筆者は指摘しておきます。うつ病のせいで対人関係が変わったり，傷ついたりすることは確かで，その結果，うつ病が依存の必要性をさらに増大させると思われます。この問題は，うつ病再燃防止における対人関係の問題として，第13章で詳しく検討しますが，依存のレベルは長期的にかなり一定で，人間関係ごとに変化せず，特定の個人において長期間同一レベルで存在するものと考えられます[20]。つまり，ある恋愛関係で依存的な人は，他の恋愛関係においても依存的となる確率が高いのです。依存は，内的構造あるいは人格のかなり基本的な部分と考えられるため，中核動機づけの1つと呼ぶのに相応しいと考えられています。

過度の依存とは，どのような状態を意味するのでしょうか？ 私たちには，ある程度まで健全な相互依存関係があることは確かです。それによって愛着が生じ，長期的な対人関係が形作られます。私たちは1人では生きていけません。そして，良好な人間関係から便益を受けながら生きています。では，どの程度からの依存が問題となり，どの程度を他者への過剰な依存とするのでしょうか？ この答えはいくつかあります。しかし，その答えのすべてに共通する考えは，過度の依存は実際に非生産的であること，基本的に依存は幸福感に干渉し，対人関係を増強するよりもむしろ崩壊させる可能性があることなどです。

まず，「過度の依存はなぜ生じるのか？」という問題を考えてみましょう。過度の依存は，非常に基本的な，自分は愛されない存在であるという感覚への反応から生じると思われます。つまりそれは，自分に何らかの欠点があるため，愛情や好意に値しないと感じることです。普通に互いを頼りつつ暮らすほとんどの人は，この「愛されない感」をもつことはありません。この感覚は，過度

に依存的で，自己に対して非常に批判的かつ否定的な信念をもつ場合に固有のものです。このような信念の治療にとり組むセラピストは，「愛されない感」をうつ病に一般的にみられるテーマとしています[8]。この基本的な，「愛されない感」は，強い動機づけ要因であり，愛されないという確信を避けるため，あるいはそれが実現しないように，いろいろな行動をとりがちです。いい換えれば，心の奥底で自分は愛されないと考える人は，その逆の，自分は愛される人間であることを証明するために，いろいろな行動をとるべく動機づけされるということです。依存行動は，自分が愛されることが可能なことを証明しようとする，こうした試みの結果と考えられます。依存行動は，対人関係をますます困難にさせる，直感と相容れない作用をもちます。

依存は，多くの対人行動に表面化します。そして，そのすべてが，基本的に依存的な自分は愛されるに値しないという考えから生まれます。一例を挙げれば，依存的な人は，とくに親しい関係にあるパートナー，家族や友人を含む他人が，自分をどうみているかを頻繁に気にかけます。関係が完全ではないことを示すすべての徴候は，「拒絶」が迫っていることを示す潜在的信号とみなされます。結果として依存的な人は，拒絶の真の徴候あるいは想像上の徴候に過剰な警戒心をもちます。そのため，連絡を常にとること，自分が相手を愛し気づかうのと同等に，相手も自分を愛し気づかっている保証を得ることなどに，過度の重要性をおきます。

依存的な人は，相手とのつき合いを良好に保ち，自分の周りに引きとめておくために，さまざまな戦略を使います[8,13]。しかし，残念なことに，こうした戦略の多くは裏目に出る可能性を秘めています。過剰に親切に振る舞い，相手の希望に譲歩し，自立することなく，相手の希望にいつでも応じられるように準備しておくなど，最善を尽くして他人を喜ばせようとします。依存的な人は，こうした行動を肯定的で重要と考えています。自分の行動が正しいと考え，相手を喜ばせること，消極的であること，相手の意見に合わせることなどが，他人から好まれる最良の方法と確信しているのです。しかし，悲しいことには，そのやり方がしばしば過剰に過ぎてしまいます。ある研究では，安心を求める

などの依存戦略が，実際には相手にとってそれほど魅力的ではないことを示しています[84]。依存的な人がとる行動は，実際には表向きの目的とは逆の理由で，相手からの拒絶リスクを増加させます。多才な人，自意識の強い人，社会的交流における役割を十分に果たす人などに，多くの人は引きつけられると社会心理学者は考えていますが，その正確な理由は不明です。消極性，相手をなにがなんでも喜ばせようとする態度，仲良くすることを目的とした付和雷同的態度は，相手に自分の貧しさを伝達し，魅力的には映りません。依存行動の最大の問題は，それが目的を達成させない点にあります。依存行動の目的は，他者からの愛情と関心をつなぎとめておくことにあります。しかし，内面に潜在する問題は，依存的な人が愛されていないと感じる点にあるのです。どのような素晴らしい関係といえども，「愛されていない」という内的感覚を，実際に癒すことはできません。依存を減少させるには，自分が愛されているという感覚を育てることが必要です。本章では，この目的のための戦略を，いくつか後述します。

　依存的な人が，対人関係で問題にぶつかると，どのような状況が生じるでしょう。その場合，下記に例示するように，依存的な人はうつ病エピソードを発症すると思われる十分な理由があるのです。いずれにしても，依存的な人は，ある関係が終わることによって，次の関係の確立に強い意欲をもつか，または絶望し見捨てられた孤独感に満ちた状態へのひきこもりを切望するか，いずれかの傾向に陥ります。依存的な人は，愛情，慰め，愛着の代替となる対象の探求が動機づけられると，自分にとって最良の選択肢を選ぶことなく，相互尊重，魅力，愛着よりも，むしろ必要性から関係を求める傾向が強まります。その一方で，満たされた関係を自分は決して手にすることはできないと考え，完全にひきこもる人もいます。いずれの場合も，情緒不安とうつ病のリスクは高まります。

　ここまでを要約します。依存は，愛されていないと深く感じることに関連するものと筆者は定義し，依存的個人がとる行動の種類を述べました。要点は，最終的に依存は，意図に反する自滅的なものであり，うつ病リスクを増加させ

る傾向があるということです．次に，依存とうつ病の関連を裏づけるエビデンスを検討します．

依存とうつ病

前述したように，依存がうつ病を伴うという考えは，過去数十年流布してきました．この考えを用いた研究は，かなりの数にのぼります．ここでは，うつ病の再燃と再発に重要な2つの話題に的を絞って検討します．まず，依存的な人は，全体的にみて認知療法のグループセラピー（個人セラピーよりも）に，よりよく反応します．そして，依存的な人には固有の抑うつ症状があると考えられています[33]．これは，依存性抑うつの発症メカニズムが他とは異なるものであること，治療には多数の患者に同じ治療を行うのではなく，患者個人に合わせた治療アプローチが必要であることを示唆しています．2番目には，依存の中核動機づけをもつ人は，他のストレス要因に比べ，対人関係での挫折（関係の途絶など）を経験した場合，抑うつに対してより脆弱となると考えられています[33]．依存的な人と非依存的な人の両方を対象に観察した試験結果から，研究者は，どのようなストレスが新たなうつ病エピソードの発症やうつ病症状の悪化と関係するかを調べました．その結果，こうした試験のほとんどで，依存と対人関係上の問題が相互に作用し，うつ病のリスクを増加させることが示されたのです．この結果は，再燃に関する非常に重要な発見です．なぜならそれは，どのようなタイプの人と，どのような種類のライフイベントが関わって新たなうつ病エピソードが生じるのか，その非常に特異的な関連性を示しているからです．こうした否定的関連性をもつできごとを減らし，さらに依存のレベルを低減することで，うつ病の再燃リスクも低減できるはずです．

うつ病と依存に関する発見は，依存の定義そして依存の関連行動を考えれば，意外なことではありません．離別そして対人関係上の問題は，誰の人生にも起こり得ることです．失意や失恋を経験していない人は，ほとんどいないでしょう．しかし，依存的な人は，その行動が対人関係を損なうばかりでなく，関係

の終わりを破局ととらえてしまうのです。ある関係が終わると，依存的な人は自分が愛されていないという確信と向き合うことになります。そしてこのことが，困難な感情を経験する時期を，うつ病エピソードの顕在発症へと変化させます。依存は対人関係に重点を置くため，依存的な人の治療には，対人関係に重点的な治療法，または相手との関係を治療のプロセスに組み入れた治療が，より効果的です。特定のタイプの精神療法が，依存のレベルを低減するエビデンスもあります[15]。

うつ病再燃への影響

　うつ病再燃の予防を望む読者にとって，依存はどのような影響があるのでしょうか。それを知るためには，まず自分の依存が問題となるレベルかどうかを判定する必要があります。繰り返しますが，抑うつ状態にある人すべてが依存的とは限りません。第11章で検討したように，完全主義者のすべてがうつ病ではないのと同じことです。実は，うつ病に悩む人が，どの程度の割合で問題となる依存のレベルにあるのか，正確に知ることは困難です。ここでは，依存が大きな問題となるレベルにあるかどうかを評価する，いくつかのガイドラインを紹介します。

　2番目のポイントは，依存とうつ病発症の関連性が非常に強いため，自分の依存レベルを検討して問題があれば，それに対処し取り組まなければならないということです。筆者は，依存との取り組み方法を2つ提案します。1つは，自分の依存行動に注意を向けることです。依存行動がうつ病発症を促しているのではないか，依存行動があなたの対人関係を損ねていないか，自分に問いかける必要があります。2つ目の方法は，根本的な原因である，「愛されない感」と取り組むことで依存レベルを低減することです。「愛されない感」の存在を認め，自分が愛される存在となる方法を特定することで，依存の動機づけ要因を除去します。

依存レベルの評価

依存のレベルを知る簡単で包括的な方法はありません。しかし，被験者集団の依存レベルを評価するための，研究で用いる評価方法はいくつかあります。残念なことに，こうした評価尺度によって，個別の依存レベルを正確に判定することはできません。大規模試験には有用ではあるものの，こうした評価尺度は個人の依存を測定する役にはあまり立たないのです。そうはいっても，こうした尺度や依存とうつ病に関する研究を検討することで，自分の依存が問題レベルにあるかを知る指標がいくつか得られるでしょう。以下の質問を，自分に問いかけてください。

質問１：ある関係の終りまたは途絶が誘発した可能性のあるうつ病エピソードを，あなたは経験したことがありますか？

うつ病エピソードを誘発したきっかけを特定し思い出すことは，必ずしも容易ではありません。しかし，きっかけが非常に明確で，無視できない場合もあります。依存過剰な人にとっては，恋愛関係の崩壊，大切な友人とのいさかい，家族間の問題などがうつ病のきっかけとなります。それは，対人関係が文字どおり崩壊しないまでも，相手が自分を避けていった，あるいは関係がその他の理由で途絶したことも含みます。

質問２：あなたの抑うつ期またはうつ病になる直前の時期には，拒絶，孤独，喪失などを伴う思考や感情が特徴的に現れていませんでしたか？

上記の質問１にも関連しますが，この質問は，あなたの思考または感情の種類に焦点を当てたものです。思考とうつ病について述べた第６章にあるように，抑うつ状態にあるときの思考の種類によって，その人の信念と中核動機づけの輪郭がわかります。もしその状況でのあなたの思考が，「だれも自分のことを気にかけてくれない」，あるいは「このままずっとひとりぼっち」であるのなら，依存が問題となる可能性があります。

質問3：あなたは，何よりもまず他人を喜ばせようと努力するタイプですか？他人とうまくやっていくためにとるべき行動のルールを持っていますか？

依存の問題を抱える人は，人と付き合う上でどのような行動をとらねばならないかの信念をもっていることがあります。依存的な人は，自分がとるべきもっとも重要な行動は，他人を喜ばせることと感じています。それ以外にも，「すべて間違いなくやれば，人は自分を好いてくれる」，または「自分は最後でいい。他の人を優先する」などの信念があります。こうした信念には柔軟性がなく，それを貫くことは容易ではありません。それは第6章で述べた，問題となる規則にとてもよく似ています。こうした信念を「喜ばせ病」とも呼びますが，それが及ぼす影響をかなり的確に描写した呼び方です。もちろん，こうした信念がどのようにして大問題となるかについて，私たちはすでに検討しました。それは，自分のために欲しいものを手に入れることを不可能にするのです。他人を喜ばせる努力は，それによって実際に他人が自分を好ましく思うか，相手が喜ぶかという問題とは，ほとんど無関係なのです。

質問4：あなたは，他人といつもつながっていたいと感じますか？

この質問に答えるためには，自分の行動つまり日常の対人関係の中で，自分がどのような行動をとっているかを考えてみてください。そして，以下の事項を自問します。

- できるだけ多くの時間を人と一緒に過ごそうとしていますか？
- 1人でいると落ち着かなく感じますか？
- 直接会ったり電話をかけたりして，他の人と連絡をとることがよくありますか？
- ほとんどいつも誰かと話をしていないと落ち着かなく感じますか？
- 人から元気づけられて安心したものの，しばらくたつと不安になり，もう一度同じ相手または他の人から元気づけてほしいと思いますか？

もちろん誰もが支援，愛情，連帯感などを対人関係に求めながら生きていることは，常に心にとどめておくべきでしょう。重要なことは，自分が他人に，過剰に依存していないかという点です。この点を検討するには，自分がもっと自立したいかどうかを考えることが役立ちます。あなたは１人でも映画を観に行き，レストランで食事をし，旅行したいと思いますか？　もし，１人でいることを非常に居心地悪く感じるのであれば，依存の問題があるかもしれません。

　質問５：あなたは人から得た情報だけで意思決定ができますか？
　この質問でも，通常の行動パターンを考えることが必要です。例えばあなたは，どの用事から始めて一日をどう過ごすか，食料品の買出しにはどの店に行くか，どのルートを使って通勤・通学するかなどの，比較的ささいで日常的なことがらにも，意思決定で苦労することがありますか？　依存的な人は，往々にして他人に決定をまかせるのを好むとされています。その理由は，自分自身で決められないこと，間違った決定をすれば他人が不愉快になると確信しているからです。依存的な人は，自分はどちらでも構わない，という言葉をよく口にします。つまり，どの映画を観に行こうとも，どのレストランで食事しようとも，どのように時間を過ごそうとも構わないという態度です。依存的な人は，自分の欲求を抑え，他人の欲求に自分を従属させます。それは，必ずしも自分はどちらでも構わないと考えているのではなく，自分の好みを口に出すと，相手がそれに異をとなえた場合，自分が非常に居心地悪くなることをおそれてのことなのです。

　質問６：他人とうまくつき合うためには，多くの犠牲を払っても構わないと思いますか？
　依存的な人は，通信回線を常にオープンにしておくこと，そして自分の印象を良く見せることに多大な努力を払います。これは，心の奥底では望んでいない言葉や行動も，相手に発して行う用意があることを意味します。依存的な人がそうする理由はただ１つ，相手を喜ばせるためです。相手から自分を良く思

われるためには，不愉快な仕事も買ってでることすらあります。そして何より，依存的な人は，ことを荒立てるのを嫌い，対人関係で問題を起こさないよう，自分の苦難は耐え忍ぶことを厭いません。相手との意見の不一致は，依存的な人にとって最悪のシナリオです。意見の不一致を，理にかなった意見の相違であり，個人の希望が少しでも多く実現する機会，または意義ある対話のチャンスとは捉えません。むしろ関係を終わらせる険悪な徴候とみなすのです。依存的な人は，論争を避けるために多くの犠牲を払います。ときには，怒りや恨みが非常に感情的な葛藤に至るまでに蓄積します。これは不幸なことです。なぜなら，小さな意見の不一致は，つき合いの一部であり，互いの希望がより多く実現され長期的に両者がより満足するために，ときをおかずに処理することがおそらく最良の方法だからです。

〈自分の依存レベルを計算する〉

上記6項目の質問に対する回答を考えることは，依存が問題となるレベルにあるかどうかを知るのに役立つはずです。とくに，6問すべてに「はい」と回答した場合，依存が問題となる確率は高いと思われます。6問中3問に「はい」と回答した場合でも，とくにうつ病誘発に関する最初の2問が「はい」である場合，依存への対応を考えるよう筆者は提案します。しかし，本章で述べる他の事柄も，読者は依存の判断に有益と考えるかもしれません。依存には，年齢，性，人生の局面などによる差はないと考えられます。結婚生活を送る人も独身者も，同様に依存の問題を抱えている可能性があります。また，依存的だからといって，常に抑うつ状態にあり，対人関係に悩んでいるとは限らないことも，筆者は指摘しておきます。依存が対人関係に干渉しがちなことは事実です。依存的な人は，対人関係に非常に多くを期待し，相手が自分の思いどおりにならないと頻繁に失望します。しかし，強固な対人関係をもち，多くの友人に囲まれ，家族関係が良好な場合は，非常に快適に生活して抑うつ状態に陥ることはありません。自ら招いた原因あるいは他の原因状況から，対人関係に問題が生じたとき，依存的な人は非常に抑うつに対して脆弱になります。対人関係は常

に円滑とは限りません。関係が途絶する場合の対処法を考え，そうした状況に臨床的うつ病エピソードが誘発されないよう，備えるべきでしょう。

　依存の問題化が判明したとしても，その時点であなたはかなり有利な立場にあると考えてください。いずれにしても，問題の修正前にその原点を明らかにしておかねばなりません。多くの人が，抑うつに対して自分を脆弱にさせる中核的な動機づけを特定できず，結果として脆弱性を低減させる方法を発見できずにいるのです。ひとたび依存が同定され，本章の記述に該当することがあれば，状況の改善は可能となります。

〈依存を減らす〉

　依存を減らすには，大きく分けて2つの方法があることは前述したとおりです。すなわち，依存行動を減らすこと，そして依存を動機づける「愛されない感」に取り組み，中核動機づけを変えることです。正しい変化を確立するには，実際にはこの2つの方法を両方とも実行する必要があるでしょう。また，実行するにあたっては，段階に分けてこれを行うことが大切です。まず，なぜ自分が依存的になったかの検討から始めます。その原因を理解したからといって，それが必ずしも依存行動の変化に直接つながらないかもしれません。しかし，行動を変えることの必要性を常に視野に入れつつ，「なぜ」という疑問を追いつめることで，依存傾向から最大限に身を守ることができます。

なぜ自分はこうなってしまったのか？

　依存と「愛されない感」はどこから生じるのでしょうか？　依存とうつ病に関する理論のほとんどは，それが幼年期に始まることを示唆しています。児童の発達やうつ病研究の専門家の多くは，子どもは生まれつき異なる気質をもち，すぐに対応してくれて信頼できる，少なくとも1名の保護者の感情的，身体的介護を必要とすると考えています。しかし，何らかの理由でこれらの基本的な欲求が満たされず失望を経験すると，依存が助長されます。例えば，病気，死，

離婚などによって，乳幼児が保護者を喪失することがあります。また，両親からの乳幼児への注意が一貫性を欠き，愛されることへの欲求が満たされない場合もそれに当たります。実際に，愛情が欠如した家庭，両親の統制が厳しすぎる家庭の子どもは，抑うつに対して脆弱に育つことを強く裏づけた文献があります[14]。こうした状況下で自分が愛されない存在ではないかと児童が疑問に思うのは，当然と考えられます。これは，乳幼児が感情を言葉で表現する以前にも起こりえます。必要な注意を自分に向けさせるための戦略の習得は，乳幼児でも可能です。こうした戦略は，依存行動に非常によく似ていて，ときには成人期にまで持ち越されることがあります。保護者の愛情と注意の獲得が不確かなため不安になった乳幼児は，自分が愛される可能性を疑います。そして，両親を喜ばせようとしたり，拒絶をおそれ自分の希望を主張しなかったり，安心の保証を両親に求めようとするなどの，依存行動が助長されるのです。

　ここでもっとも重要なことは，私たちの中核動機づけは，それが形成された背景を考えることで合理性がみえてくる点です。Dennis Greenberger and Christine Padeskyは，彼らの優れた著書「*Mind over Mood*（邦題：うつと不安の認知療法練習帳）」の中で，「私たちは，幼児期の非常に早い時期から，信念の助けをかりて世界を合理的に理解する。そのため成人期に及んでも，経験の理解には信念がもっとも有用な手段であることを疑わないのではないか」[70]と記しています。世界がどのような仕組みで動くかを理解し，生きて行く上で必要なルールを理解することは，成長の一部です。それは，幼児期といえども同じです。幼児期は，両親と周囲の環境のみが自分の世界です。何を学ぶかについて，乳幼児に批判的評価能力はほとんどないため，周囲に適応するためには，ルールを受けいれるより他に選択肢はありません。しかし，乳幼児期に学んだルールが成人期にも通用するとは限りません。ルールとして正しくない可能性すらあるのです。恐怖のルールがそのよい例です。蛇には毒があると親から教え込まれた子どもは，その信念から，蛇を恐れ，回避し，嫌うことすらあります。子どもが蛇を恐怖し，蛇を避けるのをみて親は子どもに報酬を与えます。しかし，蛇のほとんどはもちろん毒蛇ではなく，人間に興味を示しません。

蛇が毒をもつという信念には，論理的欠陥が多く，無毒なガータースネークと自然の中で共存するには，適応性のあるルールとはいえません。私たちのもつ信念のいくつかは，要求を満たすために便利な道具であると同時に，成人期の現実に適合せず，幸せで生産的な生活を送る助けにはならないものもあることが，ポイントです。

　依存を理解するには，「愛されない感」がどこからくるのかを特定することが重要です。そのためには，成長過程に思いを巡らせ，要求が挫折し満たされなかった経験を特定しなければなりません。セラピーにおいてこうした問題を検討する場合は，非常に衝撃的でトラウマとなったできごと，例えば何らかの虐待や，乳幼児保護者からの長期間の別離などを探ります。こうしたできごとは，その重要性の大きさにもかかわらず，その経験の多くは稀薄で，輪郭ははっきりとしたものではありません。片方または両方の親が子どもの要求を一貫して満たさなかった場合，関連性のインパクトは，虐待や乳幼児保護者からの別離による単一のエピソードと同等，またはそれよりも強いかもしれません。いずれにせよ，児童または青年の頃に愛されないと感じさせた状況が何であったかを理解することが，もっとも重要です。これは，回想を書くという簡単な作業から始めることができます。とくに，幼児期の非常に感情的な思い出は有効です。また，両親の性格について，その印象―後年の印象ではなく幼児期のもの―を記述することも役立ちます。子どもの頃，自分は愛されない存在と最初に感じた原因を探ることが，変化への最初のステップとなるのです。

　中核動機づけの検討にとりかかると，ある非常に重要なことが起こります。それは，自分の経験が普段よりも客観的にみつめられるようになることです。これはある意味で，自分に対する共感と理解を深めることにつながります。どのようにして「愛されない感」が獲得されたのか，その過程をみつめることによって，それが避けることのできないできごとであったこと，それがあなたの本質に関わる欠点ではないこと，育った環境を考慮すればそのできごとはきわめて無理からぬものであったことなどを知ります。子どもの頃は，経験を批判的に吟味することはできません。経験を有意義な方法で他と比較することは，

不可能であったことを思い出してください。12〜13歳以前の私たちは，自分の家庭，両親，友人，学校などを無条件で受け容れます。直接的な経験を超えた考察はまだできません。私たちが批判的に経験を吟味し，意思決定が可能になるのは，13歳以上（ティーンエイジャー）になってからのことです。ティーンエイジャーが，往々にして反抗的で不従順な時期を通過するのはそのためで，存在と行動にはさまざまな様態があることを理解し始めるからです。

幼児期を振り返ると，多くの経験の中に，不公平で，過酷な，とても悲しいできごとがあると考えるかもしれません。それは，自分自身への共感が生まれ，自己理解が始まった表れです。幼い頃に自分自身に起こったことは，成人となった今，正当化できる行為ではなく，不公平で正しくないことであったと認めることができます。ひとたびこの段階に到達すれば，自分はもっと高い評価を受けて当然ということが容易に理解できるでしょう。もちろん，過去を繰り返すことはできません。過去を完全に埋め合わせることは，おそらく不可能です。悪い知らせは以上ですが，良い知らせは，念入りに考え立案された計画で，健康的に過去のできごとを償い，依存の問題化を減らすことができることなのです。

先へ進む前に，怒りと譴責（とがめ）について若干説明します。ここで問題とするのは，とくに乳幼児保護者に対するとがめです。幼児期の自分の要求が，両親によっていかに満たされなかったかを知ったとき，怒りととがめは非常に一般的にみられる反応です。しかし，それは生産的な感情ではありません。現在あなたの両親が，あなたのために何かできることがあるのなら怒りは有用かもしれませんが，通常両親にできることはほとんどありません。自分たちの至らなさ，誤りを認め，謝罪するのがせいぜいでしょう。子どもたちに対して誤りを犯す両親に悪気のある例は少なく，自分たちの行為が問題を生じる，誤ったものとの感覚はないでしょう。実際には，ある子どもにとって良くない両親の行動も，他の子どもには適切ということがあります。子どもたちには，それぞれ異なる要求があるからです。

ほとんどの親は，子どものためを思って行動しています。例えば，過剰に厳

格な親は，社会の過酷さを教えるためにそうしているのだ，というでしょう。同じように，過保護な親（蛇にはすべて毒があると教える親）や，冒険の自由，そして限界を試す自由を子どもに与えない親は，危険な世界から子どもを守るため，というかもしれません。自分の子どもを悲惨な目にあわせる計画を立てて，実行に移す親はほとんどいません。問題となる信念は，意図しない結果生じる場合が普通です。これは，あなたの中核動機づけの形成に，両親は責任がないという意味ではありません。彼らの行為や意図に潜む危害を，理解していない場合が多いという意味です。

　以上を要約します。依存そして「愛されない感」がどこから生じるかを理解する努力は大切です。その目的は，過去の決定的なできごとを発見し抹消することにあるのではなく，自己理解を目指し，子どもの頃の自分に共感し，過去の経験に同情をもつことにあります。ときとしてこれを，自らを哀れむことと解釈する人がいます。これは，われわれの文化ではかなり評判の悪い概念です。もし，自分を哀れむことがすべてであれば，あなたの思考や行動に多くの変化を期待することも，うつ病の再発を防ぐことも無理でしょう。過去に起こったことが，悲しく不正なもので，不幸であり，不必要なものであったことを認めることが重要なのです。うつ病に悩む人の多くは，自分への同情を受け容れようとはしません。しかし，中核動機づけを探求するセラピーでは，ときに非常に感情的になり，悲しみを感じます。おそらくそれは，通過しなければならないステップなのです。依存と「愛されない感」の原点を探ることで，「次にどうするか」という問いの答えを探す段階の準備ができるのです。

　自己理解の終了時には，幼児期の経験にもとづき，自分自身と「愛されない感」のレベルがどの程度かを含め，できるだけ簡単に結論を記述します。これは，依存に関連する中核動機づけを象徴するもので，「私は愛されない」，あるいは「誰も私を愛していない」などのように，簡単な語句になります。これを書き出す作業では，非常に悲しい思いをするかもしれません。こうした心の奥底の信念に直面することは，誰にとっても容易なことではないからです。しかし，何かを変更し調整するには，まず問題が何かを理解しなければなりません。

ひとたび中核動機づけが何であるかを把握すれば，行動だけでなく対人関係や自分自身にかかわる他の信念にそれが与える影響を，追跡できるようになります。次項では，依存への対処法，そして適応性のない中核動機づけにどのように対処できるか，を検討します。私たちの最終目的は，うつ病の再燃と再発の防止です。

変化を生むためには，理解をすることが必要条件です。とくに，変化を求める対象が中核動機づけのような場合はなおさらです。ここで繰り返しこの重要性を述べるのは，自己理解についての記述を読み飛ばし，変化に関する次項に読者が直接近道しないようにするためです。本項に記述した，依存がどこからくるのかを理解する部分を十分読まず，検討もしないでこの先へ読み進むことは，地図なしに旅を続けるようなものです。

新たな理解を用いて代替中核動機づけに取り組む

依存を打ち負かすための最初のステップは，自分の「愛されない感」について知っているすべての情報をかき集め，「過去に関するすべての情報と，特定した問題中核動機づけをふまえて考えると，自分にとってより実用的，肯定的かつ現実的な信念は何か？」という問いの答えを探すことから始めます。例えば，自分のために意思決定ができないと信じていた人が，その消極性の原因は幼児期における経験にあると理解したら，「私は自分のために意思決定ができる」という信念のほうがより合理的と考えるでしょう。この信念は，長期的により実用的であり，おそらく多くの人にとって非常に現実的なものです。とは言っても，新たな信念や中核動機づけを身につけることは，すぐにできるものではありません。もう1つの例を紹介しましょう。養育放棄された経験から「愛されない感」をもつ人は，「私は他の人と同じように愛される存在だ」という新たな信念を選択するかもしれません。しかし，その新たな中核動機づけや願望がただちに機能するとは，その人は考えないでしょう。最初のうち，新たな信念を持ち続けることは，かなりの努力を必要とします。とくに，あまり肯定的でな

いできごと（愛する人との争いごとなど）が起こったときは，愛されない存在についての，古い信念が頭をもたげるかもしれません。ですから，代替中核動機づけを自分のために書き出しておくことです。それによって，何を考え何を目標とするかを知ることが容易になります。要するに，より現実に即し，過去のできごとにとらわれず，自分にとってより実用的な代替中核動機づけを，いくつか書きだしておくことが必要なのです。

　代替中核動機づけを試すことで，「頭ではこう考えているけれども，心の中では違うことを考えている」，「書いたことは理解できるけど，信じることはできない」などの非常に強い反応を示す人が，当初はあるかもしれません。長年特定の視点からものごとをみてきた自分が，今は異なる視点をもってみるようにしているのですから，これは普通なことといえます。新たな思考方法を，まったく異質なものに感じることでしょう。ちょうどそれは，生まれてこのかた地球は平らと教えられてきた人々が，数百年前のある日，地球は丸いと教えられたときのショックに似た反応かもしれません。地球が球体であるという考えは，中世では異端視されていました。しかし，地球の形という基本的な考えが，なぜ誤ってしまったのでしょうか？　この世界が平らと私たちに考えさせた原因は何でしょう？　地球が丸いとすれば，なぜ私たちはころがり落ちないのでしょうか？　もちろん，こうした疑問に対する答えはあります。私たちが前方へ進めば地平線もそれに連れて前へ進みます。これが，地球が下方へ曲がっているために前景がみえなくなることを説明しているのです。この単純な事実が，地球は丸いことの証明で，なにも船で地球を一回りする必要はありません。

　自分が愛される存在であること，自分のための意思決定ができること，必要に迫られてではなく，自分は選んで他人と一緒に過ごしていることなどを自分に言い聞かせることは，それまで地球を平らと考えていたところへ，丸いと言い聞かせるような感じがするかもしれません。最初は奇妙に感じるでしょう。しかし，こうした新しい動機づけの価値は，時間の経過と共に証明されます。こうした新たな中核動機づけは，以前の否定的信念に比べ，多くの利点をもち，より実用的な代替選択肢であることを忘れないでください。

新しい中核動機づけを考え出し育てていくために，本章にワークシートを用意しました。ワークシート12-1は，依存中核動機づけのサンプル・ワークシートです。記入してくれたのは34歳になるアリソンで，とくに恋愛関係での依存がうつ病の主要因と彼女は特定しました。ワークシート12-2は，未記入の依存中核動機づけワークシートです。ステップ1では，「なぜ自分はこうなってしまったのか？」の項で特定した，問題中核動機づけを簡単な表現で記入します。アリソンは，自分の中核動機づけを，「私が愛してほしいほどには，誰も私を愛してくれない」と書きました。この場合，彼女は両親との関係をベースにしています。彼女の父親は，彼女が8歳のときにめずらしい内科疾患にかかり，母親が彼の看護にかかりきりになってしまいました。父親の病気は，アリソンのすべてを変えたのです。その原因は，父親が行動能力を奪われ子どもとの交流が不可能になったこと，母親が父親の看病に追われ，子どもたちの要求にしばしば応えられなかったことによるものでした。
　ステップ2は，アリソンの「愛されない感」が，過去の経験から彼女には整合性があるものと映るように，記入した内容があなたにとって筋がとおる合理的なものか否かを問う設問です。これは，中核動機づけが純粋な意味で正しいという意味ではなく，むしろ否定的な動機づけの源がどこにあるのかを理解するためのものです。
　ステップ3では，こうした動機づけから生じる否定的結果をリストアップします。最終的な目標は，うつ病の再燃予防にあることを思い出してください。そのために，中核動機づけがどのように否定的感情への脆弱性を誘発し，問題を生じる原因となるのかに焦点を当てることが非常に重要なのです。ステップ3では，その否定的中核動機づけが，どのようにして自分の行動となって現れるかを考えます。とくにその行動は，長期的に有益か，それとも有害かを検討してください。例えば，自分は愛されていないと考えているときのあなたの行動は，自分にとって最大の利益をもたらすでしょうか？
　サンプル・ワークシートでアリソンは，中核動機づけによって他者との交流がときに億劫になるだけでなく，過剰な関与を自分に強いたり，貪欲にさせた

りするとしました。いずれのシナリオも対人関係に否定的影響を及ぼすため，そうした行動は彼女にとって問題を生じる可能性があります。最初のシナリオでは，アリソンの打ち解けない態度が災いして，彼女に必要な相手との親密さを十分築けない結果に終わるでしょう。その反対に，過剰に関与するシナリオでは，相手は彼女との間に距離が必要と考えるかもしれません。いずれの場合も，彼女の行動は自滅的で，良好な対人関係を傷つけるばかりでなく，彼女が恐れる「自分は愛されない」ことが立証されるかもしれないのです。前述したように，依存は対人関係を傷つけます。その原因は，依存的な人の欠点にあるのではなく，対人関係における戦略が本来の有用性を発揮しないことにあるのです。

　ステップ4では，本章で学んだ知識にもとづいて，代替となる中核動機づけを考えます。この際に重要な点は，自己理解，ならびに現実的でより有用な信念を創りだす合理的アプローチにあります。適応性のある中核動機づけは，単に否定的な中核動機づけの正反対ということがしばしばあります。例えば，否定的中核動機づけが，「私は愛されない存在」であれば，適応中核動機づけは，「私は愛される存在」かもしれません。しかし，反対の信念を使うこの戦略が，常に正しいとは限りません。自分の言葉で，信念を自由に考案してください。サンプルのステップ4では，アリソンは，「誰もが愛される存在だから，私もその1人に違いない！　対人関係がうまくゆかない理由はたくさんある。致命的な欠点が私にあるからではない。ぴったりくる相手を探すことが大切」と書いています。これは，荒けずりであからさまな「私は愛されない存在だ」という考えよりも，ずっと手の込んだものです。彼女が挙げた代替中核動機づけは，すべての人は愛される存在であり，対人関係というものは一方が愛され他方が愛されないことではなく，仲良くやってゆく必要のある2人が共に築いていくという，微妙な意味合いを含んでいることに注意してください。

　ステップ5では，代替思考による肯定的結果を確実にするため，簡単なチェックを行います。そして，同じ信念を他人にも薦めることができるのを確認します。新たな中核動機づけが，古いものよりも利点が少ない場合，あるい

はその動機づけを親しい人に薦めることには消極的と判断される場合，その代替案はおそらく健全なものではなく，適応性に欠けたものです。ステップ6で，健全で適応性のある信念の利点を特定できない場合，ステップ4へ戻り他の代替案を探ります。

最後のステップ7では，新しい動機づけを喚起するため，簡単な決定版キャッチ・フレーズを考えます。このフレーズは，あなたが育てる目標です。アリソンは，「何があっても，私は愛される存在だ」と書きました。このフレーズには，愛される可能性の概念，うまくゆかないときもこの愛される可能性は存在するという概念が盛り込まれています。

最後になりましたが，代替信念をもつことがすなわち，依存の治癒そのものではないことを憶えておいてください。自己理解と同様，代替信念は健全な変化に欠かせない構成要素の1つです。代替中核動機づけは目標です。しかし，目標そのものは，解決とはなりません。

代替中核動機づけは，これとは違う種類の目標と考えるようにしましょう。例えば，フィットネスにおける目標を，ジョギングで休まずに6マイルを走りきることとします。この目標自体はすばらしいものですが，すぐに実行可能ではありません。目標の達成には，最初は10分のジョギングから始め，数日ごとに5分を上乗せしていくなどの，何らかの計画が必要です。その計画を実行することで，やがてジョガーとなり，身体が適応して，最後には6マイルのジョギングという目標が実現します。入念な計画と行動の組み合わせが，この目標達成には必要です。いずれか1つだけでは，組み合わせたほどの効果は期待できません。ワークシートを記入することで，目標や代替中核動機づけが得られます。その次に，過剰な依存から脱却するための最終ステップとして，行動計画の立案があります。

ワークシート 12-1：依存の中核動機づけワークシート（サンプル）

ステップ 1：成長期そして自分が脆弱感をもちはじめた最近を含む過去を振り返ってみると，私にとってうつ病のリスクを高める，「愛されない感」や依存の中核動機づけは？

<u>私が愛してほしいほどには，誰も私を愛してくれない。</u>

ステップ 2：この否定的動機づけはどこからくるのか，私は十分理解し，その不公正さ，偏りを認めているだろうか？

⓪はい　または　いいえ

　「はい」の場合はステップ 3 へ。「いいえ」の場合は，もう少し時間をかけて信念を理解するか，「なぜ自分はこうなってしまったのか？」の部分を再読します。

ステップ 3：この否定的中核動機づけは，どんな結果をもたらし，脆弱感にどのようにつながるのか？　この中核動機づけの欠点は？

<u>それは私を過剰に用心深くさせる。そのせいで結びつきが過剰に必要と感じる。私は満ち足りていないし，いつも何か良くないことが起きるのではないか心配している。</u>

ステップ 4：より現実的で実用的な，管理可能な要素をとり入れた代替中核動機づけは？

<u>誰もが愛される存在だから，私もその 1 人に違いない！　対人関係がうまくゆかない理由は，たくさんある。それは私に致命的な欠点があるからではない。</u>

ぴったりくる相手を探すことが大切。

ステップ5：この代替中核動機づけを完全に信じるとしたら，どんな利点があるだろう？　親しい人にもこの考え方を薦めることができるだろうか？　それはなぜだろう？

この動機づけは確かに利点がある。関係がうまくゆかなくても希望をすてないようになった。相手との関係をより現実的に，より自主的にみることができるようになった。

ステップ6：この代替中核動機づけがより実用的で有利といえるだけの，利点に関する十分な情報が私にあるだろうか？

㋑い　または　いいえ

　「はい」の場合はステップ7へ。「いいえ」の場合は，ほかの代替中核動機づけを考えます。

ステップ7：上記すべてのステップから導きだした新しい中核動機づけは？

何があっても，私は愛される存在だ。

ワークシート 12-2：依存の中核動機づけワークシート

ステップ 1：成長期そして自分が脆弱感をもちはじめた最近を含む過去を振り返ってみると，私にとってうつ病のリスクを高める，「愛されない感」や依存の中核動機づけは？

_____

_____

ステップ 2：この否定的動機づけはどこからくるのか，私は十分理解し，その不公正さ，偏りを認めているだろうか？

　はい　または　いいえ

「はい」の場合はステップ3へ。「いいえ」の場合は，もう少し時間をかけて信念を理解するか，「なぜ自分はこうなってしまったのか？」の部分を再読します。

ステップ 3：この否定的中核動機づけは，どんな結果をもたらし，脆弱感にどのようにつながるのか？　この中核動機づけの欠点は？

_____

_____

ステップ 4：より現実的で実用的な，管理可能な要素をとり入れた代替中核動機づけは？

_____

_____

ステップ5：この代替中核動機づけを完全に信じるとしたら，どんな利点があるだろう？ 親しい人にもこの考え方を薦めることができるだろうか？ それはなぜだろう？

_____

_____

ステップ6：この代替中核動機づけがより実用的で有利といえるだけの，利点に関する十分な情報が私にあるだろうか？

　　はい　または　いいえ

「はい」の場合はステップ7へ。「いいえ」の場合は，ほかの代替中核動機づけを考えます。

ステップ7：上記すべてのステップから導きだした新しい中核動機づけは？

_____

_____

依存行動の代替案

「昔からの癖はなかなかなおらない」ということわざがあります。本項を読むにあたっては，この考えを念頭におきながら進んでください。調和のとれた健全な代替中核動機づけを新たにもつことは良いことですが，問題は，注意を怠ると昔の自滅的行動に簡単に戻ってしまうことなのです。このことは，昔の問題中核動機づけが，まだどこかに少し残っていることを意味します。それは，音も立てずにすばやく消えてはくれません。とくに，うまくいかなくなったとき，自分に対する考え方や感じ方に昔の中核動機づけが頭をもたげないよう注意する必要があります。これを防ぐには，第6章で述べた思考戦略や，第8章のマインドフルネス戦略が役立ちます。これら技法は，うまくいかなくなったときの思考や感情に生じる変化の検出に有効です。依存行動が変えにくい原因は，それが癖のようなものだからです。喩えていえば道路にできたタイヤ溝のようなもので，深くえぐられた溝にハンドルがとられてしまうのです。依存行動が慣れ親しんだものだけに，それは心地よく感じられます。しかし，対人関係であなたが常にとってきた行動も，これと同じかもしれないのです。

以上の要点を踏まえ，依存行動を低減させる上でもっとも重要なことは，対人関係での行動に注意を払い，立ち止まって本当の動機づけは何かを自問することです。とくにものごとがうまくいかず，気分が通常よりも落ち込んだときにこれは有効です。一般的な依存行動には，以下のようなものがあります。

- 自分をいつも気遣ってくれている保証を相手に求める
- だれかが自分のために常にそこにいてくれることを確認する必要がある
- 周囲の人を喜ばせるために努力する
- 対人関係を損ねたくないために消極的になる
- 自分1人では意思決定ができない。または1人では何もできない
- 対立を避けるために自分の意見を主張しない
- 他人が自分をどう見ているかに，過剰に敏感

以上は，すべて自分が愛され，守られていると感じ，気遣われていることの確認を目的とした，自分の要求を満たす行動です。なぜこうした行動をとるのか，その理由に関心をもちながら評価すると，気づかないうちに多くの依存行動をとっていることがわかるでしょう。また，依存行動をとりやすい状況にも注意する必要があります。対人関係の複雑さ，そしてさまざまな人がいることを考慮すると，こうした状況を完全に自信をもって予測することは困難です。しかし，あなたの中に，依存行動を繰り返す個人レベルのシナリオがあるのかもしれません。こうした行動は，以下のような状況で生じやすいものです。

- 恋愛関係または親しい関係の安定性について，何らかの疑念が心にあるとき
- 相手との間に何らかの対立があったとき
- 気分がいつもより落ち込み，否定的思考を誘発する何らかのストレス要因があるとき
- 相手があいまいな，または混同させるような振る舞いをするとき
- 関係が終わりつつあるとき，またはうまくいかないとき
- 相手があなたに批判的であったり，気難しくなったりしたとき

実際には，自分が依存の要求を感じたときに，依存行動は生じます。あなたが，依存行動をとりたいと思う時間や場所が特定されたとして，その依存行動を追跡し中止するための戦略を以下に記述します。依存行動の初期段階にあると気づいたら，以下のことを試してください。

1. その行動を一旦中止し，落ち着いて考える時間をもちます。
2. 古い中核動機づけを思い出してください。現在の状況における行動の動因は，その中核動機づけではありませんか？
3. その行動による結果のすべてを注意深く考えてください。それは本当に長期的改善をもたらすものですか，それとも短期的でその場しのぎにし

か役立たないものですか？　その行動は，関係をより良くするものですか，後々あなたの気分を本当に良くするものですか？　その行動は目的に適ったものですか？　あなた自身や対人関係を潜在的に損なうものではありませんか？
4. ワークシート12-2で新たに考えた代替中核動機づけを思い出してください。その代替中核動機づけが今の行動の動因だとすれば，あなたの行動は違ったものになりますか？
5. 上記4の代替中核動機づけによる行動が違うものになるとすれば，その行動はどのようなものですか？
6. 上記5の行動をとってください。

　このステップをたどることで，あなたがとりつつある行動が，依存動機づけにもとづくものかどうか，健全なものかどうかがはっきりとしてきます。また，上記の質問では，自分自身について学んだことや，新たな代替中核動機づけを用いることが求められています。もし，とろうとしていた行動が，新たな中核動機づけと食い違う場合，ほぼ確実にそれは問題となる行動と考えてよいでしょう。上記の質問では，代替中核動機づけに従って，新たな行動をとるように求めています。新たな行動には若干違和感をもち，落ち着かなく感じるかもしれません。しかし，時間をかけて練習することにで，代替中核動機づけが習性となってくるでしょう。
　こうした依存行動を追跡し阻止することに慣れてくると，その中に繰り返される依存行動があることにおそらく気づくと思います。こうした頻繁に繰り返される行動を追跡し，より健全な代替案を考えるためのワークシートを紹介します。このワークシートは簡単で，ワークシート12-2で得られた情報にもとづいています。まず，ワークシート12-2のステップ1に記入した古い中核動機づけをワークシート12-4の左側に，同じくステップ7に記入した代替中核動機づけを右側に書き写します。ワークシート12-3では，アリソンを例にサンプルが示されています。

次に，左側にあげた問題中核動機づけに伴う依存行動を記入します。この欄には5項目分のスペースを用意しましたが，それ以上でもそれ以下でも構いません。書ききれない場合は，追加の紙を使って書き足してください。アリソンは，最近だけでなく過去の関係も含めて，問題行動を3つ特定しています。彼女は，ボーイフレンドの要求を先取りして，頼まれもしないのに世話を焼き，常に彼を満足させることに全力をかけ，喜ばせようと過剰に努力する自分に気づきました。そんな彼女の一見優しい行動を，彼はいつも感謝しているようにはみえません。むしろ，ときに不快と感じ，2人の関係は調和を欠いていると彼は考えているようです。アリソンが次に特定した行動は，ボーイフレンドがどのように感じているかを自発的に言わせるのではなく，「私のことを愛している？」などの質問を頻繁に繰り返すことでした。彼女は，自分からかけた電話に彼が返事をするまで，どのくらい時間がかかるかを測っていました。返事の電話が，2，3時間経ってからかかってくると，彼がもう自分に興味がないと考えて，極端に動揺しました。最後に彼女が特定した行動は，恋愛関係の中で自分から意思決定をしたことはなかったということでした。どこのレストランで食事をしたいのか，自分から言い出したことはないし，どの映画を観たいか，何をしたいかなども提案したことはありませんでした。2人に関するすべての判断をまかされ，アリソンの気持ちをはかりかねた彼は，それを重荷に感じていたのです。そして，彼女の態度にいらだちを感じていました。読者がこのワークシートを使う際には，自分が頻繁にとる依存行動を特定すること，そしてその行動が，自分と対人関係にどのような結果をもたらすのかを明らかにすることが重要です。

　ワークシート12-4の右側のコラムには，新たな代替中核動機づけを念頭におきながら，代替適応行動を記入します。この作業には，次のことを考えながら進めてください。

- 適応行動は，新たな代替中核動機づけを支持し，それを強化しますか？
- 適応行動は，あなたにとって健全なものですか？

- 適応行動は，あなたの対人関係にとって健全なものですか？
- 適応行動を，あなたは合理的と考えますか？

上記質問のほとんどに対する答えは「はい」でなければなりませんが，それが真実かどうかを知るのは，新しい行動を試すときです。アリソンの例では，新しい行動のほとんどは，彼女の側が手控えることに関係しています。そして，意思決定を行うこと，好みや感情を表すことなどにも重点をおいています。依存行動の代替となる適応行動ができあがったら，必要に応じて参照できる戦略リストを完成したのも同じです。最終的には，このワークシートを使って，必要に応じた代替行動を迅速に特定してください。このワークシートの真の価値が試されるのは，代替中核動機づけが長期的に強化され，依存の低減が容易になるかどうかにかかっています。

ワークシート 12-3：依存行動の代替案（サンプル）

古い中核動機づけは？
　私が愛してほしいほどには，誰も私を愛してくれないだろう。

新しい中核動機づけは？
　何があっても，私は愛される存在だ。

これがもたらす依存行動は？
1. 彼を喜ばせようと一生懸命になり，私はそれに疲れ，彼は少し手控えてほしいと感じている。

2. 私は常に安心感を求めて彼からの愛を試す方法ばかり考えている。

3. 私のわがままに彼が不機嫌になるのが嫌なので，すべての決定を彼にまかせる。

これがもたらす適応行動は？
1. 私は行儀良く振る舞わなければならない。彼の希望を時には聞き，自分も満足するように心がける。

2. そうでない証拠がない限り，彼は私を愛している。彼の愛を試すことは問題を増やすだけだ。

3. もっと自分から意思決定をしよう。彼はすべての決定をまかされるのは嫌かもしれない。自分の好みを主張すれば好きなことができるし，得だ。

ワークシート 12 - 4：依存行動の代替案

古い中核動機づけは？
_____
_____

新しい中核動機づけは？
_____
_____

これがもたらす依存行動は？

1 _____
_____

2 _____
_____

3 _____
_____

4 _____
_____

5 _____
_____

これがもたらす適応行動は？

1 _____
_____

2 _____
_____

3 _____
_____

4 _____
_____

5 _____
_____

健全なフィードバック・ループ

　新たな中核動機づけが得られ，それを支持する行動が特定されれば，健全なフィードバック・ループが確立されたといえます。新たな中核動機づけとは，自分自身と対人関係を新たな視点から観察することを意味します。さらに，それが新たな適応行動の認識を手助けするのです。この新たな適応行動をとることが，新たな中核動機づけを強化します。最終的に，古い中核動機づけは過去の思い出となり，問題化することはなくなります。新たな中核動機づけが優勢となり，行動の動因となります。ここに至るまでは，慎重な注意と努力を必要とし，何カ月，何年もかかる場合があることを忘れないようにしてください。対人関係は複雑で予測がつかないこともあります。ときには，進歩が停滞することがあるかもしれません。どのような変化を目指すにせよ，もっとも大切なのは全体的な軌跡であり，全体的に肯定的な方向へ向かっていることが重要です。

まとめ

　本章では，深く根ざした「愛されない感」から生じる依存が，うつ病のリスクを高める点について検討しました。うつ病エピソードと対人関係上の問題の，双方に関連する依存の背景についても学びました。依存，対人関係問題，うつ病のリスク増加の悪循環はぜひ回避すべきであり，リスクを減らすには，依存と直接たたかうことが最良であることを筆者は提案します。依存を低減するステップは，自己理解に始まり，依存の形成過程への共感，新たな代替中核動機づけの考案，最後にその動機づけを支持する新たな行動を育てていきます。本書にあるすべての提案の中で，中核動機づけを変えることは，おそらくもっとも時間がかかる困難な作業です。人生のほとんどの局面にかかわる要素が含まれているだけに，中核動機づけの修正は容易ではありません。勤勉と忍耐が必要になりますが，その成果はきっと多くの利益をもたらしてくれます。中核動

機づけの変更修正は，うつ病の再燃リスクを低減します。しかし，何よりもあなたの対人関係，自己意識，生活の質が，それによって改善されるのです。

〈練　　習〉

　この章のポイントをあなたはどのように考えるかを書き，その後にウェルネス・プランの一部に取りいれたいと思う課題や練習を記入してください。

　第 12 章「依存に対処する」では，対人依存の問題と，依存がうつ病の再燃に及ぼすリスクについて検討しました。この章の私のポイントは以下のとおりです。

_____

_____

　この章を読んで取りいれたい課題，練習，ワークシートは以下のとおりです。

_____

_____

第13章

健全で親密な対人関係を育てる

　人間関係は，うつ病の経験に影響を及ぼす，人生におけるもっとも複雑で重要な領域です。もちろん，基本的にうつ病の経験は，個人的できごとです。多くの研究者が，うつ病は，主にイントラサイキック（精神内部的）な問題と呼んでいます。つまり，身体症状のみならず，感情にかかわる数多くの内的徴候や症状を含む自分自身の内部に感じる経験ということです。臨床的うつ病は，非常に重いものでない限り，うわべだけの観察で気づくことはおそらくありません。それにもかかわらず，友人，家族，パートナーなどとの相互関係に重要な影響を与えます。明らかにうつ病は，精神内的であると同時に対人的なものです。

　抑うつ状態にある人の対人関係を評価した研究は，これまでに数十あるいは数百をかぞえます。対人関係とうつ病は，基本的には2通りに関連すると考えられています。まず，明らかにうつ病経験は，抑うつ状態にある人の対人関係に強い影響をおよぼします[84,143]。第2に，対人関係は，うつ病経験に影響を与え，場合によってうつ病を誘発することがあります[162]。事実，うつ病のもっとも有効な治療法の1つである対人関係療法（IPT）は，抗うつ薬による治療と同等の効果をもつとされ[46]，対人関係に関わる問題に直接作用することで，抑うつ症状を低減すると考えられています[162]。

　こうした事実から，うつ病の再燃予防には，対人関係に関わる問題の検討が必要と筆者は考えました。最初の項では，うつ病が対人関係にどのように影響

を及ぼすかについて検討し，さらにIPTその他の療法を参考にした戦略を用いて，損なわれた対人関係をどのように修復できるかを検討します。本章の最終的な目標は，うつ病が対人関係にもたらした問題の修復を目的に計画を立て，うつ病の再燃を予防する健全な対人関係の構築を手助けすることです。本章の内容は，第12章での依存に関する記述を補完するものです。しかし，健全な対人関係を育む知識は，依存が問題化している人のみを対象とするものではありません。それは，うつ病を経験し健康を目指すすべての人にとって，対人関係を異なる視点から見るために有用な知識なのです。

うつ病が対人関係へ及ぼす影響

　うつ病が対人関係に問題を生じるという考えは，それほど古くからあるものではありません。そのルーツは，約30年前の1976年，著名な心理学者であり研究者であった，Jim Coyneによるうつ病の対人関係性に関する文献にあります。Coyneは，初回抑うつ経験に始まる一種の悪循環を提唱しました[39]。彼は興味深いことに，うつ病の誘発要因の数は発症に無関係としています。しかし，抑うつ状態になると，その人の悲観的気分，興味の喪失，疲労，無価値感などのさまざまな抑うつ症状は，周囲のとくに親しい人にはすぐに目につきます。そして，抑うつ状態の人は，周囲に助けと支持を求め，自分の身に起こっていることを，他の人に知ってもらいたいとの願望をもちます。抑うつ状態にある人の配偶者，友人，家族らは，当初非常に協力的で，あらゆる助言と感情的支援を惜しみません。そして，一時的な気分の落ち込みを経験しているものと思い込み，元気づけようとすることがあります。誰もが悲しい気分をした経験がありますから，気分の落ち込んだ人に与えるアドバイスは，自分の過去の経験から，気分の回復に役立ったアドバイスなどでしょう。また，休暇をとる，リラックスする，何か楽しいことをする，映画鑑賞，ショッピング，ジョギング，快適な入浴，アイスクリームを食べるなどの戦略が有効と助言するかもしれません。こうしたアドバイスは，すべて善意から出たものです。しかし，臨床的

うつ病には，これらのアドバイスも，燃え盛る火に雪玉を投げ込むような効果しかありません。

Coyne によれば，その次に起こることは，大変に重要です。それは，抑うつ状態にある人がそうしたアドバイスを試しても，おそらく気分は良くならないということです。この反応のなさは，はっきりとしたものなので，おそらく抑うつ状態にある人は悲しい気分をもち続け，周囲に自分の悲しさを語り続けることになります。この結果は，ある種の対人的両面性をもたらします。抑うつ状態にある人の友人や配偶者は，結局自分の与えたアドバイスが役に立たなかったために，ますます無力感を強くします。そして，一体これ以上自分たちに何ができるのか，どんな助言をすればよいのかと戸惑い，もうほとんどできることはないと感じます。とくにこれは，抑うつ状態の人とのつき合いが長い場合，感じることが多いでしょう。

時間は経過する一方で，抑うつ状態は継続するため，抑うつ状態にある人を助けられないことで，周囲は欲求不満と無力さを感じます。その間，当人も悲しい気分に疲れきり，周囲の人との話題はますます自分のうつ病に集中してゆきます。最終的に，抑うつ状態にある人の対人関係は二面性をより強くし，配偶者や友人との話題は1つに絞られながらも，気持ちは別々の方向を向きます。例えば，周囲の人は，お互いの関係は今までどおりに強いものだから安心するように言いながらも，実際には欲求不満がつのり，つきあいを続けてゆくことがむずかしいと考えるようになります。Coyne は，この悪循環が最終的に抑うつ状態にある人の拒絶につながり，うつ病をさらに悪化させるであろうことを示唆しています[39]。

悲しいことに，Coyne がこの作用を示唆して以来，抑うつ状態にある人は対人関係で拒絶されやすいことを数多くの研究が実証してきました。この拒絶作用は，とくに長い間続いた親しい関係や深い交流の関係に起こりやすいと考えられています[111, 142]。

Coyne によるこの主題を扱った最初の研究以来，多くの研究者がその概念を洗練し，入念な研究の結果によって支持してきました。最近，この分野を専門

に研究する心理学者は，反復性または慢性のうつ病にこうした対人関係要因が及ぼす影響を評価しはじめています[83]。こうした研究は，対人関係における侵食性の問題の特徴を探る上で，うつ病の再燃予防にとってはとても有意義なものです。ここでいう侵食性とは，うつ病のリスク増加につながる肯定的人間関係のゆるやかな摩滅を意味します。

　Joiner[83]は，結果としてうつ病につながる対人関係のこうした心理作用や力学について，数多くの文献を著してきました。こうした問題は，ひとたび始まってしまうと，うつ病が終わったあとも持続しかねません。これら心理作用の中から，Joinerは4種類を記述しています。最初のものは，ネガティブ・フィードバック・シーキング（否定的評価探索行動）と呼ばれます。私たちは，自己評価に合致する他者からの評価にもっとも強く反応することを，数多くの心理学文献が示唆しています。自分に対して肯定的な見方をしている人は，他者からも肯定的な評価を受けることを好み，選択するであろうことを考えれば，これはまったく当然といえます。意外なのは，自分に対して否定的な見方をしている人も，他者からの否定的評価を受けることを好み，あるいは選択することです。この作用は，セルフ・ベリフィケーション（自己検証）とも呼ばれます[150]。なぜ自己評価と一致する外部評価を好むのか，その正確な理由はまだ完全に理解されてはいません。一致する評価を，そうでない評価よりも単に心地よく感じるだけかもしれません。しかし，その対人関係とうつ病への影響は，明らかです。抑うつ状態にある人は，わざわざ否定的な評価を求めます。そのため，非現実的で偏ったものであっても，否定的な自己像を維持するのです。

　侵食性作用の2番目にJoinerが挙げたのは，エクセッシブ・リアシュアランス・シーキング（過剰な保証探索行動）です。Joinerは入念な研究を繰り返した結果，自分が愛される可能性と価値の保証を頻繁に求めがちな抑うつ状態の人は，もっとも頻繁に他者から拒絶されることを発見しました。簡単にいえば，対人関係において保証を求めることは，抑うつ状態の人がもっとも嫌悪される行動の1つということです。うつ病の再燃予防という点では，保証探索行動を減らすことに重点をおくことが大切です。これは，とくに症状が出始めた時期

に行うことが重要となります。しかし，自分の気分について他人と話しをすることや，気分が手におえなくなり助けを求めることと，保証探索行動は混同すべきではありません。

侵食性作用の3番目は，インターパーソナル・コンフリクト・アボイダンス（対人関係における対立の回避行動）と呼ばれます。Joinerは，全般性の内気と消極性はうつ病に共通して見られる傾向としています。これらの要因が組み合わさり，抑うつ状態の人は自分の要求を主張することに消極的になります。一般に積極性の定義は，自分の要求を主張し，他者からの不合理な要求を拒む能力を意味します。積極性の欠如は，第12章で検討したように，依存の警告信号の1つです。一般的に抑うつ状態にある人は，他人の反応を恐れて自己主張したがりません。しかし，長期的に見ると，消極的行動は，満たされない要求の増加につながり，満たされない要求は，欲求不満と悲哀感情の増加につながります。うつ病の再燃予防を考える場合，対人関係における要求の満足と要求の主張能力は重要なのです。

Joinerによる4番目の侵食性作用は，ブレイム・メンテナンス（とがめの維持）と呼ばれます。これは，抑うつ状態の人を周囲がどのように見ているかに関係します。抑うつ状態の人は，常に悲哀に満ちた対処不能な人，または，その他否定的な性質の人と周囲から見られがちです。うつ病が寛解したあとも，周囲のそうした印象はすでに固定し，あるいはさらに悪いものになっていて，以前形成された悪い評価と一致する徴候をあら探しされる傾向があります。結果的に，抑うつ状態を経験した人は，完全にうつ病から回復したあとも，周囲の以前から固定した変え難い印象によって，困難な立場に立たされることになります。うつ病を経験し克服した人は，周囲の認識を修正することが大切です。もちろん，他人が自分をどのように認識するか，100％責任をもつことはできません。しかし，再燃予防を目標に最善を尽くし，最大限支持的な対人関係を築くことは，有益なことに違いはありません。次項では，こうした問題の説明とともに，うつ病に影響された対人関係の改善方法を検討します。

健全な対人関係を育てるために

　前述したように，対人関係療法（IPT）は，急性期うつ病発症のもっとも有用な治療法の1つとして，よく知られています[162]。繰り返しますが，うつ病を対人関係の視点から考えることは，対人関係問題がうつ病を誘発するという考えに立つものではなく，むしろ対人関係をより良く強くすることが，抑うつ症状を低減するとの考えに立つことです。本項では，うつ病の再燃予防への有用性を中心に，IPTの基本的考えをいくつか紹介します。第6章で，認知行動療法の戦略を再燃予防に応用したのと同様，ここでもIPTがどのように再燃予防に役立つかを中心に検討します。また，本章に紹介するIPTの内容を読んで，セラピストの指導でこの治療を受けたいと思う読者もいることでしょう。その場合，巻末の資料を参考にクリニックを探してください。治療にはIPTの専門教育を受けた経験豊富なセラピストを選ぶ必要があります。筆者がここに紹介するのは概要に過ぎません。その先は，読者自身で詳細を探って行かねばなりません。もしIPTを自助努力で行いたいのであれば，IPT創始者の1人 Myrna Weissman の優れた著書「*Mastering Depression through Interpersonal Psychotherapy: Patient Workbook* [159]」を薦めます。この本には，うつ病の諸問題克服に役立つ，IPTの詳細が記述されています。

自分の対人関係の焦点を探る

　本書でのうつ病に関連する対人関係における心理作用の説明は，非常に一般的なものです。多くの人にとって，うつ病から生じた対人関係問題は，特定の対人関係，または複数の対人関係における特定のことがらなど，1，2の具体的な領域に限られたものかと思います。対人関係に変化をもたらすためには，抑うつ状態にあった自分が影響された具体的問題の特定，またはうつ病の結果生じた問題の特定が必要です。セラピストによるIPTでは，通常セッションを受ける側は，以下の4つから自分が改善したい領域を選ぶよう求められます。そ

れは，(1) 悲哀，(2) 対人関係上の役割をめぐる不和，(3) 役割の変化，(4) 対人関係の欠如です。再燃予防の見地からは，これら領域の内容を熟知し，自分のうつ病がもっとも影響を受けると思われる領域を選択することが有用でしょう。それにより，修正や強化が必要な対人関係上の問題点が明らかになるはずです。本章では，まずこれらの領域を具体的に説明し，その後にこれら4つの領域における改善策の概略を説明します。

1. 悲哀。これは，もっとも容易に認識できる領域です。IPT の文脈で悲哀が関連するのは，愛する人の死です。その死が，うつ病の前またはうつ病の間に起こった場合，悲哀感情を認識し最善の対処法を確保しなければなりません。もし，恋愛関係の終りによる喪失からの悲哀が支配的であれば，それは後述する「役割の変化」に該当します。

2. 対人関係上の役割をめぐる不和。現在または抑うつ状態にある間の対人関係において，自分が求めるものと他者の期待との間に不一致が生じた場合に焦点となる領域です。夫には子育てにもっと協力してほしいと考える若い母親，余暇には友人と遊びたい新婚の妻対いつも一緒にいてほしい夫などが，その例です。いずれの例でも，一方が対人関係のあり方に特定の期待をもち，他方はまた別の期待をもっています。こうした状態が長く続くと，明らかに何らかの対立の可能性が生じます。役割をめぐる不和が焦点となることを示す徴候には，抑うつ状態にある間または現在に，大切な人間関係で怒りを感じること，あるいは対人関係上での数多くの衝突などが挙げられます。おそらくそれは，自分の要求や期待が入れられていないことを意味します。そのため，自分の期待または相手の行動をある程度調整するか，妥協することが必要となります。

3. 役割の変化。これは，生活の変化に伴う調整がうまくゆかない場合に焦点となる領域です。とくに，新たな要請や以前とは違う役割に伴う変

化に，これは該当します。例えば，結婚によって大きな役割の変化が起こります。1人の男性または女性という役割に，夫や妻という役割が加わります。また，子どもが生まれることによって，夫や妻の役割に加えて，父や母という役割が加わります。新たな役割に伴う変化を完全に予期することがいかに困難か，最近母となり父となった人に聞けばすぐにわかります。しかし，多くの場合で，役割の変化は，当事者には準備不足な，あるいは当事者が望まない迅速な対応を求めます。

役割の変化の多くが，父母や祖父母になる，退職するなどの生活上の変化，そして成人期の局面に関連します。役割の変化に問題がある場合，周囲の期待に自分が応えられていないと感じることが多いかもしれません。あなたのうつ病が，この感じに近いのであれば，この領域に集中すべきでしょう。

4. 対人関係の欠如。 これは，現在または抑うつ状態にある間，ほとんどの対人関係を不十分なものに感じたり，対人関係の数や内容を不満に感じたりする人が注意すべき領域です。それは，対人関係を構築する上でのなんらかの問題，または対人関係を維持する上での問題の存在を示唆しています。対人関係の確立や維持には，数多くの技能や具体的行動があります。あらゆる技能がそうであるように，十分な練習と明確な問題点の把握によって，それは習得可能です。しかし対人関係の技能は範囲が広いために，本章にすべての介入方法を記述することはできません。例えばアサーション（主張）の技能は，インティマシー（親密さ）の技能とは大きく異なります。満足できる対人関係の構築に有用な，それぞれの技能の分野（親密な愛情の構築，主張など）は広範にわたるため，本書のスペースでは十分な説明ができません。コミュニケーションと対人関係の技能に関しては，下記の文献参照を薦めます（巻末の参考資料もあわせて参照してください）。コミュニケーション技能に関するもっとも優れた書籍の1つに，McKay, Davis, and Fanningによる「*Message: The*

Communication Skills Book[117]」があります。また，Deborah Tannen も，対人関係一般[151]および男女関係[152]におけるコミュニケーション・パターンについて，いくつか書籍を著しています。そして，自分の要求を主張することが難しい，あるいは無理な要求を断り切れないなどの，主張に関する問題に長い間悩まされている人には，有用ないくつかの良書があります[59,128]。

　自己啓発本は，対人関係技能の向上に役立ちます。しかし，この問題は簡単ではありません。そのため，対人関係技能の習得と向上には，IPT セラピストに相談することを著者は薦めます。自分の対人関係行動の，なにが問題を生じる原因か，自分でははっきりわからないことがあります。そのような場合に，専門家の意見はとても参考になります。

いろいろな対人関係領域の対処技法

　前項を読んでおわかりのように，IPT の4つの領域は，それぞれ明確に異なっています。そのため，治療においても異なるアプローチが必要です。ある領域では，肯定的変化をもたらす最善の方法は，例えば技能習得などの新たな行動を起こすことにあります。また他の領域では，対人関係への期待や感情など，心理学的要因の変化に重点をおきます。一般的に，最大限の進歩を可能にするためには，まず1つの領域に集中し，一貫して改善に取り組むことが推奨されます。取り組むべき領域が1つ以上であれば，重要度がもっとも高く，問題のもっとも多い領域を選び，次に重要度の低い領域へ移ります。また，複数領域での取り組みが必要と考える場合は，セラピストの治療を受けるべき時期にある徴候かもしれません。その場合必要とされる治療は，より複雑で，単独で行うには難しいからです。一方，もし集中する単一領域をすぐに特定できるようであれば，治療介入はより簡単であり，1人で取り組みが可能な部分は大きいでしょう。

〈悲　哀〉

　悲哀は，喪失に対する自然な反応です。誰かが死去したことによる悲哀は，必要かつ健全な反応です。悲哀経験と臨床的抑うつとの間には，確かに多くの共通点がありますが，健全な悲哀は数カ月から1年で消退します。悲哀が治まるにつれ，死への関心は徐々に薄れ，感情も圧倒的なものではなくなります。重要なことは，悲哀そのものは疾患ではないこと，なんらかの治療介入によって抑制する必要は必ずしもないことです。しかし，随伴性悲哀と呼ばれる，自然に消退しない種類の悲哀があります。この悲哀は，ときに数年間継続し，重度の抑うつ症状を伴って活動能力を奪うことがあります。本章に記述する技法は，この種の悲哀への対処を目的としたものです。この随伴性悲哀が中心の場合，取り組む目標は，まず感情的悲嘆の過程を容易にすることにあります。その次に，以前の興味や活動を取り戻し，喪失を埋め合わせることができるような人間関係を作り出すことを目標とします[162]。

　随伴性悲哀の原因は，通常の悲嘆過程がうまく機能しないせいではないかという仮説があります。ときには，悲嘆過程での感情を適切に表出することができなかったり，感情を表出したいのに周囲の反応が否定的であったりすることがあります。このような場合，悲哀について話し合える人を探すことを最優先課題とします。求めに応じてくれ，積極的な態度で話しを聴き，判断をせず，合理的な評価を下すことができる人を探さねばなりません。IPTの治療では，通常セラピストがこの条件を満たす対象となります。しかし，セラピストに頼らない場合は，あなた自身の感情を快く共有できる人あるいはグループを探す必要があります。また，ほとんどの地域で活動する支援団体が，悲哀経験を話し合える場を提供しています。尊敬または信頼できる友人，家族や親族で，自分の感情について話し合える人がいれば，その人に相談するのも良いでしょう。IPTのセッションでは，死亡したのはどういう人物で，自分にとってどのような存在だったのか，死に至るまでの過程とその間のできごと，そして死が訪れたあとには何が起こったのかなど，悲哀経験を物語的に話すことを重視します[159]。IPTにおいては，心にあるものをすべて吐き出すことに大きな重点を置きます。

声を出して語り，あるいは書き出すまで，自分が何を感じ，何を考えているのか，正確に把握していないことが多いものです。心のうちをさらすことは，知っていることを語ることのみならず，自分について多くのことを発見する機会でもあります。

随伴性悲哀において，通常の悲嘆過程を阻害する要因の1つは，できごとについて語ることの恐怖にあります。話し出したら悲しみが止まらないのではと考えたり，その人の死に関して自分がやってきたこと，あるいはやらなかったことへの罪の意識もあるかもしれません。そして，死んだ人への怒りのように，もってはいけないとされる感情を含めて，あらゆる感情がそこにはあるかもしれません。しかし，悲哀に伴う感情に，正しいとか，間違ったとかの表現はあたりません。実際には，悲嘆過程にとって幅広い感情を経験することは，おそらくとても重要なことなのです。感情を経験し，議論することに関して，自分は過度に厳しいルールをもってはいないか，第6章で検討した戦略を用いて検討してみてください。

悲哀を解決する次のステップは，死そのものへの関心から，死んだ本人と自分との関係に関心を移すことです。自分と近い間柄の人が死ぬと，その人との関係はすべて良い，またはすべて悪いのいずれかに偏って考えがちです。時間をかけて，調和のとれた対人関係観をもつことが大切です。そのために，その人との関係の良かった点，あまり良くはなかった点，あるいは悪かった点を書き出してみてください。自分にとってその関係がどのような意味をもっていたかを理解することで，次のステップを有利に進めることができます。

〈対人関係上の役割をめぐる不和〉

厳密にいえば，対人関係上の役割をめぐる不和という用語は，ある人がある対人関係に一方的な期待を寄せることを意味します。つまり，対人関係での一方の期待が，もう一方の期待と食い違うことです。親しい関係において，この対立はより大きく問題化します。アレックスを例にとってみましょう。彼はジニーと結婚して3年になります。彼らには，昨年初めての子どもが生まれまし

た。結婚当初からアレックスは，出産後彼女が就職することを望んでいました。ジニーは，それにあまり乗り気ではありませんでした。そして，出産して初めて育児に専念したいという気持ちがはっきりしたのです。アレックスとジニーの期待がくいちがい，対立が生じる可能性は大きくなりました。この問題に関する彼ら双方の意見は，どちらも不合理なものではありません。しかし，その意見は違いすぎていて，いずれをとっても2人の共同生活を大きく左右します。多くの場合，対立がうつ病や再燃に関与するか否かの分かれ目は，いずれかの当事者が柔軟性のない期待をもっているかどうかにかかっています。それぞれの期待が対立したまま，完全な解決を見ずに繰り返されることは，自分の生活が自由にならないことからくる疲労の蓄積，そして最終的には失望感につながります。アレックスとジニーにとって，この状況は数カ月あるいは数年続く可能性があります。アレックスは就職口をみつけるよう，ジニーにプレッシャーをかけ続けるでしょうし，ジニーはそれに抵抗するか，職探しを遅らせるかもしれません。こうした対立に，勝者はいないのです。アレックスもジニーも，最終的には相手への欲求不満と恨みがつのることになります。この問題で彼らは，頻繁に口論するようになるでしょう。あるいは，この問題については語らないまま，爆発寸前の状態が続くかもしれません。いずれの場合も，同じ程度に有害です。どちらかが抑うつに脆弱であれば，こうした対立がうつ病エピソードを誘発する可能性は十分にあります。

　前に進むためには，対立がどの段階にあるのかを見極めることも大切です[162]。IPTでは，対立には3段階あると考えられています。(1) 行き詰まり―双方が明確に異なる期待をもっている場合です。しかし，そのことについての議論はなく，その事実を公式に認めてはいません。(2) 再交渉―双方の当事者が対立を承知していて，違いについて議論を行う段階です。(3) 解散―これは意見の違いが隔たりすぎていて，2人の関係が修復不可能な段階を指します。この段階は最終的に関係が失われるため，悲哀の対処技法が有用となるでしょう。

　行き詰まり段階であれば，期待の違いについて議論することから始めます。それによって，当初は当事者双方に対立感情が深まる場合があります。その反

面，違いを認めることなく議論もしないのであれば，得るものは何もありません。行き詰まり段階での最初のステップは，異なる期待の本質について率直に話し合い，よりオープンなコミュニケーションを心がけることです。ここでの目的は，否定的感情や敵意をさらに深めるのではなく，問題をテーブルの上にすべてさらけだし，どのような解決策が考えられるかを議論することにあります。子どもについては最低限の会話しか交わさなくなったジニーとアレックスの例に戻れば，育児と仕事についてアレックスに話し合いの気持ちがあるかどうか，ジニーから提案することが可能でしょう。両者ともに，じっくりと自分の考えを整理してから議論すべきです。そして，互いに都合のよい時間に，静かな場所を選びそれぞれの意見を出し合います。対人関係における協議は，当事者が互いを信頼し，互いの意見をつつみかくさずに表に出すことで，初めて可能になります。

次にとるステップは，双方の期待の違いをすべてにわたって検討することです。以下の質問が役に立つと思います。

- お互いの期待にはどのような違いがあるのか？
- お互いの期待するところが異なる背景には，どのような価値観の違いがあるのか？
- 選択肢はあるのだろうか？ いずれの選択肢が実行可能か？ いずれが現実的か？
- 2人の関係はどの程度強いものか？ 2人の共通点は？
- 以前にも同じような状況になったことはあるか？ もしあるのなら，それはどのようにして解決され，そこから何を学んだのか？

不和の協議は，他の協議とまったく同じです。当事者は，互いの立場を明確にし，相手の立場と価値観を最大限理解するよう努力します。そして，双方の要求を取り入れた合意をまとめます。アレックスとジニーが合意を求めて協議したときも，このステップを念頭に議論を進めました。彼らが発見した共通の

中核的価値観は，育児に最善を尽くすというものでした。アレックスにとって，それは十分に資金を貯えもっと大きな家に住むこと，そして子どもの大学進学の学資を貯えることを意味しました。ジニーにとってこの価値観は，最良の保育をほどこすこと，すなわち家で育児に専念することでした。アレックスとジニーは，ともに互いの考えの利点を理解しました。最終的に，2人は妥協点に到達することができました。少なくとも1日の半分以上の時間を子どもと過ごせるように，ジニーはパートタイムで働くことを決めたのです。働いて得たお金は，アレックスの希望でもあった，大学進学の学資として積み立てることにしました。

役割をめぐる不和の協議では，必ずしも全員が自分の望んでいるものを得ることはできません。しかし当事者双方が，自分の期待をある程度まで実現することができ，対立をやわらげることができます。役割をめぐる不和の協議に成功することは，長期的にみて，対立感情と欲求不満を最小限に抑える効果があります。

〈役割の変化〉

往々にして気づかないまま，誰もが人生において複数の役割を担っています。本項を読み進む前に，役割の概念を理解することが大切です。例えば，多くの人が，仕事上の役割と家庭内の役割をもっています。家庭での役割は，母そして妻，あるいは母，妻，祖母などさらに下位分類できるでしょう。それぞれの役割は，異なる期待と技能を伴い，役割による行動も異なります。ここで少し時間をとって，自分の職場における行動について考えてください。同じ行動が家庭内でも通用しますか？ おそらくその答えは「いいえ」ではないでしょうか。つまり私たちは，職場と家庭で異なるバージョンの自分を選んでいるのです。

役割の重要性は，それがもたらす数多くの利点にあります。例えば，役割によって自分の価値を感じることができます。そして，役割によって重要な目標を達成することができます。しかし，生活の中で役割が変化することで，以前のようにものごとがうまくいかなくなることがあります。最近生じた役割の変

化に，自分が望むように適応できないことが原因で，こうしたことが起こるのです。例を挙げましょう。ある女性が最初の子を出産したため，新たに母親という役割を担うことになりました。彼女はその役割に不安を感じています。前述したように，役割の変化は，独立，結婚，出産，退職などの人生の節目に多く起こります。しかし，それ以外でも，例えば会社での昇格や転勤なども一般に役割の変化を伴います。こうした変化は，うつ病も誘発しやすいのです。うつ病の再燃予防のためには，役割の変化がどのようなものか，いかにして苦痛なく役割の変化を管理できるかを，読者に知っておいてもらう必要があるのです。

役割の変化が問題化するかどうかを特定するには，職場，家庭，学校，育児など，生活のさまざまな領域で最近起こった変化に注目してください。要するに，あなたの人生は最近大きく変わったか，そしてそれに伴って何か不快なことはなかったか，ということです。問題の原因となる役割の変化を特定したら，次に進むステップはそのできごとの詳細をさらに知ることです。以前の役割を特定することも重要です。例えば，新たに母親となった場合，以前の役割は「新婚さん」であったかもしれません。そして，新たな役割の必要条件（新たな役割には何が期待されているか）も具体的にしておく必要があります。

役割の円滑な移行には，4つの段階があります。(1) 古い役割を悲しむ，(2) 新たな役割に必要な技能を身につける，(3) 新たな役割における支持を確立する，そして (4) 新たな役割の肯定的な局面を特定することです。これら4つの段階を説明するために，ここでジョンの例をひきましょう。彼は，一介の工場労働者から，マネージャーに昇格しました。新たな役割についてからわずか数週間後，ジョンは，周期的に悲しい気分やいらいらした気分に襲われ，そして人生で初めて自信喪失を経験しました。仕事上の地位の変化と否定的気分の関連性がかなり明確なため，彼は役割の変化を中心としたIPTを受けることにしました。

役割の変化に対処する最初のステップは，以前の役割について語り，何であれその肯定的な面が失われたのを嘆き悲しむことにあります。興味深いのは，

往々にして役割の変化が，対外的には肯定的前進とみられることです。昇格，結婚，出産などは，当然幸せな変化と考えられていますが，それぞれの変化には，自由や自給自足の喪失など，何らかの喪失が伴います。こうした喪失を嘆き悲しみ，感情を表出することは，有用であり必要なのです。ジョンは，昇格によって大きな喪失を経験しました。工場労働者時代の彼は，今よりもずっと自由で，個人の成績という点でも責任は軽いものでした。仲間との良好な連帯感もありました。しかし，管理職になった彼に，かつての同僚はよそよそしい振る舞いを見せ，距離をおき始めたのです。昇格を受け容れたとき，ジョンはこうした事態を十分に予想できませんでした。以前の仕事の社交的な部分（工場の仲間との昼食など）がもたらす満足感のありがたさも，満足に理解していなかったのです。彼には，予期した喪失と予期せぬ喪失との折り合いをつけることが必要でした。

次の段階では，必要な技能の習得に集中します。新たな役割に就いたら，何をすべきか知っていてあたりまえ，または働きながら新たな仕事について学べばよいという期待とともに，新たに役割が与えられることがあります。しかし，この期待は一方的なものであり，正しいものではありません。新たな役割を担う者は，技能訓練や参考資料（自己啓発本など）の助けを借りて必要な情報を得，トラブルを避けている場合が多くあります。ジョンは，工場における作業は熟知していますが，マネージャーとしての教育は受けていませんでした。そのため，日々の判断では不安を感じることがしばしばでした。そこで彼は，週末を使って地域の大学が開催する管理職セミナーを受けることにしました。セミナーの場を，新たな情報を得る機会のみならず，仕事に先行して反応を探る実験場としたのです。

新たな役割の変化に対処する3番目のステップは，社会的な支持システムを構築することです。ここには，新たな役割に伴う社会的接点の発見が含まれます。例えば，新たに母親となった人は，定期的にミーティングを開いている若い母親のグループをみつけます。ジョンは，他のマネージャーたちとの交際を広げることで，支持が得られ，知識も吸収できるだろうと考えました。どのよ

うな役割を新たに担うにせよ，その役割における社会的接点をみつけることが，基本にある考えです。

そして最後のステップは，新たな役割の利点に焦点を当てることです。新たな役割の肯定的側面を，当事者は気づかない場合があります。困難と直面しているジョンは，新たな職務に伴うかなりの賃金上昇と，マネージャーであることによって自由になる時間のありがたさには，気づかずにいました。新しい役割への否定的な見方は，その人がもつ固定観念や憶測に基づいている可能性もあります。こうした憶測や思考は，第6章で述べた戦略で対処できます。役割の変化に伴う困難に注意を向けて，さまざまな戦略を用いて混乱を最小限に抑えます。スムーズな役割の移行は，否定的感情の大きな低減に役立つことでしょう。

まとめ

対人関係に及ぼすうつ病の影響は，微妙でありながら障害される度合いが大きい，重要な問題です。うつ病は対人関係に実質的な損害を与えますが，当初は容易にそれを気づきません。うつ病は，対人関係の基礎を侵食します。一見すべてうまくいっているようでも，実際の対人関係はすでに非常に壊れやすくなっているのです。そのため，うつ病が治まったあとは，真っ先に対人関係を再構築しなければなりません。対人関係の改善における課題は，本人だけの努力で改善できるものではない点にあります。運動や薬物などによる療法や，本書に紹介したワークシートによる思考のチェックとは異なり，対人関係には相手の行動や動機づけが関与します。抑うつ状態にある間に何が起こったのかを十分に相手に伝え，どのようにして関係を修復できるかについて話し合うことが重要である理由は，まさにこの点にあります。うつ病から回復した人にとって，対人関係は運にまかせてよいものではありません。私たちは，大きな満足感と支持を他者との関係から得ています。そのためにこそ，積極的に対人関係を修復し，強化しなければならないのです。家族，両親，友人あるいはパート

ナーなどの，自分が愛する人に，相互に満足できる関係を築きたいという気持ちを伝えられれば，おそらく相手も同じ気持ちを返してくれます。そうすることによって，新たに健全な対人関係を築き，毎日のウェルネスを力強く支えることが可能となるのです。

〈練　　習〉

　この章のポイントをあなたはどのように考えるかを書き，その後にあなたのウェルネス・プランの一部に取りいれたいと思う課題や練習を記入してください。

　第13章「健全で親密な対人関係を育てる」では，対人関係の問題とうつ病との関連について検討しました。この章の私のポイントは以下のとおりです。

_____

_____

　この章を読んで取りいれたい課題，練習，行動は以下のとおりです。

_____

_____

第14章

人生への積極的な関与

　この最終章では，ウェルネスと再燃予防の考えを，少し異なる視点に立って検討します。本章では，うつ病だけについて考えるのはやめにしましょう。うつ病の再燃予防に関する本なのに，なぜこんなことをするのでしょうか？　それは，本章でとりあげる主題が，これまでとはまったく異なり，ポジティブ心理学と呼ばれる分野から発展したものだからです。著者のうつ病に関する知識，そして本書の内容は，精神医学，異常心理学，臨床心理学などの分野から得たものです。これら3つの分野は，共通して機能不全の考えに焦点を当てています。これは，人を不幸せにするあらゆる歪んだ要素，つまり機能障害の理解を重視する学問です。心理学的機能不全については，膨大な量の研究が過去に行われていて，たくさんの文献が残されています。確かに現在は，かつてないほど豊富な精神疾患についての知識があります。対照的に，私たちはどのようにしたら幸せになり，人生に満足できるのか，この問いの解明に投じられた知的資源は非常に僅かです。多くの研究者が，この分野の研究をさらに進めるべきであると主張してきました[145]。幸福と健康感の追究で心理学にできることはまだある，という考えは新しいものではありません。今から30年ほど前，初期のポジティブ心理学者は，「20世紀の前半には，心理学の病的な半分がSigmund Freudらによって作られた。そして今日，私たちは残りの半分を，健康の心理学で完成させなければならない。おそらくそれは，『どのようにすれば，病的ではなくなるか？』と問うよりも有益で，実りの多い結果を生むであ

ろう」と書きました[113]。ポジティブ心理学の問題点は，この分野では厳密な研究が困難という点にあります。ポジティブ心理学では，生きることの意味，精神性，信仰，幸福とは正確に何を意味するか，などの疑問にすぐに直面します。これらは定量的評価が困難な対象です。幸せとは正確に何を意味するか，読者自身その定義を試みれば，容易にそれが理解できるでしょう。簡単ではありません。しかし，そうはいっても詳細に研究されてきた領域があります。ここに，そのいくつかを紹介します。最初の領域は，セルフ・アクチャライゼーション（自己実現）と呼ばれ，この分野の概説的役目を果たします。本章では次いで，フロー（流れ），ハーディネス（たくましさ），バリュー（価値），ミーニング（意味）などの概念について説明します。最終的に，これらポジティブ心理学のすべては，バイタル・インボルブメント（人生への積極的関与）から幸福と満足は生まれる，との考えに導かれます。

本章の残りの部分でうつ病の再燃に触れるのをやめるまえに，ひとことだけ追加しておきます。著者は，本書に提案した再燃予防戦略を踏まえて，読者自身がポジティブ心理学的見方を身につけることができれば，それはまさに一石二鳥と考えています。そうなることで，読者の人生は，より肯定的に充実し，意義の深いものになるはずです。それによって，さらにうつ病の再燃を防ぐ力がつくことでしょう。

自己実現―理想的な生活状態

もっとも頻繁に引用されるものの，把握しづらく議論を呼ぶポジティブ心理学の概念は，Abraham Maslow[113]により提唱されました。それが自己実現と呼ばれる概念です。Maslowは，人間を必要物の階層をもつ存在ととらえました。必要物の階層とは，呼吸する空気，水，食物，住居から，愛する人による慰め，自己実現の欲求にいたるまでを指します。Maslowによる自己実現の定義は，可能性を最大限に活かしつつ生きることです。彼は，そのような人生を生きた多くの有名人について書いています。Maslowは，そうした人々の自伝を研究

し，彼自身インタビューを行うこともありました。そのようして彼は，彼らの特徴を記述しましたが，自己実現の厳密な定義を示すことはありませんでした。Maslow も彼以降の研究者も，自己実現の概念には循環論的な部分があることの事実を超えて，論を進めることはできていません。自己実現を果たした人物はその特徴によって定義され，彼らはその特徴によって自己実現を果たしたとみなされるのです。それにもかかわらず，自己実現の概念は大変圧倒的な力をもつため，ビジネスとマネジメント，産業心理学や経営心理学，カウンセリング，カリキュラムにいたるまで，さまざまな分野で広く受けいれられています。こうした分野の多くでは，自己実現を，何かを得ようと努力して生きることを動機づけられた，理想的な状態と定義しています。

　自己実現を果たしたとされる人たちは，数多くいます。Thomas Jefferson, Benjamin Franklin, George Washington, Albert Einstein, Aldous Huxley, William James, Simone de Beauvoir, Maya Angelou, Jane Goodall, Marie Curie, Emma Goldman, Walt Whitman, Eleanor Roosevelt, Albert Schweitzer, Ralph Waldo Emerson などです。ここに挙げた人物に共通しているものは何でしょうか？　もちろん，皆有名でよく知られた人物ですが，Maslow は，私たちそして私たちが愛する人たちを含め多くの人々にも自己実現の機会があるとしています。上記の人物には，以下のような共通する特徴があります。

- 良い点，悪い点を含め，自分自身をあるがまま受け容れている。
- 他の人に比べ，文化的規範にとらわれていない。主流の意見とは異なる意見であっても自由に発表し，「こうあるべき」という基準でしばられることがない。
- 独創的である。ただし，芸術的な意味ではなく，人生に対する姿勢，人生における問題との取り組み方において独創的である。
- 独特なユーモアのセンスがある。自分自身や人生に懐疑的で，他人を笑うことなく，自分を笑うことができる。
- プライバシーを強く求める。知人の数は比較的少ない。しかし知人との

友情は深く長く続く。

　自己実現を果たした人々に共通するもう1つの特徴は，ピーク・エクスペリエンス（至高経験）があることです。至高経験とは，過去や将来について考えることなく，完全に自分がその場に在る瞬間の時空を越えた経験を意味します。前述した自己実現者たちには，文筆，芸能，啓蒙，福祉活動，哲学などの分野で天職をまっとうする間に，至高経験が得られたとされます。自己実現には，名声，金銭，才能以上のものが必要と考えられるだけに，自己実現を果たしたとされる人々に想像を巡らすことには興味深いものがあります。実際，名声，金銭，才能などは何の保証にもなりません。メディアが報じる，名声，金銭，才能に恵まれた人々の物質乱用，結婚離婚の繰り返し，家族崩壊，訴訟などのトラブルを考えてみてください。それにもかかわらず，西欧文化では，名声，金銭，才能を追い求め，豪華な余暇を過ごすことが人生の理想と考える傾向があります。Maslowは，この考えに強く反対したことでしょう。また，個人間の比較のみならず，豊かな国と貧しい国との比較においても，個人の収入，富などの要因は，幸福と満足にはほとんど関連しないという，意外な報告もあります[49]。名声と富が幸福の真の姿を映していないのなら，理想的な人生の目標とは一体何でしょうか？　もちろん，非常に明確な理想や完璧主義を押しつけられることには，私たちは常に用心深くあるべきです（第11章を思い出してください）。しかし，個人的に1つの目標をもつのなら，自己実現は良い候補ではないでしょうか。そして，自己実現の概念には，本章に紹介する至高経験，流れ，価値に合った生き方，たくましさの涵養，人生の意味の発見など，他の概念もさまざまな形で含まれています。

フロー（流れ）

　流れの概念の源は，非常に興味深いものです。そして，この用語自体にも興味深いものがあります。なぜならそれは，流れの経験を実際に定義し，説明し

ているからです。流れの概念は，Mihaly Csikszentmihalyi によって提唱されました[42]。彼は，人々を幸せにする経験を理解することに大きな興味をもち，画家グループを対象にして，博士課程の研究を行いました。そして，彼らがとても献身的に，情熱をもって絵画に打ち込んでいることに気づきました[42]。彼らは絵画の制作に対して，深い，持続的な喜びをもち，自分らの活動をとても重要なものと考えていました。しかし，彼ら無名の画家たちは，仕事の依頼を受けていたわけではありません。自分の作品が将来売れる約束も，批評家の間で成功を勝ち取る確信もなかったのです。Csikszentmihalyi は，それがある種の至高な経験，すなわち，ただ笑ったり，喜んだりする娯楽以上の，非常に深い満足感の経験と考えました[41]。そして，こうした至高経験のある画家，音楽家，外科医，文筆家，庭師などが，職業に関わらず極めて似通った経験を記述しているため，この経験を「流れ」と名づけました。Csikszentmihalyi の研究に関する文献を読んで驚かされるのは，研究対象となった人々が究極的な幸福感をもつ瞬間は，必ずしも私たちが予想するような瞬間ではないことです。文化的な固定観念からいえば，私たちの多くが幸福を感じるのは，ディズニーランドの乗り物の上，クルーズの船上で手すりによりかかるとき，新車を受け取って道路に出る瞬間，家族や配偶者と豪華な食事を楽しむとき，南国のリゾート地で浜辺にくつろぐときなどとされています。しかし，Csikszentmihalyi の研究によると，幸福と満足を感じるには，過大な出費も異国情緒ただよう場所も必要とはしないのです。さらに意外なのは，流れが生まれる瞬間は，1人でいるときや，困難な仕事に立ち向かっているときに多いということです。つまり，流れは，余暇よりも仕事で起こる可能性が高いということです。ここでも，幸せは誰かと一緒（しばしば恋愛の文脈で）にいるとき感じるもの，また，余暇こそが幸福であり仕事は最低限にすべきものという文化的固定観念と，流れは合致しません。

　流れの概念を説明するには，それがどのようなものかを示す必要があります。流れの特徴を理解して，はじめて自分の生活に流れを探すことが意味をもちます。流れに関する数多くの著作の中で[41]は，流れの8つの構成要素を，その人

の活動または活動している状態の特徴として，以下のように説明しています。

1. 自己の能力が試され，特定の技能を必要とする活動。結果として流れとなる仕事は，その個人にとって能力が試されるようなものではあるが，圧倒されてしまうほどのものではない。
2. 自分のすべての注意がその仕事に集中すること。ある意味では，それにかかわる期間，自分が仕事そのものになる。
3. 活動には，明らかな目標や終点があり，自分の進歩が把握できる。
4. 自分が向かう方向が，正しいか誤っているかの明確な反応が得られている。
5. 何ものも意識に介入しない。すなわち，時間，気分，空腹など，自分のおかれた物理的状態を考えることはない。
6. 身体と活動を自分が支配していることの深い感覚がある。
7. 自己または「私」という感覚を失う。自己意識は存在しない。
8. 時間の感覚を失う。1時間が数分に感じ，数分が1時間に感じたりする。

Csikszentmihalyiが画家たちから強い印象をうけたように，流れは，しばしばクリエイティブな文脈で語られます。音楽家は演奏中に，外科医は手術中に流れを感じたと語ります。では，日常的な経験の中で，流れはどのように感じられるのでしょうか。大学など規模の大きいクラスで著者が流れについて語るとき，受講生から興味深い意見が得られます。人によっては，サッカーのプレー中や，ロック・クライミングの最中など，スポーツでの経験を語り，また他の人は趣味について，とくに何かを作っているとき，あるいは裁縫，編み物，船の模型造り，木工などでの経験を語ります。流れは脳の外科手術やバイオリン協奏曲に関連する必要はありません。労力が注がれ，技能を必要とするあらゆる活動に生まれるのです。

流れは各個人が固有に経験するものですが，しかし，それは追い求めなければ得られません。つまりそれは，挑戦的な状況に身をおく，あるいは，何かの

習得に夢中になるなどの状況から生まれるものです。流れは，偶然に経験されるものではなく，創造することが必要です[41]。真実の流れは，規則的に経験されるものではなく，必ずしも毎日起きるとは限りません。しかし流れを経験することが多いほど，その人は人生に満足し，夢中になるとされています。

ハーディネス（たくましさ）

たくましさの概念は，約25年前，Suzanne Kobasa[96]によって初めて心理学の文献に紹介されました。たくましさは，ここではストレスに対する反発や回復力という意味で使われています。この用語は，ストレスの多いライフイベントと感情的，肉体的健康との関連性の研究の中から，Dr. Kobasaと同僚たちにより生み出されました。Dr. Kobasaは，ストレスとさまざまな問題との関連性を，なぜそれが問題化するのかという観点ではなく，感情的，肉体的に比較的無傷なまま困難を乗り切るのに役立つ力はどこから生まれるのかという観点から研究しました。Dr. Kobasaらが研究の対象としたのは，日常的にプレッシャーの多い立場におかれた人々でした。企業の取締役，弁護士，陸軍の将校など，ストレスの多い役割を担い，彼らが属する組織や企業の大規模な変化の只中にある人々が被験者に選ばれました[97]。そして，Dr. Kobasaの数多い研究結果から，信頼性をもってストレスにうまく対処するスタイルと信念には，ある特徴のあることが発見されたのです。これら特徴となる要素は，おそらく変えることの難しいパーソナリティ・スタイル（性格型）と考えられているものの，最近のエビデンスは，たくましさが実際には訓練によって学ぶことができることを示唆しています[110]。次項では，たくましさの3つの特徴について検討します。

たくましさは，3つの構成要素から成り立っています。これら要素は，それぞれに固有でありながら，互いに関連しています。最初の要素は，コミットメント（関与），つまり，「存在とは何か，どう行動すべきかの真実，重要性，価値などを信じる能力」です[97]。関与とは，仕事，家族，対人関係など，人生の

すべての局面に完全に参加し，関わることです。たくましさの他の構成要素と同様，なぜ関与がストレスに対する優れた防御となるのか，誰も正確に把握していません。しかし，1つの仮説として，人生のすべての局面に関与する人は，ある領域での喪失対処能力に優れているという考えがあります。例えば，仕事，家庭，友人のすべてに関与している人は，仕事のみに関与している人に比べ，仕事を失うことに対してより良く対処する可能性が高いと考えられるのです。関与は，本章の他項で述べる概念，とくにバリュー（価値）やミーニング（意味）にも当てはまります。その理由は，価値や意味が，関与の基礎を構成するからにほかなりません。

たくましさの2番目の構成要素は，コントロール（支配）の感覚です。しかし，この言葉は，実際に何かを支配する意味で使われるものではありません。ここでの支配とは，「成り行きに影響を与えられることを信じ行動する性向」を意味します[97]。支配の感覚を強くもつ人は，自分のおかれた環境で自分に何ができるかをより良く把握するとされています。ストレスのなすがままになるのではなく，自分の助けになるものを探すのです。支配の感覚が強い人は，第9章に説明した行動主体のコーピングを用いた問題解決に最善の努力を払う傾向の人でしょう。支配の感覚の強い人が，金銭的問題などのストレス要因を経験すると，専門家の助言を求め，損失を最小限にとどめるべく迅速に行動する傾向があるとされます。一方この感覚が欠如した人は，消極的な性格から，自分にできることは何もないとあきらめ，事態をさらに悪化させることが考えられます。

たくましさの3番目の構成要素は，チャレンジ（挑戦）です。これは，「安定よりも変化が規準となる生活様式[97]」を指します。挑戦は，変化が強制される状況下で，とくに有用となります。支配と挑戦の感覚をもつ人は，なぜ変化が起こりつつあるのかの原因を把握し，変化の只中にも有利な機会を逃さない人です。「ずっと変わらないものは変化だけ」という古いことわざがあります。変化によって機会が失われるのではなく，変化が機会をもたらすという観点は，絶え間なく変化している世界に生きるための健全な考え方と思われます。スト

レスが制御できないときよりも，自分からストレスに向かっていくときのほうが，ストレスへの対処が楽にできることは，以前からよく知られているとおりです。挑戦をとりいれた姿勢は，ものごとの成り行きに自分が関与できる余地があると考えさせてくれます。挑戦は，あいまいさを容認する批判能力にも関連します。すなわち，ものごとの進めるにあたり，それが正しい方法か間違った方法かに拘泥する気持ちが減少して，思考に十分な柔軟性が生まれます。挑戦の例を1つ挙げます。例えば，仕事のやり方を変えるよう指示されたり，新たな仕事を割り振られたりして，仕事上の役割の変化に自分が直面したとします。挑戦の態度をもつ人は，この変化を，新しいことを学ぶ機会，生活が変わる良い機会ととらえます。そして，変化の良い面に注目するよう心がけ，現在起こりつつある変化がもたらす将来に期待します。一方，挑戦の態度をもたない人は，変化が起きないことを願い，変化に自分が対処できないのではないかと不安を抱きます。

　その特徴をここに紹介することだけで，読者にたくましさを浸透させることはできません。こうした対処戦略を筆者が説明する意図は，それが健康でうつ病予防に有益な目標となるからです。うつ病に脆弱な人，とくに完全主義に陥りがちな人は，ときにこうした理想を文字どおり解釈し，自分のたくましさを評価する傾向があります。これは，ほとんど逆効果につながるおそれがあります。目標は，たくましさの完成にあるのではなく，その増強にあります。時間をかけて柔軟性を鍛え，あいまいさを容認する力を強化するのです。たくましさは，「でなければならない」ものとして提起されているのではありません。つまり，「挑戦する観点をもたなければ失敗する」といったものではないのです。それは，長期的に取り組み，育む価値のある健全な態度です。どちらかといえば，たくましさの構成要素は，第9章に紹介したコーピング戦略や，第6章での信念や規準の考え方を，自分や世界へ向けた観点に適応させたものと考えてください。考え方，感じ方，行動の仕方は，時間をかけて変更し，磨き上げることができます。しかし，その過程は，スムーズではありません。

バリュー（価値）

　幸福感と満足感をもって生きる人は，その人生や行動に価値があることを確信しているという考えが，自己実現やポジティブ心理学には多少なりともあります。本章での価値という言葉は，このような意味で用いられます。それは，もつべき特定の価値観をさしません。例えば，価値という言葉は，家族的価値または伝統的価値という意味にしばしば用いられます。またときには，家族的価値があたかも理想であり，他の価値に優先するものであるかのような，政治的意図をもって用いられることもあります。ここで問題にしているのは，価値の内容ではなく，価値という概念です。その内容は，1人1人が適宜決めます。自分の価値に合った人生を送る人は，特定の考えを大切にし，母親として，妻として，あるいは友として自分が目指す理想像を重視します。例えば，母親としては思いやりを，妻としては献身を，友としては忠実を重視するなどの価値があると思います。それぞれの価値は，行動と原理に分解することができます。自分の価値を，地域，国家そして国家間の政治への貢献と考えている人もあるかもしれません。この場合の価値は，他者への奉仕であり，それに伴う特定の行動があるでしょう。誰もが，何らかの価値観を有しています。しかし，その内容は，ここでは問題にしません。どのような価値観をもつかは個人の選択で，何に価値を認めるかはその人だけが答える問題です。

　しかし，ここでしばらく，価値の定義について考えてみましょう。1つの定義はSteven Hayesらによる，「人生全般に望む結果[77]」というものです。こうした全般的価値をさまざまな領域で定義できれば，それぞれの価値に到達するための行動を方向づけることができます[62,77]。しかし，価値を選択したからといって，それが目標に向かうまっすぐな道筋を約束するものではありません。実際には，その逆の場合が多いのです。価値に向かう道は，曲がりくねり障害が多く，不確かな判断を伴うものと予想すべきでしょう。価値は，ちょうど磁石の方位指針のようなものです[77]。南南西に方位をとろうと思っていても，直

線的に進むことは容易ではありません。山があるために回り道をしたり，川があるために橋をわたらざるをえなかったりするでしょう。たどっていたルートが行き止まりで，逆戻りすることもあるかもしれません。それにもかかわらず，価値は必要です。価値なしには，私たちの人生は堂々巡りを繰り返し，行き当たりばったりになるからです。ある種の不幸が，明確に定義された価値のないこと，または価値に合わない人生を送ることに関連すると考える心理学者もいます。この説が正しければ，価値について考えることは，幸福と満足の重要な部分を占めるといえます。

　価値について真剣に考えることを日常生活で回避することは，いとも簡単です。頭の中は，時間どおりの起床，通勤，家族の面倒，食事，レジャーなどなどの考えで一杯です。人生の意味，自分が向かう方向について考える時間はほとんどありません。もちろん，そうした生き方に幸せを感じていれば，それはそれで大きな間違いとはいえません。しかし，ポジティブ心理学者は，増強という概念を重視します。つまり，価値を考える時間をもち，目的に叶うような人生を送ることで，どれほど人生は良くなるか，という観点です。そうすることで，どれだけ充足感が得られるでしょうか？　自分の価値観にそぐわない行動に費やす労力をもっと大切と考える目的に使えないだろうか，自分の価値は何か，それをどのように追求するかなどを考えることで，失うものは何もありません。結果としてあなたの日常生活は，価値と完全に合致し，すでに得た知識と経験の再確認に終わるかもしれません。しかし，価値とより良く合致する人生を送る方法があるのなら，その実践から得られる便益は，何であれ有意義なものと考えられます。

あなたの価値を定義する

　価値を抽象的に定義することは簡単ではありません。特定の領域に即して定義するほうがずっと容易です。Hayesら[77]は，9つの異なる領域を提案しています。もちろん，これら分類のいずれにもぴたりと当たらない価値があることも忘れないでください。そのこと自体に，なんの不都合もありません。以下の

分類は，Hayesら[77]の提案にもとづくものです。これは，検討過程の始まりにすぎません。9つの分類には，それぞれに読者の価値を書き出すためのスペースを設けました。

ワークシート 14-1：あなたの価値を定義する

1. 恋愛関係－あなたはどのようなパートナーになりたいのか？

_____
_____

2. 家族関係－あなたは家族とどのような関係をつくりたいのか？

_____
_____

3. 友情－あなたが友人との間に育みたい友情はどのようなものか？

_____
_____

4. 職業－あなたが取り組みたいと熱望する仕事または分野は？

_____
_____

5. 教育－あなたが学びたいと望むものは？

_____
_____

6. レクリエーションとレジャー－あなたは自由時間をどのように過ごしたいのか？

_____

_____

7. 精神性と哲学－あなたの世界観はどのようなものか，そして人生にはどのような意味があると考えるのか？（これについては次項の「意味」で詳細に検討します）

_____

_____

8. 市民性－あなたは地域社会，国際社会にどのように参加したいのか？

_____

_____

9. 身体的健康感－身体的健康と健康感を保つために，あなたはどのような目標をもっているか？

_____

_____

すでに気づいたかと思いますが，上記の質問では，希望的観測をまじえて回答することが求められています。それこそが，設問の意図でもあります。価値は，自分がもちたく思うもの，努力して求めるものですが，しかし皮肉なことに，ほとんどの価値が手の届かないところにあります。例えば，あなたが密接な家族関係を価値あるものと考えていても，家族にとってのあなたは，依然として扱いがむずかしい，怒りっぽいなど，いろいろな理由から遠い存在であるかもしれません。定時制の大学で好きな課目の授業を受けても，学位の取得に必要な単位を得るための時間的余裕はみつからないかもしれません。また，運動による健康維持をこころがけていても，10年以上何も変わらないまま，身体は老いていくかもしれません。しかし，結果的にはそれでよいのです。なぜならこうした価値が，常にあなたをポジティブな方向へ努力するよう導いてくれるからです。価値には，具体的な終点もゴールラインもありません。仮にそうしたものがあるのなら，それは価値ではありません。「やっと自分の価値を手に入れた。これでもう価値を求めなくても良い」と考える瞬間は，いつまでも到来することはありません。価値は行動を必要とするものではないからです。価値は，行動しながらそこに存在するため，そして信じるための1つの方法です。

　価値は，いろいろな意味で，捉えどころがない概念であることを筆者は理解しています。本章の冒頭でも，筆者は幸福の定義の困難さについて述べました。しかし，価値は真実を含む，重要なものです。Maslowが挙げた，自己実現した人々のリストを思い出してください。そのすべての人が，自分の観点，理念，仕事をもち，情熱をもって信じる思想をもっていました。価値とともに人生を生きることは，否定的な感情，選択への疑念などが生じる余地を少なくして，自己実現へと導いてくれます。

ミーニング（意味）

　本章の最終項では，人生における意味の必要性について検討します。ある点

からいえば，意味は，流れ，たくましさ，価値などの概念を含んでいます．しかし，意味が提起するものは，「人生の意味は何か，そして自分はなぜここに在るのか？」という最も大きな疑問です．意味の概念は，主に第二次大戦後のViktor Franklの研究によって，基礎心理学の分野に登場しました．この登場は，偶然の結果ではありません．Franklは戦時下の数年を，強制収容所で過ごし，そのもっとも恐ろしい状況下で，意味の理論と新たな治療法を考え出しました．こうした概念を考える間も，彼はそれを究極的な試験にかけていたといえます．Franklは，自分が仲間と同様ガス室送りになるか，収容所に蔓延していた伝染病にかかるかして死ぬかもしれない脅威にあっても，威厳を保ち，人生には生きる価値があるという考えを保つ努力をしました．そればかりでなく，共感を呼ぶ彼の驚くべき著作，「Man's Search for Meaning（邦題：夜と霧）」に詳らかなように，収容所での日常生活は，極度に非人間的なものでした．食事は不十分，窮屈で居住に適さない施設，常時監視の下での単調な仕事，監視人から無作為に行われる体罰，そして監視人からあるいは囚人同士で行われる日常的な非人間的行為．しかし驚くべきことに，こうした経験にも将来につながる意味をFranklは見出すことができたのです．絶望し，心理的に諦めながら死んでいった囚人の中にあって，大きな苦痛のもとでも経験に意味を見出すことを，彼は選択し続けました．当初Franklは，別の収容所に囚われていた妻のことを考え，辛さをしのぎました．しかし，彼の妻はすでに死亡していたことを，戦後知ることになります．彼は妻への愛情をとおして，観察した自然の断片や人間的行為などの，単純で簡潔なことがらの中に，平和で美しい時間を経験しました．Franklは，時折り妻の霊が自分と共に在ること，自分は正しい方向に進んでいることなどのしるしを確信しました．同時に，記録を残すことがほとんど不可能であったにも関わらず，意味のある自分の思想や洞察を書き残そうと試みました．そして，絶え間ない剥奪と生命身体の危険から，他の囚人への援助が十分行えなかったことを認めながらも，他者への支援すら試みました．つまり彼は，できる限りを尽くしたのです．

とくに扱いのひどかった日には，監視人は囚人にまったく食事を与えないこ

とがありました。Franklはその日，仲間に自分の考えを伝え，勇気づけようと試みました。彼はこう記しています。

　　私たちがここで生き残る確率の非常に小さいことは，誰でも見当がつく。私も自分が生き残る確率は，1／20程度だろうと思う。しかし，それでも希望を捨てるつもりはないし，絶望もしない，と私は彼らに言った。なぜかといえば，将来どうなるかは誰にもわからないからだ。まして1時間さきのことなどわかるものか，と[62]。

彼はまた意味についても，こう述べました。

　　人間の生命は，いかなる状況のもとでも，意味を失うことは決してない。そして，この生命の大きな意味の中には，苦しみも死も含まれる。困難なときにも，誰かが私たちを見守ってくれている。それは，友か，妻か，生者か，死者か，あるいは神かもしれないが，きっとその人は，自分をがっかりさせないでほしいと思っているに違いない。私たちがみじめに苦しむのではなく，誇らしげに苦しんでいる姿をみたいはずだ，と私は言った[62]。

Franklがスピーチを終えると，囚人たちは目に涙を浮かべ感謝しました。Franklが，その夜のみならず収容期間を通じて仲間に与えた影響こそが，彼の苦難がもつ真の意味だったのかもしれません。その夜を含めて彼が囚人仲間に向かい，希望を失わず，今をそして明日を生きようと勇気づけたことは，何人かの命を救ったはずです。これは，たとえFranklが殺されていたとしても，残る真実です。いずれにしても彼の人生は，大きな威厳にみちたものであることに変わりはありません。また，著作を読んで彼の考えに触れ，励まされた人はさらに多いはずです。そのことも，収容所での彼の経験に意味をもたらします。

　戦争が終わり，Franklは，研究者そしてセラピストとして非常に精力的な活

動に満ちた生活に戻りました。彼の考えは，実存分析のセラピストたちに影響を与え続けたのです。実存分析の中心概念は，人は世界を自分のために構築する，したがって，人生の意味はそのために定義される，というものです。Franklは，「人生の意味は何か？」という問いは，設問として正しくはないと考えました。私たちが人生に何を期待するか，ではなく，むしろ人生が私たちに何を期待するかのほうが重要と考えたのです。私たちは人生に意味を問うことをやめること，むしろ私たちは人生から絶えず意味を問われ続けている存在と考えるよう主張しました[62]。この意味が確立されれば，人生の困難を耐えることはより容易になります。その意味でFranklは，哲学者Nietzscheの「なぜ生きるかの問いに答えをもつものは，ほとんどすべての，どのようにして生きるかという問いに耐えることができる」という言葉を引用しています[62]。

　意味のある人生という考えは，しばしば霊性や宗教に関連します。神の存在が関与する強力な信念体系は，意味の1つの形態です。しかし，意味は，宗教の実践つまり信仰と同義語ではありません。とはいえ，宗教や信仰が心理的健康へ及ぼす影響は，意味の研究に興味ある読者にとって，意味の便益を評価する出発点として適していると思います。この分野の研究者は，宗教とうつ病の関連性は複雑であり，また，社会的または文化的プレッシャーなどの外的要因に動機づけられた宗教活動（例えば外的プレッシャーから信仰心なく教会へ行くことなど）は，抑うつのリスク要因となることを示唆するエビデンスがあるとしています[123]。しかし，真の内的動機づけによる宗教活動である信仰は，教会へ定期的に行かなくてもうつ病に対する予防効果があるとされます[23,115]。将来は，宗教のもつ予防効果が信仰からくるものなのか，または神の存在に伴う意味からくるものなのかを，研究の積み重ねが解明してくれることでしょう。いずれにしても，人生における意味の発見そして信念が，有効であることは否定しがたいのではないでしょうか。

　人生の意味は，自分のために自分自身で選ぶものです。しかし，いつもそれが簡単に行くとは限りません。この大きな目標を達成したのちに，選択した「人生の意味」をどこかへ確保しておくことは不可能です。自分の価値に合った

生き方を貫く際にも，同じことが言えます。Franklが直面したように，逆境や苦難が，意味に集中することをとても困難にします。願わくは，読者がFranklのような経験に曝されてほしくはありませんが，読者のほとんどが，何らかの不幸を経験するのは間違いないと思います。それは，うつ病の再燃かもしれませんし，予期しないストレスや病気かもしれません。こうした不幸の只中には，その意味を発見することに最善をつくす以外方法はありません。気分が良く，すべてうまくいっているときでさえ，意味の追究は容易ではないでしょう。例えば，自分が求めている人生の意味は他者を助けることにあるとしたら，どのようにしてそれを行うかの選択が問題として残ります。ホームレスにお金や食事を手渡すべきか，寒い冬の夜彼らに毛布を配るほうが良いのか，あるいはホームレスのための公的支援計画に政治的に関与すべきでしょうか。これら3つの選択肢はいずれも良いことですが，最適な行動を選ぶには熟慮と分別を必要とします。また，自分にとって人生の意味の一部が良き親になることだとしたら，どのようなしつけが子どものために最適か，日々選択し決定しなければならない状況に直面するでしょう。ある方法と他の方法とを比べれば，そこには明らかな差があるかもしれません。ですから，なんであれ私たちは，意味にかかわる困難な選択に直面することは避けられないのです。しかしそれは，健全な種類の困難さと考えるべきです。すべての選択肢はより良い実現につながり，すべての選択は人生の意味と合致するからです。意味のある人生を送ることは，人生の意味に合致する具体的行動に集中することでもあります。

　あなたの人生がもつ意味について考え，評価するとても簡単な方法は，自分と日々の糧以外に，朝ベッドから起きて今日を生きる大切な理由はあるか，と自問することです。誤解のないようにいっておきますが，これは自分と自分に必要なものが，大切な理由に当たらないということではありません。むしろ質問の意図は，自分が疲れてベストコンディションではないという事実以外の，さらに重要な信念の有無を問うことにあります。もしこの答えが「ある」であれば，あなたはベッドから起きてその大きな目的に取り組むことでしょう。その目的がなんであれ，それはあなたにとって人生の意味の一部であるはずです。

要約すれば，意味とは，自分よりも大きな何かを見つけ，そのために行動を起こし，それを離さないことです。

まとめ

私たちはこの章で，ちょっと変わった旅をしました。事実についてはあまり語られず，結論やすぐに解決が得られない疑問が多く提起されました。人生の重要な関与について語るには，科学的な面を控え，ある程度哲学的にならざるを得ません。うつ病の再燃予防策よりも，人生をいかに強化するかに本章の重点はおかれました。うつ病の再燃に，選択肢は結局ないかもしれません。再燃リスクは部分的に抑制可能であり，予防にはベストを尽くすべきですが，どの程度まで再燃リスクが抑制できるかは誰にもわかりません。しかし，自己実現をめざし，流れを創りだし，たくましさを育み，自分の価値に合った生き方をして，人生の意味を築きあげることは，すべてあなた次第です。結局，あなた以外にこうしたことを実現できる人はいません。再燃リスクの減少に加えて，こうした力の増強が困難な状況を耐えしのぐことを可能にし，つらい時期にもあなたを支えてくれるでしょう。最後のポイントです。人生への積極的な関与とは，何があっても諦めることなく，希望をもって行動し続けることです。

〈練　習〉

　この章のポイントをあなたはどのように考えるかを書き，その後にあなたのウェルネス・プランの一部に取りいれたいと思う課題や練習を記入してください。

　第14章「人生への積極的な関与」では，うつ病の再燃だけでなく，生活の質を向上させるための，ポジティブ心理学の重要性を検討しました。この章の私のポイントは以下のとおりです。

_____

_____

　この章を読んで取りいれたい課題，練習，行動は以下のとおりです。

_____

_____

《付　録》

参考資料

■一般読者のための推奨図書

うつ病性障害および双極性障害

Copeland, M .E. 2001. *The Depression Workbook: A Guide for Living with Depression and Manic Depression.* 2nd ed. Oakland, CA: New Harbinger Publications.

Edwards, V. 2002. *Depression and Bipolar Disorder*. Toronto: Key Porter.

Ellis, T. E., and C. F. Newman. 1996. *Choosing to Live: How to Defeat Suicide through Cognitive Therapy*. Oakland, CA: New Harbinger Publications.

Miklowitz, D. J. 2002. *The Bipolar Disorder Survival Guide: What You and Your Family Need to Know*. New York: Guilford.

Papolos, D., and J. Papolos. 1997. *Overcoming Depression: The Definitive Resource for Patients and Families Who Live with Depression and Manic-Depression*. 3rd ed. New York. Harper Collins.

Solomon, A. 2001. *The Noonday Demon; An Atlas of Depression*. New York: Simon & Schuster.

認知行動療法

Burns, D. D. 1999. *The Feeling Good Handbook*. Revised edition. New York: Plume.

Burns, D. D. 1999. *Feeling Good: The New Mood Therapy*. Revised edition. New York: Avon.

Greenberger, D., and C. A. Padesky. 1995. *Mind over Mood: Change How You Feel by Changing the Way You Think*. New York: Guilford Press.

McKay, M., M. Davis, and P. Fanning. 1997. *Thoughts and Feelings: Taking Control of Your Moods and Your Life*. 2nd ed. Oakland, CA: New Harbinger Publications.

対人関係療法

Weissman, M. M. 2000. *Mastering Depression through Interpersonal Psychotherapy: Patient Workbook*. San Antonio, TX: Psychological Corporation.

マインドフルネス瞑想法

Kabat-Zinn, J. 1990. *Full Catastrophe Living: Using the Wisdom of Your Body and Mind to Face Stress, Pain, and Illness*. New York: Dell Publishing.

Kabat-Zinn, J. 1994. *Wherever You Go, There You Are: Mindfulness Meditation in Everyday Life*. New York: Hyperion.

Kabat-Zinn, J. 1995. *Mindfulness Meditation: Cultivating the Wisdom of Your Body and Mind* (audio-tape). Niles, IL: Nightingale-Conant.

薬物療法

Healy, D. 2002. *Psychiatric Drugs Explained*. 3rd ed. New York: Churchill Livingston.

Stahl, S. M. 2000. *Essential Psychopharmacology of Depression and Bipolar Disorder*. New York: Cambridge University Press.

コミュニケーションと対人関係

Christensen, A., and N. S. Jacobson. 2000. *Reconcilable Differences*. New York: Guilford.

McKay, M., M. Davis, and P. Fanning. 1995. *Messages: The Communications Skills Book*. 2nd ed. Oakland, CA: New Harbinger Publications.

完全主義

Antony, M. M., and R. P. Swinson. 1998. *When Perfect Isn't Good Enough: Strategies for Coping with Perfectionism*. Oakland, CA: New Harbinger Publications.

Basco, M. R. 2000. *Never Good Enough; How to Use Perfectionism to Your Advantage without Letting It Ruin Your Life*. New York: Simon & Schuster.

ストレス管理

Davis, M., E. R. Eshelman, and M. McKay. 2000. *The Relaxation and Stress Reduction Workbook*. 5th ed. Oakland, CA: New Harbinger Publications.

Goudey, P. 2000. *The Unofficial Guide to Beating Stress*. New York; IDG Books.

不安障害

Antony, M. M., and R. P. Swinson. 2000. *The Shyness and Social Anxiety Workbook: Proven, Step-by-Step Techniques for Overcoming Your Fear*. Oakland, CA: New Harbinger Publications.

Foa, a. B., and R. Wilson. 2001. *Stop Obsessing! How to Overcome Your Obsessions and Compulsions*. Revised edition. New York. Bantam Books.

Hyman, B. M., and C. Pedrick. 1999. *The OCD Workbook: Your Guide to Breaking Free from Obsessive-Compulsive Disorder*. Oakland, CA: New Harbinger Publications.

Matsakis, A. 1996. *I Can't Get Over It. A Handbook for Trauma Survivors*. 2nd ed. Oakland, CA. New Harbinger Pubhcations.

Zuercher-White, E. 1997. *An End to Panic. Breakthrough Techniques for Overcoming Panic Disorder*. 2nd ed. Oakland, CA: New Harbinger Publications.

■専門家のための推奨図書

Beck, A. T., A. J. Rush, B. F. Shaw, and G. Emery. 1979. *Cognitive Therapy of Depression*. New York: Guilford Press.

Clark, D. A., and A. T. Beck, with B. A. Alford. 1999. *Scientific Foundations of Cognitive Theory and Therapy of Depression*. New York: Wiley.

Gotlib, I. H., and C. L. Hammen. 2002. *Handbook of Depression*. New York: Guilford.

Persons, J. B., J. Davidson, and M. A. Tompkins. 2001. *Essential Components of Cognitive-Behavioral Therapy for Depression*. Washington, DC: American Psychological Association.

Segal, Z. V., J. M. G. Williams, and J. D. Teasdale. 2002. *Mindfulness-Based Cognitive Therapy for Depression: A New Approach to Preventing Relapse*. New York: Guilford.

Weissman, M. M., J. C. Markowitz, and G. L. Klerman. 2000. *Comprehensive Guide to Interpersonal Psychotherapy*. New York: Basic Books.

■医療機関を探す場合

セラピストを見つける戦略

適切なセラピストを探すには，関連資料を熟読し，知人の推奨やインターネット情報などの利点を活用してください。理想的には，セラピストは抑うつについて十分な知識を持ち，有効性が実証された治療法の専門家であることが望まれます。いくつかの留意点として下記を挙げておきます。

- 読者が大都市に住んでいる場合，うつ病または気分障害の専門診療を行うクリニックが近くにある確率は高いでしょう。あるいは，認知行動療法，対人関係療法，薬物療法などの，うつ病への有効性が実証された治療を専門とするクリニックがあるかもしれません。こうしたクリニックは，大学付属病院や臨床心理学訓練プログラムなどの一部として，学園地区に位置する場合があります。また，優れた私営専門クリニックがあるかもしれません。
- 読者の居住地が小都市にあると，専門診療施設へのアクセスは不十分な場合があります。その場合も，診察するセラピストや医師が，科学的根拠に基づくうつ病治療を熟知していることを確認する必要があります。
- 薬物療法を行う場合，一般には精神科医または家庭医が処方する薬を服用する必要があるでしょう。最初に訪れる専門家としてふさわしいのは，家庭医です。家庭医が必要に応じて専門医に紹介状を書き，その後の治療について忠告してくれます。
- 専門医への紹介を読者が求めている場合，後述する国内組織の欄やインターネット関連サイトに記載されている組織への連絡を薦めます。これらの組織のうち，ADAA，BPSA，ACT などでは，北米地域の専門家への紹介状を書いてくれます。その他のサイトへアクセスすることでも，有益な情報が得られるかもしれません。例えば，International Society for Interpersonal Psychotherapy （ISIPT）のサイトは，対人関係療法（IPT）に興味のある専門家を対象としたホームページとなっていて，中

に学会員を紹介するページがあります。その中から読者の地域のIPT専門家を探してください。
- 掲示したウェブサイトの他に，インターネットには抑うつ治療や認知行動療法を専門とする数多くの地域クリニックに関する情報があります。検索サイトから，読者の住む市の名前および他の関連用語（CBT，認知，抑うつなど）を打ち込んでどのような情報が得られるかを試してください。筆者がお薦めする検索サイトは www.google.com/advanced_search です。
- 読者がいままでに読んで気に入ったうつ病関連または認知行動療法の本の著者を，インターネットで情報検索してみてください。多くの著者が自分のホームページをもっています。その中に情報収集のためのコンタクト先が紹介されています。著者にEメールで紹介先の推薦などを依頼すれば，有益な情報が得られるかもしれません。
- 消極的にならず，積極的に探しまわることが大切です。読者の地域に評判のセラピストが複数ある場合，最初のセラピストと意見が合わないのであれば，次のセラピストをあたってください。地域のセラピストが診察の順番待ち状態であれば，最初のセラピストに不満がある場合に備えて，複数のウェイティング・リストに登録します。

国内組織（米国）

Anxiety Disorders Association of America （ADAA）
8730 Georgia Avenue, Suite 600
Silver Spring, MD 20910
Tel: 240-485-1001
Fax: 240-485-1035
Web site: www.adaa.org

Depression and Bipolar Support Alliance （BPSA）
（formerly called the National Depressive and Manic-Depressive Association）
730 Franklin Street, Suite 501

Chicago, IL 60610-7224
Tel: 800-826-3632 or 312-642-0049
Fax: 312-642-7243
Web site: www.ndmda.org

National Alliance for the Mentally Ill （NAMI）
Colonial Place Three
2107 Wilson Blvd., Suite 300
Arlington, VA 22201
Tel: 800-950-NAMI（6264） or 703-524-7600
Web site: www.nami.org

National Mental Health Association（NMHA）
1021 Prince St.
Alexandria, VA 22314
Tel: 800-969-NMHA（6642）
TTY Toll Free: 800-433-5959
Web site: www.nmha.org

関連インターネットサイト

Academy of Cognitive Therapy（ACT）
www.academyofct.org

American Association of Suicidology（AAS）
www.suicidology.org

American Foundation for Suicide Prevention （AFSP）
www.afsp.org

American Psychiatric Association（APA）
www.psych.org

American Psychological Association（APA）
www.apa.org

Association for Advancement of Behavior Therapy（AABT）
www.aabt.org

Australian Association for Cognitive and Behaviour Therapy（AACBT）
www.psy.uwa.edu.au/aacbt/

British Association of Behavioural and Cognitive Psychotherapy（BABCP）
www.babcp.com

Canadian Mental Health Association（CMHA）
www.cmha.ca

Center for Mindfulness in Medicine, Health Care, and Society（CFM）
www.umassmed.edu/cfm

Depression and Related Affective Disorders Association（DRADA）
www.drada.org

European Association for Behavioural and Cognitive Therapies（EABCT）
www.eabct.com

International Society for Interpersonal Psychotherapy（ISIPT）
www.interpersonalpsychotherapy.org

National Depression Screening Day
www.mentalhealthscreening.org

National Foundation for Depressive Illness（NAFDI）
www.depression.org

National Institute of Mental Health（NIMH）
www.nimh.nih.gov

参考文献

1) Abramson, L. Y., M. E. P. Seligman, and J. D. Teasdale. 1978. Learned helplessness in humans: Critique and reformulation. *Journal of Abnormal Psychology* 87, 49–74.
2) Alden, L. E., and P. J. Bieling. 1996. Interpersonal convergence of personality constructs in dynamic and cognitive models of depression. *Journal of Research in Personality* 30:60-75.
3) American Psychiatric Association. 2000. *Diagnostic and Statistical Manual of Mental Disorders.* 4th ed., text revision (DSM-IV-TR). Washington, DC: American Psychiatric Association.
4) Angst, J. 1986. The course of affective disorders. *Psychopathology* 19:47-52.
5) Antony, M. M., and R. P. Swinson. 2000. *Phobic Disorders and Panic in Adults: A Guide to Assessment and Treatment.* Washington, DC: American Psychological Association.
6) Antony, M. M., and R. P. Swinson. 1998. *When Perfect Isn't Good Enough: Strategies for Coping with Perfectionism.* Oakland, CA: New Harbinger Publications.
7) Beck, A. T. 1967. *Depression: Clinical, Experimental, and Theoretical Aspects.* New York: Harper & Row.
8) Beck, A. T. 1983. Cognitive therapy of depression: New perspectives. In *Treatment of Depression: Old Controversies and New Approaches*, edited by P. J. Clayton and J. E. Barnett. New York: Raven Press.
9) Beck, A. T., A. J. Rush, B. F. Shaw, and G. Emery. 1979. *Cognitive Therapy of Depression.* New York: Guilford.
10) Belsher, G., and C. G. Costello. 1988. Relapse after recovery from unipolar depression: A critical review. *Psychological Bulletin* 104:84-96.

11) Bergin, A. E., and M. J. Lambert. 1978. The evaluation of therapeutic outcomes. In *Handbook of Psychotherapy and Behavior Change: An Empirical Analysis,* 2nd ed., edited by S. L. Garfield and A. E. Bergin. New York: Wiley.

12) Bezchlibnyk-Butler, K. Z., and J. J. Jeffries. 2002. *Clinical Handbook of Psychotropic Drugs.* 12th ed. Seattle, WA: Hogrefe & Huber Publishers.

13) Bieling, P. J., and L. E. Alden. 2001. Sociotropy, autonomy, and the interpersonal model of depression: An integration. *Cognitive Therapy and Research* 25:167-184.

14) Bieling, P. J., and W. Kuyken. 2003. Is cognitive case formulation science or science fiction? *Clinical Psychology: Science and Practice* 10:52–69

15) Bieling, P. J., A. T. Beck, and G. K. Brown. 2002. *Stability and Change of Sociotropy and Autonomy Subscales in the Treatment of Depression.* Unpublished paper.

16) Billings, A. G., R. C. Cronkite, and R. H. Moos. 1983. Social-environmental factors in unipolar depression: Comparisons of depressed patients and nondepressed controls. *Journal of Abnormal Psychology* 92:119-133.

17) Blaney, P. H. 1977. Contemporary theories of depression: Critique and comparison. *Journal of Abnormal Psychology* 86:203-223.

18) Blatt, S. J. 1974. Levels of object representation in anaclitic and introjective depression. *Psychoanalytic Study of the Child* 29:107-157.

19) Blatt, S. J. 1995. The destructiveness of perfectionism: Implications for the treatment of depression. *American Psychologist* 12:1003-1020.

20) Blatt, S. J., and D. C. Zuroff. 1992. Interpersonal relatedness and self-definition: Two prototypes for depression. *Clinical Psychology Review* 12:527-562.

21) Boland, R., and M. B. Keller. 2001. Chronic and recurrent depression: Pharmacotherapy and psychotherapy combinations. In *Treatment of Recurrent Depression,* edited by J. Greden. Washington, DC: American Psychiatric Press.

22) Bootzin, R. R., and S. P. Rider. 1997. Behavioral techniques and biofeedback for insomnia. In *Understanding Sleep: The Evaluation and Treatment of Sleep Disorders,* edited by M. R. Pressman and W. C. Orr. Washington, DC: American Psychological Association.

23) Braam, A. W., P. van den Eeden, M. J. Prince, A. T. F. Beekman, S. L. Kivelae, B. A. Lawlor, A. Birkhofer, R. Fuhrer, A. Lobo, H. Magnusson, A. H. Mann, I. Meller, M. Roelands, I. Skoog, C. Turrina, and J. R. M. Copeland. 2001. Religion as a cross-cultural determinant of depression in elderly Europeans: Results from the EURODEP collaboration. *Psychological Medicine* 31:803-814.

24) Bressa, G. M. 1994. S-adenosyl-l-methionine (SAMe) as antidepressant: Meta-analysis of clinical studies. *Acta Neurologica Scandinavica* 154(Suppl.):7-14.

25) Brown, G. W., and T. O. Harris. 1978. *Social Origins of Depression: A Study of Psychiatric Disorder in Women.* New York: Free Press.

26) Brown, M. A., J. Goldstein-Shirley, J. Robinson, and S. Casey. 2001a. The effects of a multi-modal intervention trial of light, exercise, and vitamins on women's mood. *Women and Health* 34:93-112.

27) Brown, R. A., and S. E. Ramsey. 2000. Addressing comorbid depressive symptomatology in alcohol treatment. *Professional Psychology: Research and Practice* 4:418-422.

28) Brown, R. A., M. Evans, I. W. Miller, E. S. Burgess, and T. I. Mueller. 1997. Cognitive behavioral treatment for depression in alcoholism. *Journal of Consulting and Clinical Psychology* 5:715-726.

29) Brown, T. A., L. A. Campbell, C. L. Lehman, J. R. Grisham, and R. B. Mancill. 2001b. Current and lifetime comorbidity of the DSM-IV anxiety and mood disorders in a large clinical sample. *Journal of Abnormal Psychology* 110:585-599.

30) Burns, D. D. 1980. The perfectionist's script for self-defeat. *Psychology Today* November, 34-57.

31) Burns, D. D. 1999. *The Feeling Good Handbook*. Revised edition. New York: Plume.

32) Carroll, K. M., C. Nich, and B. J. Rounsaville. 1997. Contribution of the therapeutic alliance to outcome in active versus control psychotherapies. *Journal of Consulting and Clinical Psychology* 65:510-514.

33) Clark, D. A, A. T. Beck, and B. A. Alford. 1999. *Scientific Foundations of Cognitive Theory and Therapy of Depression*. Chichester, UK: Wiley & Sons.

34) Connors, G. J., K. M. Carroll, C. C. DiClemente, R. Longabaugh, and D. M. Donovan. 1997. The therapeutic alliance and its relationship to alcoholism treatment participation and outcome. *Journal of Consulting and Clinical Psychology* 65:588-598.

35) Coren, S. 1996. *Sleep Thieves: An Eye-Opening Exploration into the Science and Mysteries of Sleep*. New York: The Free Press.

36) Coryell, W., J. Endicott, and M. B. Keller. 1991. Predictors of relapse into major depressive disorders in a nonclinical population. *American Journal of Psychiatry* 148:1353-1358.

37) Coryell, W., J. Endicott, G. Winokur, H. Akiskal, D. Solomon, A. Loen, T. Mueller, and T. Shea. 1995. Characteristics and significance of untreated episodes of major depressive disorder. *American Journal of Psychiatry* 152:1124-1129.

38) Cotman, C. W., and N. C. Berchtold. 2002. Exercise: A behavioral intervention to enhance brain health and plasticity. *Trends in Neurosciences* 25:295-301.

39) Coyne, J. C. 1976. Toward an interactional description of depression. *Psychiatry: Journal for the Study of Interpersonal Processes* 39:28-40.

40) Cronkite, R. C., and R. H. Moos. 1995. Life context, coping strategies, and depression. In *Handbook of Depression*. 2nd ed., edited by E. E. Beckham and W. R. Leber. New York: Guilford.

41) Csikszentmihalyi, M. 1990. *Flow: The Psychology of Optimal Experience*. New York: Harper & Row.

42) Csikszentmihalyi, M., and I. S. Csikszentmihalyi. 1988. *Optimal experience: Psychological Studies of the Concept of Flow in Consciousness*. New York: Cambridge.

43) Daley, S. E., C. Hammen, and U. Rao. 2000. Predictors of first onset and recurrence of major depression in young women during the 5 years following high school graduation. *Journal of Abnormal Psychology* 109:525-533.

44) Davidson, J. R. T., and K. M. Connor. 2000. *Herbs for the Mind: What Science Tells Us about Nature's Remedies for Depression, Stress, Memory Loss, and Insomnia.* New York: Guilford.

45) Davila, J., C. Hammen, D. Burge, B. Paley, and S. E. Daley. 1995. Poor interpersonal problem solving as a mechanism of stress generation in depression among adolescent women. *Journal of Abnormal Psychology* 104:592-600.

46) DeRubeis, R. J., and P. Crits-Christoph. 1998. Empirically supported individual and group psychological treatments for adult mental disorders. *Journal of Consulting and Clinical Psychology* 66:37-52.

47) DeRubeis, R. J., L. A. Gelfand, T. Z. Tang, and A. D. Simons. 1999. Medications versus cognitive behavior therapy for severely depressed outpatients: Meta-analysis of four randomized comparisons. *American Journal of Psychiatry* 156:1007-1013.

48) Dewan, M. J., and V. S. Anand. 1999. Evaluating the tolerability of the newer antidepressants. *Journal of Nervous and Mental Disease* 187:96-101.

49) Diener, E. 2000. Subjective well-being: The science of happiness and a proposal for a national index. *American Psychologist* 55:34-43.

50) Doogan, D. P., and V. Caillard. 1992. Sertraline in the prevention of depression. *British Journal of Psychiatry* 160:217-222.

51) Dworkin, S. F., L. Wilson, and D. L. Masson. 1994. Somatizing as a risk factor for chronic pain. In *Psychological Vulnerability to Chronic Pain,* edited by R. C. Grzesiak and D. S. Ciccone. New York: Springer.

52) D'Zurilla, T. J., and M. R. Goldfried. 1971. Problem-solving and behavior modification. *Journal of Abnormal Psychology* 78:107-126.

53) Elkin, I., M. T. Shea, J. T. Watkins, S. Imber, S. M. Sotsky, J. E. Collins, D. R. Glass, P. A. Pilkonis, W. R. Leber, J. P. Docherty, S. J. Fiester, and M. B. Perloff. 1989. National Institute of Mental Health treatment of depression collaborative research program: General effectiveness of treatments. *Archives of General Psychiatry* 46:971-983.

54) Enns, M. W., J. R. Swenson, R. S. McIntyre, R. P. Swinson, S. H. Kennedy. 2001. Clinical guidelines for the treatment of depressive disorders. VII. Comorbidity. *Canadian Journal of Psychiatry* 46(Suppl. 1):77S-90S.

55) Evans, M. D., S. D. Hollon, R. J. DeRubeis, J. M. Piasecki, W. M. Grove, M. J. Garvey, and V. B. Tuason. 1992. Differential relapse following cognitive therapy and pharmacotherapy for depression. *Archives of General Psychiatry* 49:802-808.

56) Eysenck, H. J. 1952. The effects of psychotherapy: An evaluation. *Journal of Consulting Psychology* 16:319-324.

57) Fava, M., A. Giannelli, V. Rapisarda, A. Patralia, and G. P. Guaraldi. 1995. Rapidity of onset of the antidepressant effect of parenteral S-adenosyl-L-methionine. *Psychiatry Research* 56: 295-297.

58) Fester, C. B. 1973. A functional analysis of depression. *American Psychologist* 28:857-870.

59) Fleming, J. 1997. *Become Assertive!* Kent, UK: David Grant Publishing.

60) Flett, G. L., and P. L. Hewitt. 2002. *Perfectionism: Theory, Research, and Treatment.* Washington, DC: American Psychological Association.

61) Frank, E., R. F. Prien, R. B. Jarrett, M. B. Keller, D. J. Kupfer, P. W. Lavori, A. J. Rush, and M. M. Weissman. 1991. Conceptualization and rationale for consensus definitions of terms in major depressive disorder: Remission, recovery, relapse, and recurrence. *Archives of General Psychiatry* 48:851-855.

62) Frankl, V. 1963. *Man's Search for Meaning.* New York: Washington Square.

63) Gatchel, R. J. 1999. Perspectives on pain: A historical overview. In *Psychosocial Factors in Pain: Critical Perspectives,* edited by R. J. Gatchel and D. C. Turk. New York: Guilford.

64) Gatchel, R. J., and D. C. Turk. 1999. Interdisciplinary treatment of chronic pain patients. In *Psychosocial Factors in Pain: Critical Perspectives,* edited by R. J. Gatchel and D. C. Turk. New York: Guilford.

65) George, M. S., Z. Nahas, X. B. Li, J. H. Chae, N. Oliver, A. Najib, and B. Anderson. 2001. New depression treatment strategies: What does the future hold for therapeutic uses of minimally invasive brain stimulation? In *Treatment of Recurrent Depression,* edited by J. Greden. Washington, DC: American Psychiatric Press.

66) Giles, D. E., R. B. Jarrett, M. M. Biggs, D. S. Guzick, and A. J. Rush. 1989. Clinical predictors of recurrence in major depression. *American Journal of Psychiatry* 146:764-767.

67) Gortner, E. T., J. K. Gollan, K. S. Dobson, and N. S. Jacobson. 1998. Cognitive-behavioral treatment for depression: Relapse prevention. *Journal of Consulting and Clinical Psychology* 66:377-384.

68) Gotlib, I. H., and C. L. Hammen. 1992. *Psychological Aspects of Depression: Toward a Cognitive Interpersonal Integration.* Chichester, UK: Wiley & Sons.

69) Greden, J. F. 2000. Antidepressant maintenance medications. In *Pharmacotherapy for Mood, Anxiety, and Cognitive Disorders,* edited by U. Halbreich and S. A. Montgomery. Washington, DC: American Psychiatric Press.

70) Greenberger, D., and C. A. Padesky. 1995. *Mind over Mood: Change How You Feel by Changing the Way You Think.* New York: Guilford Press.

71) Greist, J. H. 1987. Exercise intervention with depressed outpatients. In *Exercise and Mental Health,* edited by W. P. Morgan and S. E. Goldston. Washington, DC: Hemisphere.

72) Hammen, C. 1991. Generation of stress in the course of unipolar depression. *Journal of Abnormal Psychology* 100:555-561.

73) Hammen, C. 2000. Interpersonal factors in an emerging developmental model of depression: Assessment and treatment implications. In *Stress, Coping, and Depression,* edited by S. L. Johnson, A. M. Hayes, T. M. Field, N. L. Schneiderman, and P. M. McCabe. Mahwah, NJ: Lawrence Erlbaum.

74) Hanh, T. N. 1976. *The Miracle of Mindfulness: A Manual of Meditation.* Boston, MA: Beacon Press.

75) Hanh, T. N. 1987. *Being Peace.* Berkeley, CA: Parallax Press.

76) Hart, A. B., W. E. Craighead, and L. W. Craighead. 2001. Predicting recurrence of major depressive disorder in young adults: A prospective study. *Journal of Abnormal Psychology* 110:633-643.

77) Hayes, S. C., K. D. Strosahl, and K. G. Wilson. 1999. *Acceptance and Commitment Therapy: An Experiential Approach to Behavior Change.* New York: Guilford Press.

78) Howland, R. H., and M. E. Thase. 1999. Affective disorders: Biological aspects. In *Oxford Textbook of Psychopathology,* edited by T. Millon, P. H. Blaney, and R. D. Davis. New York: Oxford University Press.

79) Hypericum Depression Trial Study Group. 2002. Effect of Hypericum perforatum (St. John's wort) in major depressive disorder: A randomized controlled trial. *Journal of the American Medical Association* 287:1807-1814.

80) Ingram, R. E., J. Miranda, and Z. V. Segal. 1998. *Cognitive Vulnerability to Depression.* New York: Guilford Press.

81) Jacobson, N. S., K. S. Dobson, P. A. Truax, M. E. Addis, K. Koerner, J. K. Gollan, E. Gortner, and S. E. Prince. 1996. A component analysis of cognitive-behavioral treatment for depression. *Journal of Consulting and Clinical Psychology* 64:295-304.

82) Jarrett, R. B., D. Kraft, J. Doyle, B. M. Foster, G. G. Eaves, and P. C. Silver. 2001. Preventing recurrent depression using cognitive therapy with and without a continuation phase: A randomized clinical trial. *Archives of General Psychiatry* 58:381-388.

83) Joiner, T. E. 2000. Depression's vicious scree: Self-propagating and erosive processes in depression chronicity. *Clinical Psychology Science and Practice* 7:203-218.

84) Joiner, T. E., and J. C. Coyne, eds. 1999. *The Interactional Nature of Depression: Advances in Interpersonal Approaches.* Washington, DC: American Psychological Association.

85) Judd, L. L. 1997. The clinical course of unipolar major depressive disorders. *Archives of General Psychiatry* 54:989-991.

86) Kabat-Zinn, J. 1990. *Full Catastrophe Living: Using the Wisdom of Your Body and Mind to Face Stress, Pain, and Illness.* New York: Dell Publishing.

87) Kabat-Zinn, J. 1994. *Wherever You Go, There You Are: Mindfulness Meditation in Everyday Life.* New York: Hyperion.

88) Kaelber, C. T., D. E. Moul, and M. E. Farmer. 1995. Epidemiology of depression. In *Handbook of Depression.* 2nd ed., edited by E. E. Beckham and W. R. Leber. New York: Guilford.

89) Kalb, R., M. Trautmann-Sponsel, and M. Kieser. 2001. Efficacy and tolerability of hypericum extract WS 5572 versus placebo in mildly to moderately depressed patients. *Pharmacopsychiatry* 34:96-103.

90) Keller, M. B. 1994. Depression: A long term illness. *British Journal of Psychiatry* 165 (Suppl. 26):9-15.

91) Keller, M. B., D. N. Klein, R. M. A. Hirschfeld, J. H. Kocsis, J. P. McCullough, I. Miller, M. B. First, et al. 1995. Results of the DSM-IV mood disorders field trial. *American Journal of Psychiatry* 152:843-849.

92) Kendler K. S., L. M. Karkowski, and C. A. Prescott. 1999. Causal relationship between stressful life events and the onset of major depression. *American Journal of Psychiatry* 156:837-841.

93) Kendler, K. S., L. M. Thornton, and C. O. Gardner. 2000. Stressful life events and previous episodes in the etiology of major depression in women: An evaluation of the kindling hypothesis. *American Journal of Psychiatry* 157:1243-1251.

94) Kessler, R. C., K. A. McGonagle, S. Zhao, C. B. Nelson, M. Hughes, S. Eshleman, H. -U. Wittchen, and K. Kendler. 1994. Lifetime and 12-month prevalence of DSM-III-R psychiatric disorders in the United States: Results from the National Comorbidity Survey. *Archives of General Psychiatry* 51:8-19.

95) Kilbourn, K., P. Saab, and N. Schneiderman. 2000. Depression and negative affect in postmyocardial infarction patients: Assessment and treatment implications. In *Stress, Coping, and Depression,* edited by S. L. Johnson, A. M. Hayes, T. M. Field, N. L. Schneiderman, and P. M. McCabe. Mahwah, NJ: Lawrence Erlbaum.

96) Kobasa, S. C. 1979. Stressful life events, personality, and health: An inquiry into hardiness. *Journal of Personality and Social Psychology* 37:1-11.

97) Kobasa, S. C. 1982. The hardy personality: Toward a social psychology of stress and health. In *Social Psychology of Health and Illness,* edited by G. Sanders and J. Suls. Hillsdale, NJ: Lawrence Erlbaum.

98) Kuhn, M. A., and D. Winston. 2000. *Herbal Therapy and Supplements: A Scientific and Traditional Approach.* Philadelphia, PA: Lippincott.

99) Lane, A. M., and D. J. Lovejoy. 2001. The effects of exercise on mood changes: The monitoring effect of depressed mood. *Journal of Sports Medicine and Physical Fitness* 41:539-545.

100) Lecrubier, Y., G. Clerc, R. Didi, and M. Kieser. 2002. Efficacy of St. John's wort extract WS 5570 in major depression: A double-blind, placebo-controlled trial. *American Journal of Psychiatry* 159:1361-1366.

101) Lee, T. M., and C. C. H. Chan. 1999. Dose-response relationship of phototherapy for seasonal affective disorder: A meta-analysis. *Acta Psychiatrica Scandinavica* 99:315-323.

102) Lenze, E. J., M. A. Dew, S. Mazumdar, A. E. Begley, C. Cornes, M. D. Miller, S. D. Imber, E. Frank, D. J. Kupfer, and C. F. Reynolds. 2002. Combined pharmacotherapy and

psychotherapy as maintenance treatment for late-life depression: Effects on social adjustment. *American Journal of Psychiatry* 159:466-468.

103) Levine, J., Y. Barak, M. Gonzalves, H. Szor, A. Elizur, O. Kofman, and R. H. Belmaker. 1995. Double-blind, controlled trial of inositol treatment of depression. *American Journal of Psychiatry* 152:792-794.

104) Levine, J., A. Mishori, M. Susnosky, M. Martin, and R. H. Belmaker. 1999. Combination of inositol and serotonin reuptake inhibitors in the treatment of depression. *Biological Psychiatry* 45:270-273.

105) Lewinsohn, P. M. 1974. A behavioral approach to depression. In *The Psychology of Depression: Contemporary Theory and Research,* edited by R. J. Friedman and M. M. Katz. New York: Wiley.

106) Lin, E. H., W. J. Katon, M. VonKorff, J. E. Russo, G. E. Simon, T. M. Bush, C. M. Rutter, E. A. Walker, and E. Ludman. 1998. Relapse of depression in primary care: Rate and clinical predictors. *Archives of Family Medicine* 7:443-449.

107) Linde, K., G. Ramirez, C. D. Mulrow, A. Pauls, W. Weidenhammer, and D. Melchart. 1996. St. John's wort for depression. *British Medical Journal* 313:253-258.

108) Litten, R. Z., and J. P. Allen. 1995. Pharmacotherapy for alcoholics with collateral depression or anxiety: An update of research findings. *Experimental and Clinical Psychopharmacology* 3:87-93.

109) Mack, A. H., J. E. Franklin, and R. J. Frances. 2001. *Concise Guide to Treatment of Alcoholism and Addictions.* Washington, DC: American Psychiatric Publishing.

110) Maddi, S. R., S. Kahn, and K. L. Maddi. 1998. The effectiveness of hardiness training. *Consulting Psychology Journal: Practice and Research* 50:78-86.

111) Marcus, D. K., and M. E. Nardone. 1992. Depression and interpersonal rejection. *Clinical Psychology Review* 12:433-449.

112) Marx, E. M., J. M. Williams, and G. C. Claridge. 1992. Depression and social problem solving. *Journal of Abnormal Psychology* 101:78-86.

113) Maslow, A. H. 1968. *Toward a Psychology of Being.* New York: Van Nostrand.

114) Mattson, M. E., F. K. Del Boca, K. M. Carroll, N. L. Cooney, C. C. DiClemente, D. Donovan, R. M. Kadden, B. McRee, C. Rice, R. G. Rycharik, and A. Zweben. 1998. Compliance with treatment and follow-up protocols in project MATCH: Predictors and relationship to outcome. *Alcoholism: Clinical and Experimental Research* 22:1328-1339.

115) McCullough, M. E., and D. B. Larson. 1999. Religion and depression: A review of the literature. *Twin Research* 2:126-136.

116) McGrath, M. J., and D. B. Cohen. 1978. REM sleep facilitation of adaptive waking behavior: A review of the literature. *Psychological Bulletin* 85:24-57.

117) McKay, M., M. Davis, and P. Fanning. 1995. *Messages: The Communications Skills Book.* 2nd ed. Oakland, CA: New Harbinger Publications.

118) Melzack, R., and P. Wall. 1965. Pain mechanisms: A new theory. *Science* 50:971-979.

119) Merriam-Webster, Inc. 1993. *Merriam Webster's Collegiate Dictionary.* 10th ed. Springfield, MA: Merriam-Webster, Inc.

120) Miller, L. G. 1998. Herbal medicinals: Selected clinical considerations focusing on known or potential drug-herb interactions. *Archives of Internal Medicine* 158:2200-2211.

121) Monroe, S., and A. D. Simons. 1991. Diathesis-stress theories in the context of life stress research: Implications for the depressive disorders. *Psychological Bulletin* 110:406-425.

122) Mueser, K. T. 1998. Social skills training and problem solving. In *Comprehensive Clinical Psychology,* Volume 6, edited by A. S. Bellack and M. Hersen. New York: Elsevier.

123) Murphy, P. E., J. W. Ciarrocchi, R. L. Piedmont, S. Cheston, M. Peyrot, and G. Fitchett. 2000. The relation of religious belief and practices, depression, and hopelessness in persons with clinical depression. *Journal of Consulting and Clinical Psychology* 68:1102-1106.

124) Nemets, B., Z. Stahl, and R. H. Belmaker. 2002. Addition of omega-3 fatty acid to maintenance medication treatment for recurrent unipolar depressive disorder. *American Journal of Psychiatry* 159:477-479.

125) Nezu, A. M. 1987. A problem-solving formulation of depression: A literature review and proposal of a pluralistic model. *Clinical Psychology Review* 7:121-144.

126) Nurnberg, H. G., A. Gelenberg, T. B. Hargreave, W. M. Harrison, R. L. Siegel, and M. D. Smith. 2001. Efficacy of sildenafil citrate for the treatment of erectile dysfunction in men taking serotonin reuptake inhibitors. *American Journal of Psychiatry* 158:1926-1928.

127) Parikh, S. V., and R. W. Lam. 2001. I. Definitions, Prevalence, and Health Burden. *The Canadian Journal of Psychiatry* 46(supplement), 135–205.

128) Paterson, R. 2000. *The Assertiveness Workbook: How to Express Your Ideas and Stand Up for Yourself at Work and in Relationships.* Oakland, CA: New Harbinger Publications.

129) Paykel, E. S., R. Ramana, Z. Cooper, H. Hayhurst, J. Kerr, and A. Barocka. 1995. Residual symptoms after partial remission: An important outcome in depression. *Psychological Medicine* 25:1171-1180.

130) Paykel, E. S., J. Scott, J. D. Teasdale, A. L. Johnson, A. Garland, R. Moore, A. Jenaway, P. L. Cornwall, H. Hayhurst, R. Abbott, and M. Pope. 1999. Prevention of relapse in residual depression by cognitive therapy: A controlled trial. *Archives of General Psychiatry* 56:829-835.

131) Philipp, M., R. Kohner, and K. O. Hiller. 1999. Hypericum extract versus imipramine or placebo in patients with moderate depression. *British Medical Journal* 319:1534-1539.

132) Post, R. M. 1992. Transduction of psychosocial stress into the neurobiology of recurrent affective disorder. *American Journal of Psychiatry* 149:999-1010.

133) Prien, R. F., L. L. Carpenter, and D. J. Kupfer. 1991. The definition and operational criteria for treatment outcome of major depressive disorder: A review of the current research literature. *Archives of General Psychiatry* 48:796-800.

134) Project MATCH Research Group. 1998. Matching patients with alcohol disorders to treatments: Clinical implications from project MATCH. *Journal of Mental Health* 7:589-602.

135) Rehm, L. P., A. L. Wagner, and C. Ivens-Tyndal. 2001. Mood disorders: Unipolar and bipolar. In *Comprehensive Handbook of Psychopathology*, 3rd ed., edited by H. E. Adams and P. B. Sutker. New York: Kluwer Academic/Plenum Publishing.

136) Reynolds, C. F., E. Frank, J. M. Perel, S. D. Imber, C. Cornes, M. D. Miller, S. Mazumdar, P. R. Houck, M. A. Dew, J. A. Stack, B. G. Pollock, and D. J. Kupfer. 1999. Nortriptyline and interpersonal psychotherapy as maintenance therapies for recurrent major depression: A randomized controlled trial in patients older than 59 years. *Journal of the American Medical Association* 281:39-45.

137) Reynolds, C. F., and D. J. Kupfer. 1988. Sleep in depression. In *Sleep Disorders: Diagnosis and Treatment*, edited by R. L. Williams, I. Karacan, and C. A. Moore. New York: Wiley.

138) Rhee, S. H., S. A. Feignon, J. L. Bar, Y. Hadeishi, and I. D. Waldman. 2001. Behavior genetic approaches to the study of psychopathology. In *Comprehensive Handbook of Psychopathology*, 3rd ed., edited by H. E. Adams and P. B. Sutker. New York: Kluwer Academic/Plenum Publishing.

139) Robinson, M. E., and J. L. Riley. 1999. The role of emotion in pain. In *Psychosocial Factors in Pain: Critical Perspectives*, edited by R. J. Gatchel and D. C. Turk. New York: Guilford.

140) Russo, E. 2001. *Handbook of Psychotropic Herbs: A Scientific Analysis of Herbal Remedies for Psychiatric Conditions*. New York: Haworth Press.

141) Segal, Z. V., M. Gemar, and S. Williams. 1999. Differential cognitive response to a mood challenge following successful cognitive therapy or pharmacotherapy for unipolar depression. *Journal of Abnormal Psychology* 108:3-10.

142) Segal, Z. V., J. M. G. Williams, and J. D. Teasdale. 2002. *Mindfulness-Based Cognitive Therapy for Depression: A New Approach to Preventing Relapse*. New York: Guilford.

143) Segrin, C. 2001. *Interpersonal Processes in Psychological Problems*. New York: Guilford Press.

144) Seligman, M. E. P. 1974. Depression and learned helplessness. In *The Psychology of Depression: Contemporary Theory and Research*, edited by R. J. Friedman and M. M. Katz. Washington, DC: Winston-Wiley.

145) Seligman, M. E. P., and M. Csikszentmihalyi. 2000. Positive psychology: An introduction. *American Psychologist* 55:5-14.

146) Shea, M. T., I. Elkin, S. Imber, S. Sotsky, J. T. Watkins, J. E. Collins, P. A. Pilkonis, E. Beckham, D. R. Glass, R. T. Dolan, and M. B. Perloff. 1992. Course of depressive symptoms over follow-up: Findings from the National Institute of Mental Health treatment of depression collaborative research program. *Archives of General Psychiatry* 49:782-787.

147) Shelton, R. C., M. B. Keller, A. Gelenberg, D. L. Dunner, R. Hirschfeld, M. E. Thase, J. Russell, R. B. Lydiard, P. Crits-Cristoph, R. Gallop, L. Todd, D. Hellerstein, P. Goodnick, G. Keitner, S. M. Stahl, and U. Halbreich. 2001. Effectiveness of St John's wort in major

depression: A randomized controlled trial. *Journal of the American Medical Association* 285:1978-1986.

148) Sime, W. E. 1996. Guidelines for clinical applications of exercise therapy for mental health. In *Exploring Sport and Exercise Psychology,* edited by J. L. Van Raalte and B. W. Brewer. Washington, DC: American Psychological Association.

149) Stevens, D. E., K. R. Merikangas, and J. R. Merikangas. 1995. Epidemiology of depression. In *Handbook of Depression,* 2nd ed., edited by E. E. Beckham and W. R. Leber. New York: Guilford.

150) Swann, W. B., R. M. Wenzlaff, D. S. Krull, and B. W. Pelham. 1992. Allure of negative feedback: Self-verification strivings among depressed persons. *Journal of Abnormal Psychology* 101:293-305.

151) Tannen, D. 1991. *That's Not What I Meant: How Conversational Style Makes or Breaks Relationships.* New York: Ballantine Books.

152) Tannen, D. 2001. *You Just Don't Understand: Women and Men in Conversation.* New York: Quill.

153) Teasdale, J. D., Z. V. Segal, J. M. G. Williams, V. Ridgeway, J. Soulsby, and M. Lau. 2000. Prevention of relapse/recurrence in major depression by mindfulness-based cognitive therapy. *Journal of Consulting and Clinical Psychology* 68:615-623.

154) Thase, M. E., and R. H. Howland. 1995. Biological processes in depression: An updated review and integration. In *Handbook of Depression,* 2nd ed., edited by E. E. Beckham and W.R. Leber. New York: Guilford.

155) Tkachuk, G. A., and G. L. Martin. 1999. Exercise therapy for patients with psychiatric disorders: Research and clinical implications. *Professional Psychology: Research and Practice* 30:275-282.

156) Wagner, H. R., B. J. Burns, W. E. Broadhead, K. S. Yarnall, A. Sigmon, and B. N. Gaynes. 2000. Minor depression in family practice: Functional morbidity, co-morbidity, service utilization and outcomes. *Psychological Medicine* 30:1377-1390.

157) Ware, J. C., and C. M. Morin. 1997. Sleep in depression and anxiety. In *Understanding Sleep: The Evaluation and Treatment of Sleep Disorders,* edited by M. R. Pressman and W. C. Orr. Washington, DC: American Psychological Association.

158) Weishaar, M. E. 1993. *Aaron T. Beck.* Thousand Oaks, CA: Sage Publications.

159) Weissman, M. M. 2000. *Mastering Depression through Interpersonal Psychotherapy: Patient Workbook.* San Antonio, TX: Psychological Corporation.

160) Weissman, M. M., M. Bruce, P. Leaf, L. Florio, and C. Holzer. 1991. Affective disorders. In *Psychiatric Disorders in America,* edited by L. Robins and E. Regier. New York: Free Press.

161) Weissman, M. M., P. J. Leaf, M. L. Bruce, and L. Florio. 1988. The epidemiology of dysthymia in five communities: Rates, risks, comorbidity, and treatment. *American Journal of Psychiatry* 145:815-819.

162) Weissman, M. M., J. C. Markowitz, and G. L. Klerman. 2000. *Comprehensive Guide to Interpersonal Psychotherapy*. New York: Basic Books.

163) Wilhelm, K., G. Parker, J. Dewhurst-Savellis, and A. Asghari. 1999. Psychological predictors of single and recurrent major depressive episodes. *Journal of Affective Disorders* 54:139-147.

164) Wong, A. H. C., M. Smith, and H. S. Boon. 1998. Herbal remedies in psychiatric practice. *Archives of General Psychiatry* 55:1033-1044.

和文索引

【あ行】

愛されない感　271, 274, 279, 281, 283, 284, 286, 289, 300
アナフラニール　67, 82
アモキサン　83
あるがままにする　179, 182
アルコール　64, 163, 236, 246
アルコール依存　235, 237
アルコール関連障害　236
アルコール障害　236
アルコール中毒者自主治療協会　236
アルコール乱用　3, 231, 234
怒り　255, 282
息切れ　232
閾値　42
行き詰まり　314
維持精神療法　17, 85, 86, 87, 88, 89, 92, 94, 96, 97, 100
維持投薬　59, 78
維持薬物療法　161
維持療法　90, 95
依存　18, 197, 269, 270, 273, 274, 283, 300, 304
依存行動　271, 274, 279, 280, 293, 294
依存性抑うつ　273
依存レベル　275, 278
一卵性双生児　8
遺伝因子　7
遺伝学的研究　11
遺伝子構造　7, 8, 197
遺伝的要因　11
意味　322, 328, 335
イノシトール　71
陰性感情　33, 49, 50

インターパーソナル・コンフリクト・アボイダンス　307
ウィルス感染症　243
ウェルネス・プラン　46, 51, 52, 55, 56, 89, 90, 95, 97, 100, 171, 195, 232, 235, 246
うつ病　1, 2, 6, 7, 8, 11, 16, 17, 18, 22, 26, 31, 36, 39, 50, 62, 72, 74, 77, 98, 103, 106, 145, 156, 160, 171, 193, 195, 229, 231, 234, 236, 239, 249, 251, 255, 264, 273, 303, 338
うつ病エピソード　2, 16, 18, 23, 24, 25, 33, 36, 51, 52, 60, 76, 85, 86, 93, 98, 149, 173, 195, 201, 229, 232, 272, 273, 300, 314
うつ病経験　87
うつ病症状　32
うつ病の因子　144
うつ病の診断基準　39, 40
運動　160
運命的ストレス　200
エクセッシブ・リアシュアランス・シーキング　306
S-アデノシルメチオニン　71
エピソード性　23
悪心　65, 66
オトギリソウ　15, 70, 71
オメガ-3脂肪酸　71, 74

【か行】

解散　314
外傷後ストレス障害　232, 233
階層リスト　261
回避　1, 48, 97, 146, 202, 215, 232, 251,

262, 300
回避のコーピング　201
回復　28, 29, 30, 36
快楽　147, 150, 151, 153, 154, 155, 158, 166, 168
科学的根拠に基づく医療　45
化学的不均衡　7, 11
可逆的ＭＡＯ－Ａ阻害薬　68, 83
学習性無力感　9
拡大　190, 191
拡大視　120
過剰な保証探索行動　306
過食　4
過食症　65
かすみ目　67
家族歴　7, 8
価値　322, 328, 330
活性化　107
合併症　16, 231, 236
悲しい気分　51
悲しみ　6
カフェイン　64, 163
過眠　4, 12
寛解　24, 28, 29, 30, 36, 229, 307
寛解率　4
感覚の麻痺　3
環境因子　7
環境的要因　10
感情主体のコーピング　205, 207, 208, 209, 229
感情障害　7, 140
感情的回避　98
感情の基準　133
感情の悲嘆　312
完全寛解　30
完全主義　18, 249, 251, 252, 253, 254, 255, 260, 263, 264, 266, 269, 274
完全主義的思考　253, 257, 259, 260
完全症候性　29, 44, 45, 52
関与　327
記憶障害　161
季節性感情障害　2, 5

気づき　13, 18, 86, 172
機能障害　321
気分安定薬　74
気分障害　43, 243
気分の変動　99
気分変調性障害　2, 4
急性期うつ病　46, 308
急速眼球運動　12, 161
強化因子　144, 146, 155, 160, 168
経頭蓋磁気刺激　74, 76
強迫性障害　65, 67, 72, 232, 233
恐怖　232
恐怖状況　261
恐怖の感情　49
極端な一般化　120
気力の低下　4
筋弛緩薬　15
禁止食物　68
筋肉リラクセーション法　234
グループセラピー　273
黒か白か　257
軽躁病　6, 11
軽躁病エピソード　5
継続認知療法　86
下痢　65
コア・モチベーション　269
降圧薬　243
抗うつ薬　15, 21, 25, 46, 53, 57, 58, 60, 61, 63, 67, 72, 74, 96, 161, 234, 235, 236, 303
口渇　65, 66, 67
高血圧症　242
甲状腺機能亢進症　243
甲状腺機能不全症　243
甲状腺ホルモン　74
肯定的気分　129
行動活性化　13, 145, 146
行動主義心理学　143, 144
行動主体のコーピング　205, 206, 207, 208, 210, 328
行動パターン　277
行動モデル　143, 145, 146

抗不安薬　　74
興奮思考　　116, 118, 119, 121, 122, 123, 130, 134, 136, 138
コーピング　　192, 201, 202, 203, 204, 206, 207, 241
呼吸のゆとり　　183
呼吸法　　176
こころの空白感　　3
コミットメント　　327
コルチゾール　　12
コントロール　　328

【さ行】

再交渉　　314
罪責感　　3, 40
再取り込み　　63
再燃　　2, 16, 21, 24, 26, 27, 28, 29, 30, 34, 36, 48, 56, 70, 77, 99, 115, 244, 260, 273, 274, 339
再燃予防　　12, 15, 36, 47, 68, 76, 77, 86, 92, 100, 122, 129, 140, 145, 160, 171, 187, 192, 195, 215, 229, 246, 255, 306, 308, 321, 322
再燃予防計画　　33, 34
再燃率　　75, 85, 86, 96, 106
再発　　2, 17, 28, 29, 31, 34, 36, 48, 59, 70, 77, 99, 115, 129, 215, 283
再発予防　　122, 129, 215
催眠法　　184
先延ばし　　133, 263
作業課題　　95
作用機序　　15, 76
残遺症状　　32
三環系抗うつ薬　　67, 72, 74, 82, 243
3分間呼吸法　　189, 190, 191
恣意的推論　　119
ジェイゾロフト　　71, 77, 81
自覚　　190, 191
視覚異常　　66
至高経験　　324
思考の歪み　　119
思考パターン　　10, 13, 103, 119, 121, 256,260
思考ワークシート　　110, 114, 115, 121, 124, 129, 136
自己関連づけ　　120
自己訓練法　　107
自己形成ストレス　　200
自己検閲　　154
自己検証　　306
自己査定　　254
自己実現　　322, 323, 324, 330, 335, 340
自己中心的完全主義　　250
自己批判　　251, 266
自己批判的思考　　264
自己評価表　　40, 44
自己免疫疾患　　243
自傷他害　　235
自尊心　　4, 5, 167
自動思考　　104, 114, 123, 130, 131, 135
自動操縦　　175
シナプス　　62, 63
支配　　328
ジプレキサ　　74
社会恐怖　　232
社会生活技能　　14
社会的に規定された完全主義　　250
社会不安障害　　68, 232, 233, 234
射精異常　　65
重症度範囲　　44
集中　　190, 191
集中力低下　　29
縮小視　　120
受動的治療　　241
証拠集め　　116, 118, 119, 121
焦燥性興奮　　65
情緒反応　　197
食欲減退　　4
神経過敏症　　65, 66
神経細胞　　62
神経症　　22
神経伝達物質　　11, 62
心血管障害　　245
侵食性作用　　306, 307

人生への積極的関与　322
振戦　65, 66
身体化　239
心的外傷　233
信念のレベル　130
信念ワークシート　135
進歩がないことによる回避　99
心理学的機能不全　321
心理学的要因　10, 311
心理学的理論　198
随伴性悲哀　312, 313
睡眠　160, 161
睡眠衛生　162, 163, 164
睡眠過多　3
睡眠障害　28, 161, 162
睡眠パターン　161
スキーマ　130
頭痛　66
スティグマ　35, 96
ストレス　6, 9, 12, 18, 33, 89, 95, 108, 147, 161, 165, 195, 196, 197, 198, 200, 201, 202, 229, 327, 328, 339
ストレス要因　198, 199, 200, 203, 206, 215, 229
生活習慣　18
生活の質　29
性機能不全　65, 66, 67
脆弱性　197, 198, 231, 244, 245, 246, 286
精神分析療法　22, 103
精神療法　16, 22, 25, 32, 57, 58, 69, 74, 75, 85, 86, 87, 88, 90, 93, 171, 234
生物学的脆弱性　9
生物学的要因　6
生物学的理論　198
世界保健機構　22, 166
セカンド・オピニオン　245
積極的治療　241
摂食障害　249, 255
セッションの頻度　94
セラピスト　90, 91, 93
セルフ・アクチャライゼーション　322
セルフ・ベリフィケーション　306

セロトニン　5, 11, 62, 70, 71
セロトニン-2アンタゴニスト／再取り込み阻害薬　66, 82
潜在的素因　197
漸進的筋肉弛緩法　188
選択的セロトニン・ノルアドレナリン再取り込み阻害薬　66, 81
選択的セロトニン再取り込み阻害薬　65, 81
選択的抽出　119
全般性不安障害　66, 232, 233
躁うつ病　5, 11, 64
双極性障害　2, 5, 6, 11, 64, 74
喪失　89, 145, 275, 280
躁病　5, 6, 11
躁病エピソード　5, 64
阻害要因　52
ソシオトロピー　269

【た行】
大うつ病　200
大うつ病性エピソード　4, 12
大うつ病性障害　2, 243
代謝疾患　243
対人関係　270, 274, 276, 284, 300, 303, 304, 307, 308, 319
対人関係技能　89, 311
対人関係上の役割をめぐる不和　309, 313
対人関係における対立の回避行動　307
対人関係の欠如　309, 310
対人関係領域　14
対人関係療法　13, 14, 19, 25, 46, 53, 57, 69, 85, 303, 308
耐性　165, 235
代替思考　116, 118, 119, 121, 122, 123
代替中核動機づけ　285, 287, 288, 289, 293, 295, 296, 297, 300
代替適応行動　296
代替治療法　13
たくましさ　322, 327, 329
多剤併用療法　74
他者中心的完全主義　250
達成感　147, 148, 149, 150, 151, 153, 154,

155, 158, 166, 168, 249, 251
脱力感　65, 66
多発性硬化症　242
談話療法　22
遅発性うつ病　60
チャレンジ　328
注意をそらす回避のコーピング　204, 206, 210
中核信念　130
中核動機づけ　135, 269, 273, 275, 280, 281, 283, 284, 286, 293, 294, 300
中枢神経疾患　242
挑戦　328, 329
直面化　49
チラミン　68
鎮静　67
適応行動　300
適応障害　2, 6
適応中核動機づけ　287
デジレル　66, 82
デプロメール　81
てんかん　15, 63, 73
電気けいれん療法　13, 15, 16, 19, 53, 69, 74
動悸　65, 232
動機づけ　1, 27, 34, 49, 94, 97, 98, 99, 274, 279, 319
統合失調症　15, 22, 74
疼痛　238, 239, 240, 246
疼痛症状　26, 238, 240, 241
逃避のコーピング　201, 202
投薬開始　58
投薬中止　59, 78
ドーパミン　62, 70, 71
とがめ　282
とがめの維持　307
特徴的行動　253
トフラニール　15, 25, 62, 67, 72, 75, 82
トラウマ　233, 281
トリプタノール　82

【な行】
内的対話　104, 106, 114
内分泌疾患　243
流れ　322, 324, 325, 327
二者択一的思考　120, 131, 257
二分割思考　120
ニューロン　62
認知　104
認知行動療法　13, 19, 25, 53, 57, 69, 86, 141, 236
認知の偏見　10
認知モデル　172
認知療法　75, 106, 107, 119, 122, 129, 130, 131, 140, 172, 178, 234, 273
認知理論　9
ネガティブ・フィードバック・シーキング　306
眠気　66
脳血管疾患　243
脳内化学作用　10, 11
ノリトレン　82
ノルアドレナリン　62, 70, 71
ノルアドレナリン・ドーパミン再取り込み阻害薬　65, 81
ノルアドレナリン作動性／特異的セロトニン作動性抗うつ薬　67, 82
ノルエピネフリン　11

【は行】
パーキンソン病　73, 242, 243
ハーディネス　322, 327
バイタル・インボルブメント　322
パキシル　65, 81
破局思考　239
曝露　5, 261, 262
曝露療法　234
発汗　65, 66, 67, 232
発症リスク　7
発疹　65
パニック障害　67, 232, 234
パニック発作　232
バリュー　322, 328, 330

索　引　367

反跳　165
ハンチントン病　243
反復性うつ病　72, 76, 306
悲哀　89, 309, 312
ピーク・エクスペリエンス　324
光療法　5
悲観的気分　108, 116, 123, 129, 130, 131
ひきこもり　3, 145, 272
非選択的複素環系抗うつ薬　83
非定型うつ病　72
否定的感情　9, 98, 104, 115, 130, 133, 134, 140, 178, 185, 187, 202, 203, 286, 315, 319
否定的感情反応　6
否定的観点　105, 106
否定的気分　115, 117, 129, 229
否定的経験　9
否定的思考　7, 8, 9, 10, 13, 14, 17, 18, 61, 89, 103, 105, 106, 107, 108, 114, 115, 117, 118, 123, 129, 130, 164, 172, 178, 185, 190, 202, 207, 236, 241, 252, 265, 294
否定的信念　13, 285
否定的中核動機づけ　286, 287, 289
否定的トライアド　10
否定的な深層の仮定　10
否定的評価探索行動　306
否定的ライフイベント　8, 9
評価　58
疲労　3, 65
広場恐怖　232
不安　9, 65, 249, 255
不安障害　22, 65, 67, 231, 232, 234, 246
フィードバック・ループ　300
不確実性　258, 259
副作用　58, 61, 63, 70, 165
物質依存　235
物質関連障害　7
不定愁訴　145
部分寛解　30
部分症候性　29, 32, 43, 44, 45, 47, 52
不眠　3, 4, 12

不眠症　65, 66
プラセボ　18, 71, 74, 77, 86, 166
ブレイム・メンテナンス　307
ブレーンストーミング　154, 155, 156, 220, 222, 224
フロー　322, 324
プロザック文化　35
米国医師会　166
米国食品医薬品局　65
米国精神医学会　2
米国立精神衛生研究所　25
併用療法　46, 58, 74
変数　29
変性疾患　244, 245
変性神経疾患　243
便秘　67
保健維持機構　93
ポジティブ心理学　321, 322, 330, 331
保証探索行動　307
ボディ・スキャン・エクササイズ　186
ホルモン　12

【ま行】
マインドフルネス　13, 18, 86, 172, 173, 174, 175, 177, 178, 179, 180, 183, 184, 186, 190, 192, 293
マインドフルネス瞑想法　171, 172, 174, 192
マインドフルネスの練習法　192
マインドフルネス認知療法　171
マインドリーディング　120, 122
MAO阻害薬　63
慢性化　24
慢性的なうつ病　60, 306
慢性疼痛　231, 238, 240
ミーニング　322, 328, 335
ムード・シフト　108, 110, 114, 129, 140
無価値感　3, 29, 40
無気力感　27
無症候性　29, 44, 45, 47, 52
無力感　258, 305
めまい　65, 66, 67, 232

メラトニン　5
モノアミン酸化酵素阻害薬　67, 83
モノアミン酸化酵素　63
問題解決　215, 216, 226, 227

【や行】
薬物の乱用　3
薬物療法　6, 13, 14, 15, 16, 19, 32, 53, 57, 58, 61, 62, 69, 74, 75, 76, 78, 85, 87, 106, 165, 171
薬物療法併用　86
薬物療法歴　77
役割の変化　309, 316, 317, 319
憂うつ　23
優先順位　263
有病率　5, 6
陽性感情　50
用量漸増　59
抑うつエピソード　6, 47, 108
抑うつ気分　1, 2, 4, 6, 9, 12, 28, 29, 31, 33, 39, 133, 256
抑うつ思考　124
抑うつ症状　3, 30, 42, 43, 56, 236, 308
抑うつ状態　8, 11, 12, 21, 22, 23, 24, 26, 28, 35, 44, 46, 47, 49, 86, 88, 92, 95, 104, 105, 106, 109, 117, 119, 130, 144, 145, 156, 159, 198, 200, 201, 231, 240, 244, 303, 305
予測因子　87
夜と霧　336
喜ばせ病　276

【ら行】
ライフイベント　8, 9, 89, 195, 196, 197, 200, 203, 215, 229, 273, 327
ライフスタイル　143
ランナーズ・ハイ　167
離脱　235
離脱症状　65, 70, 163, 165
リスパダール　74
リチウム　74
リラクセーション　188

臨床的抑うつ　42
ルジオミール　83
ルボックス　81
レーズン・エクササイズ　180, 182
レスリン　66, 82
REM睡眠　161

欧文索引

AA (Alcoholics Anonymous)　236
AABT (Association for Advancement of Behavior Therapy)　92
ACT (Academy of Cognitive Therapy)　92
Adapin　82
AMA (American Medical Association)　166
amitriptyline　82
amoxapine　83
Anafranil　82
APA (American Psychiatric Association)　2
Asendin　83
Aventyl　82
bupropion　65, 66, 74, 81
buspirone　74
CBT (Cognitive Behavioral Therapy)　13, 14, 86, 88, 89, 90, 91, 92, 100, 236, 241
CCT (cotinuation cognitive therapy)　86
Celexa　81
citalopram　81
clomipramine　67, 82
desipramine　82
Desyrel　82
doxepin　82
DSM-Ⅳ (Diagnostic and Statistical Manual of Mental Disorders, 4th Edition)　2, 29, 31, 39, 235, 243
DSM-Ⅳ-TR (Diagnostic and Statistical Manual of Mental Disorders, 4th Edition Text Revision)　2
ECT (electroconvulsive therapy)　15, 16, 75
Effexor　66, 81
Effexor XR　81

Elavil　82
Endep　82
escitalopram　81
FDA (Food and Drug Administration)　65
fluoxetine　62, 65, 72, 81
fluvoxamine　81
GAD (generalized anxiety disorder)　233, 234
HMO (Health Maintenance Organization)　93
imipramine　15, 25, 62, 67, 72, 75, 82
IPT (interpersonal psychotherapy)　14, 85, 86, 88, 89, 90, 91, 92, 100, 303, 304, 308, 312, 317
Lexapro　81
Ludiomil　83
Luvox　81
Manerix　68, 83
MAO (Monoamine Oxidase)　63
MAOI (Monoamine Oxidase Inhibitor)　67, 68, 70, 72, 77, 83
maprotiline　83
MBCT (mindfulness-based cognitive therapy)　171
MDD (major depressive disorder)　2, 5
mindfulness meditation　171
mirtazapine　67, 74, 82
moclobemide　68, 83
Nardil　83
NaSSA　77, 82
NDRI (Norepinephrine Dopamine Reuptake Inhibitor)　65, 81
nefazodone　66, 82
NIMH (National Institute of Mental Health)

25
Norpramine   82
nortriptyline   82
OCD (obsessive-compulsive dosorder)   233, 234
olanzapine   74
Pamelor   82
Parnate   83
paroxetine   65, 81
Paxil   81
Paxil CR   81
phenelzine   83
PMR (progressive muscle relaxation)   188
protriptyline   82
Prozac   62, 65, 81
PTSD (post-traumatic stress disorder)   233, 234
REM (rapid eye movement)   12
Remeron   67, 82
RIMA (Reversible Inhibitors of MAO-A)   68, 83
risperidone   74
SAD (seasonal affective disorder)   5
SAM-e (S-adenosyl-methionine)   71
SARI (Serotonin-2 Antagonists/Reuptake Inhibitor)   66, 82
sertraline   71, 77, 81
Serzone   66, 82
Sinequan   82
SNRI (Selective Serotonin Norepinephrine Reuptake Inhibitor)   66, 81
SSRI (Selective Serotonin Reuptake Inhibitor)   65, 66, 68, 70, 71, 72, 74, 77, 81, 243
Surmontil   82
TCA (tricycle antidepressant)   243
TMS (transcranial magnetic stimulation)   74, 76
Tofranil   82
tranylcypromine   83
trazodone   66, 82
trimipramine   82
Triptil   82

venlafaxine   66, 72, 74, 81
Vivactil   82
Wellbutrin   65, 81
Wellbutrin SR   81
WHO (World Health Organization)   22, 166
Zoloft   81
Zyban   66

人名索引

Angelou, Maya　323
Antony, M. M　250, 252, 253
Beck, Aaron. T　9, 10, 103, 105, 119
Beauvoir Simone de　323
Burns, David　64, 107, 250
Carlin, George　257
Coren, Stan　165
Coyne, Jim　304, 305
Csikszentmihalyi, Mihalyi　325, 326
Curie, Marie　323
Davila, Joanne　202
Davis, M　310
Einstein, Albert　323
Emerson, Ralf Waldo　323
Fanning, P　310
Flett, G. L　250
Frank, E　31
Frankl, Victor　336, 337, 338, 339
Franklin, Benjamin　323
Freud, Sigmund　22, 103, 321
Goldman, Emma　323
Goodall, Jane　323
Greden, J. F　77
Greenberger, Dennis　106, 280
Hammen, Contance　200
Hayes, Steven　330, 331, 332
Hewitt, P. L　250
Huxley, Aldous　323
James, Wlliams　323
Jefferson, Thomas　323
Joiner, T. E　306, 307
Kabat-Zinn, Jon　18, 173, 176, 186, 188
Kendler, K. S　200, 201
Klerman, Gerald　14

Kobasa, Suzanne　327
Marx, Elisabeth　202
Maslow, Abraham　322, 323, 335
McKay, M　310
Melzack, R　238, 239
Nietzche　338
Padesky, Christine　106, 280
Roosevelt, Eleanor　323
Schweitzer, Albert　323
Segal, Zindel　18, 172, 173
Seligman, Martin　8, 9
Swinson, R. P　250, 252, 253
Tannen, Deborah　311
Teasdale, John　18
Wall, P　238, 239
Washington, George　323
Weissman, Myrana　14, 308
Whitman, Walt　323
Williams, Mark　18

監訳者紹介

野村　総一郎（のむら　そういちろう）

1949 年	広島生まれ
1974 年	慶應義塾大学医学部卒業，医師資格取得
1977 年	藤田学園保健衛生大学助手
1984 年	同講師
1985-86 年	テキサス大学医学部ヒューストン校神経生物学教室留学
1986-87 年	メイヨ医科大学精神医学教室留学
1988 年	藤田学園保健衛生大学精神医学教室助教授
1993 年	国家公務員等共済組合連合会立川病院神経科部長
1997 年	防衛医科大学校教授（医学博士）

著書　うつ病をなおす（講談社）。こころの医学事典（講談社，共編著）。心の悩み外来（NHK 出版）。うつに陥っているあなたへ（講談社，監修）。ぐるぐる思考よさようなら（文春ネスコ）。精神科でできること―脳の医学と心の治療―（講談社）。標準精神医学（医学書院，共編著）。「心の悩み」の精神医学（PHP 研究所）。内科医のためのうつ病診療（医学書院）。疲労外来（講談社）。もう「うつ」にはなりたくない（星和書店）。

訳書　いやな気分よ，さようなら（星和書店，共訳）。不安からあなたを解放する 10 の簡単な方法（星和書店，共訳）。フィーリング Good ハンドブック（星和書店，監訳），もういちど自分らしさに出会うための 10 日間（星和書店，監訳），他。

訳者紹介

林　建郎（はやし　たけお）

1948 年	東京に生まれる
1970 年	上智大学外国語学部英語学科卒業
1970-99 年	一部上場企業の海外駐在員として勤務
現在，	科学技術専門翻訳家（英語，仏語）

訳書　抗精神病薬の精神薬理（星和書店，共訳），抗うつ薬の時代（星和書店，共訳），もういちど自分らしさに出会うための 10 日間（星和書店），他。

著者紹介

Peter J. Bieling, Ph.D.

　McMaster 大学精神科の助教授であり，オンタリオ州ハミルトンにある St. Joseph's Healthcare の気分・不安障害治療施設のディレクター。

Martin M. Antony, Ph.D

　McMaster 大学精神科の準教授。オンタリオ州ハミルトンにある St. Joseph's Healthcare の不安障害治療研究センターのディレクターであり，主任心理士である。
　著書としては，The Shyness and Social Anxiety Workbook や When Perfect Isn't Good Enough など 9 冊が出版されている。

うつ病の再発・再燃を防ぐためのステップガイド

2009年2月17日　初版第1刷発行
2009年4月16日　初版第2刷発行

　　監訳者　　野村総一郎
　　訳　者　　林　建郎
　　発行者　　石澤雄司
　　発行所　　株式会社 星和書店
　　　　　　　東京都杉並区上高井戸1-2-5　〒168-0074
　　　　　　　電話　03(3329)0031(営業部)／03(3329)0033(編集部)
　　　　　　　FAX　03(5374)7186
　　　　　　　http://www.seiwa-pb.co.jp

Ⓒ 2009 星和書店　　　　Printed in Japan　　　　ISBN978-4-7911-0696-7

[増補改訂 第2版]
いやな気分よ、さようなら
自分で学ぶ「抑うつ」克服法

D.D.バーンズ 著
野村総一郎 他訳

B6判
824p
3,680円

フィーリングGood
ハンドブック
気分を変えて
すばらしい人生を手に入れる方法

D.D.バーンズ 著
野村総一郎 監訳
関沢洋一 訳

A5判
756p
3,600円

もう「うつ」にはなりたくない
うつ病のファイルを開く

野村総一郎 著

四六判
160p
1,800円

バイポーラー（双極性障害）
ワークブック
気分の変動をコントロールする方法

M.R.バスコ 著
野村総一郎 監訳
佐藤美奈子、
荒井まゆみ 訳

A5判
352p
2,800円

不安からあなたを解放する
10の簡単な方法
―不安と悩みへのコーピング―

ボーン、ガラノ 著
野村総一郎、
林建郎 訳

四六判
248p
1,800円

発行：星和書店　http://www.seiwa-pb.co.jp　価格は本体（税別）です

侵入思考
雑念はどのように病理へと発展するのか

D.M.クラーク、
A.エーラーズ 著
丹野義彦 監訳

四六判
396p
2,800円

認知療法実践ガイド・基礎から応用まで
ジュディス・ベックの認知療法テキスト

ジュディス・S・ベック 著
伊藤絵美、神村栄一、
藤澤大介 訳

A5判
464p
3,900円

認知療法入門
フリーマン氏による
治療者向けの臨床的入門書

A.フリーマン 著
遊佐安一郎 監訳

A5判
296p
3,000円

認知療法全技法ガイド
対話とツールによる臨床実践のために

ロバート・L・リーヒイ 著
伊藤絵美、
佐藤美奈子 訳

A5判
616p
4,400円

認知療法・認知行動療法カウンセリング初級ワークショップ

伊藤絵美 著

A5判
212p
2,400円

発行：星和書店　http://www.seiwa-pb.co.jp　価格は本体（税別）です

「うつ」を生かす
うつ病の認知療法

大野裕 著

B6判
280p
2,330円

心のつぶやきが
あなたを変える
認知療法自習マニュアル

井上和臣 著

四六判
248p
1,900円

CD-ROMで学ぶ認知療法
Windows95・98&Macintosh対応

井上和臣 構成・監修　3,700円

ユング心理学を用いたカウンセリング
まんが「うつ」と向き合う

北洋子 著
［執筆協力］
大住誠、森本章

A5判
212p
2,300円

不安とうつの
脳と心のメカニズム
感情と認知のニューロサイエンス

Dan J. Stein 著
田島治、
荒井まゆみ 訳

四六判
180p
2,800円

発行：星和書店　　http://www.seiwa-pb.co.jp　　価格は本体（税別）です